NOUVEAUX CAHIERS DE L'INFIRMIÈRE

24

Dermatologie

Soins infirmiers

CHEZ LE MÊME ÉDITEUR

DERMATOLOGIE ET IST, par J.-H. SAURAT, P. LAUGIER, E. GROSSHANS, J.-M. LACHAPELLE. 2004, 4e édition revue et augmentée, 1 152 pages.

ATLAS DE DERMATOLOGIE PRATIQUE, par G.-K. STEIGLEDER. Traduit de l'allemand par R.-M. FISCHER-DUREPAIRE. *Collection Atlas Pratiques de Médecine*. 1992, 2e édition corrigée, 296 pages, 15 figures en noir, 316 figures en couleurs.

DICTIONNAIRE MÉDICAL DE L'INFIRMIÈRE, par J. QUEVAUVILLIERS, L. PERLEMUTER, G. PERLEMUTER et coll. 2005, 7e édition revue et corrigée, 1 176 pages.

GUIDE PRATIQUE DE L'INFIRMIÈRE, par L. PERLEMUTER, G. PERLEMUTER. 2006, 1 600 pages.

DICTIONNAIRE MÉDICAL DE POCHE, par J. QUEVAUVILLIERS, 2005, 528 pages.

FICHES DE SOINS INFIRMIERS, PAR P. HALLOUËT, J. EGGERS, E. MALAQUIN-PAVAN. 2006, 2e édition, 644 pages.

NOUVEAUX CAHIERS DE L'INFIRMIÈRE

sous la direction de

L. PERLEMUTER
Professeur des universités

J. QUEVAUVILLIERS
Professeur émérite

G. PERLEMUTER
Professeur des universités
Praticien hospitalier

B. AMAR
Cadre infirmier-formateur

L. AUBERT
Directeur d'école paramédicale

L. PITARD
Cadre de santé

24

avec à l'intérieur un « cahier d'entraînement »

Dermatologie
Soins infirmiers

Fabrice RIBEAUDEAU

Ancien interne des hôpitaux de Paris,
ancien assistant spécialiste des hôpitaux,
praticien attaché,
service de dermatologie,
centre hospitalier du Mans

Michel JANIER

Chef du service de dermatologie de l'hôpital
Saint-Joseph, Paris, praticien hospitalier,
médecin des hôpitaux, hôpital Saint-Louis, Paris
professeur associé au Collège de Médecine
des hôpitaux de Paris

Avec la collaboration des infirmières et infirmiers :

Jocelyne GUILLARD, Françoise POTIER, Luc LASSERON, Vincent MARTEL (service de dermatologie, hôpital Saint-Joseph, Paris). **Michèle ADLINE** (service du docteur SIGAL, Argenteuil). **Solange de LANZAC de MONTLOGIS, Claudine LEFÈVRE** (cadres infirmiers, service de dermatologie du centre hospitalier du Mans). **Anne-Marie FOULARD, Odile AUBERT, Anne GALLOT, Pedro DO MONTE, Laetitia GAUDIN, Sophie CHAMPION, Florence COURCIER** (IDE, service de dermatologie du centre hospitalier du Mans)

Les protocoles sur les épidermolyses bulleuses héréditaires ont été rédigés avec l'aide du docteur **Claudine BLANCHET-BARDON** (centre national de référence pour l'étude et le traitement des maladies génétiques cutanées, hôpital Saint-Louis, Paris) et de **Patricia DUFEIGNEUX** (service de dermatologie du professeur DUBERTRET, hôpital Saint-Louis, Paris) et **Chantal VERDOT, Jocelyne CHALUMEAU, Dominique LOURDIN.**

4e édition

ELSEVIER
MASSON

ISBN : 978-2-294-06351-0

ELSEVIER MASSON S.A.S. 62, rue Camille – Desmoulins, 92442 Issy-Les-Moulineaux Cedex

Avant-propos de la collection

Le programme de formation en soins infirmiers articule les activités de soins avec la pathologie médicale et chirurgicale. L'ensemble de l'enseignement des Instituts de formation en soins infirmiers (IFSI) est donc harmonisé avec celui des autres pays de la Communauté européenne.

L'objectif de la collection des *Nouveaux Cahiers de l'Infirmière* est de répondre aux critères de formation et d'exercice de la profession d'infirmier. Nous avons donc respecté le découpage et le contenu des enseignements en modules, respectant ainsi la grande liberté pédagogique des IFSI.

Comment cette collection des Nouveaux Cahiers de l'Infirmière a-t-elle été réalisée ?

Elle a été confiée à des équipes d'enseignants, médecins, cadres infirmiers, connus pour leur compétence pédagogique et pour la qualité de leur travail en commun. Le but est de répondre aux besoins réels des IFSI. Les directeurs de cette collection se sont montrés particulièrement vigilants à cet égard.

Que contiennent ces Nouveaux Cahiers de l'Infirmière ?

On trouvera dans chaque fascicule l'exposé concernant *les connaissances* — le savoir — mais aussi, dans les modules de soins, des fiches concernant le savoir-faire (*protocoles de soins*, *protocoles d'examen*) et le savoir-être (*démarches infirmières*). Les cas concrets permettent au lecteur de se situer par rapport à des situations réelles.

L'utilisation quotidienne des médicaments par les infirmières et leur responsabilité de plus en plus grande dans la surveillance des traitements nous ont incités à inclure, pour chaque pathologie, des rubriques de *pharmacologie pratique* où sont indiqués non seulement les noms commerciaux des médicaments mais aussi leurs principales propriétés, contre-indications, effets indésirables et la surveillance.

La démarche infirmière fait l'objet d'un développement entièrement nouveau au début des cahiers de pathologies. Sont ainsi développés : l'accueil du patient, les soins infirmiers spécifiques, le plan de soins infirmiers, les diagnostics prévalents, les transmissions, la sécurité sanitaire, les modalités de sortie du patient. La démarche de soins est illustrée par des cas cliniques.

La forme des Nouveaux Cahiers de l'Infirmière est entièrement nouvelle

Nous avons voulu que la lecture en soit agréable, et surtout que la mémorisation soit largement facilitée. L'impression en couleurs et en deux colonnes, la clarté de la mise en page et la disposition des schémas et des illustrations ont fait l'objet de tous les efforts du comité de rédaction et des éditeurs.

Nous désirons que cette collection soit *votre* collection. Nous serons donc attentifs aux remarques et aux suggestions que vous voudrez bien nous faire. Auteurs, directeurs et éditeurs de la collection des *Nouveaux Cahiers de l'Infirmière* ont travaillé avec enthousiasme pour que les lecteurs et lectrices disposent d'ouvrages qui leur permettent de réussir dans les meilleures conditions leur diplôme d'État. Il en vaut la peine !

Léon PERLEMUTER, Jacques QUEVAUVILLIERS, Gabriel PERLEMUTER,
Béatrice AMAR, Lucien AUBERT, Laurence PITARD

Avant-propos

La dermatologie est une spécialité fantastique qui prend en charge les maladies de la peau (mais également des muqueuses, des phanères et du cuir chevelu). La peau est un *organe*. C'est un organe indispensable à la vie. En effet, si l'on peut vivre avec 50 % de son foie, de ses reins, de son cerveau, il est impossible de survivre avec 50 % de sa peau. La peau est à la fois l'enveloppe protectrice, l'organe de la thermorégulation, l'organe de relation avec le monde extérieur et le reflet, sinon de notre âme, au moins des pathologies internes.

La dermatologie est une spécialité exigeante. Point n'est besoin dans la majorité des cas d'examens coûteux et compliqués pour porter un diagnostic, mais il est besoin de l'« œil du clinicien ». Cet apprentissage est long et difficile. Il ne va pas sans des connaissances étendues en médecine interne. Mais la dermatologie n'est pas seulement une spécialité de cliniciens : l'immunologie, l'allergologie, la vénéréologie (traditionnellement attachée à notre activité), la photobiologie, la génétique doivent tout ou beaucoup aux dermatologistes et nécessitent une haute technicité. De même, la recherche en dermatologie est parmi les plus actives de la médecine de cette fin de siècle. Quant à la thérapeutique dermatologique, elle a depuis longtemps quitté les « onguents » pour les horizons des rétinoïdes, des antiviraux, des interférons, des peaux artificielles et (*in vitro*) de la thérapie génique facilitée par l'accessibilité de la peau.

Les maladies cutanées sont souvent vécues comme des drames par le retentissement esthétique, relationnel, professionnel et fonctionnel (le prurit, la douleur), même dans les dermatoses les plus bénignes, et par la mise en jeu du pronostic vital, dans des situations aussi diverses que les toxidermies graves (syndrome de Lyell, par exemple), les pathologies infectieuses cutanées (cellulites, par exemple), les pathologies néoplasiques (mélanomes et lymphomes, par exemple).

Les infirmier(e)s de dermatologie sont la pierre angulaire de la prise en charge de ces pathologies. Les soins sont lourds, longs, difficiles et nécessitent un savoir-faire, une grande patience et une disponibilité, un savant dosage d'efficacité et de douceur du fait du caractère souvent très douloureux des soins et des pansements. Cela est vrai aussi bien pour les maladies bulleuses les plus rares, comme pour le plus banal des ulcères de jambe.

La participation active de l'équipe infirmière du service de dermatologie de l'hôpital Saint-Joseph à l'élaboration de la première édition, tout comme le travail fourni par les infirmières du service de dermatologie du CH du Mans dans le cadre de la deuxième édition de ce cahier, dirigé par le docteur Fabrice Ribeaudeau, est emblématique de ces qualités et de cette efficacité. Son ambition est assurément de partager avec vous cette expérience.

M. JANIER

Table des matières

Sommaire des fiches

PROTOCOLE DE SOINS

PROTOCOLE D'EXAMEN

DÉMARCHE INFIRMIÈRE

PHARMACOLOGIE

Liste des abréviations

ASLO	AntiStreptoLysines O
BMR	Bactérie MultiRésistante
CPK	Créatine Phospho-Kinase
CRP	C-Reactiv Protein (protéine C-Réactive)
EVA	Echelle Visuelle Analogique
HDJ	Hospitalisation De Jour
HLM	Hématies Leucocytes Minute
HPV	Human PapillomaVirus
HSV	Herpes Simplex Virus
IST	Infection Sexuellement Transmissible
LDH	Lactico-Déshydrogénase Sérique
MST	Maladie Sexuellement Transmissible
PUVA	Psoralène Ultra-Violet A
UVB	Ultra-Violet B
VS	Verrue Séborrhéique

Démarche infirmière face aux personnes atteintes d'affections dermatologiques

1

Accueil et prise en charge du patient et de son entourage

Différents modes d'entrée conduisent le patient en service de dermatologie. Il peut venir des urgences, de son domicile, être adressé par son médecin, venir de la consultation ou de l'hôpital de jour, ou être transféré d'un autre hôpital ou d'un service interne.

Spécificité en dermatologie

Suivant sa pathologie ou son traitement, le patient sera admis dans une unité d'hospitalisation adaptée :

- **hôpital traditionnel** (pathologies aiguës demandant un traitement au long cours ; exemple : ulcères de jambes infectés ou évolutifs, maladie de Lyell, psoriasis et eczéma étendus) ;
- **hôpital de semaine :** bilan de dermatoses, tests allergologiques, réintroductions médicamenteuses, mises en place de traitements, chimiothérapie, détersion d'ulcères de jambe ;
- **hôpital de jour :** suivi dermatologique (une consultation et un soin) après hospitalisation (principalement le suivi des plaies de jambe complexes et/ou sous protocole thérapeutique, chimiothérapies).

Les différents modes de prise en charge

Tout patient ou son accompagnateur est invité à passer au bureau des entrées avec sa carte de sécurité sociale et d'assurance complémentaire pour faire son admission, demander l'ouverture d'une ligne téléphonique et le branchement de la télévision.

Étant donné la durée limitée du séjour, il est nécessaire de prévoir la prise en charge du patient en hôpital de semaine et hôpital de jour :

- préadmission administrative ;
- programmation des examens ;
- commandes des produits ;
- demande du dossier au service des archives ;
- préparation du dossier soin.

Accueil dans le service

À son arrivée, le patient se présente au secrétariat qui enregistre son entrée et vérifie son identité et les coordonnées de la ou des personnes à prévenir.

Un soignant accompagne le patient dans sa chambre, précise son nom et sa fonction.

Il lui remet le livret d'accueil et commente la plaquette spécifique du service :

- **organisation du service** (repas, heures de visite…) ;
- **déroulement du séjour** (date et heure des examens, des soins, de la visite médicale…).

Il présente le lieu ainsi que le matériel : le lit, la télécommande, la sonnette, le cabinet de toilette…

Dans les heures qui suivent l'arrivée, un recueil de données est réalisé : habitudes de vie, besoins en santé, observation clinique.

Différentes évaluations sont effectuées :

- **douleur** : mesure de l'intensité avec l'EVA (Échelle visuelle analogique) ;
- **risque infectieux** : arbre décisionnel (nécessité d'un isolement et de quel type ?) ;
- **risque d'escarre** : score donné par l'échelle d'Angers (voir figure 1.1) et mise en place éventuelle de mesures préventives.

Après avoir passé en revue l'ensemble des facteurs de risque d'escarre, il a été possible, avec l'aide d'autres grilles déjà existantes, de mettre au point une nouvelle grille qui tienne compte de tous les facteurs de risque étudiés.
Cinq facteurs, ainsi que l'âge, étaient étroitement associés avec l'apparition des escarres. Ainsi, le classement de ces cinq facteurs a révélé, dans l'ordre :

- état nutritionnel altéré;
- baisse d'activité;
- diminution de la mobilité;
- incontinence;
- altération de l'état mental.

Ces cinq facteurs sont essentiels pour l'évaluation du risque d'escarre, avec l'âge, ainsi que les facteurs intrinsèques.
Dans la nouvelle grille, ces sept facteurs constituent les sept critères d'appréciation du risque.

1. Capacités locomotrices
   1. Ambulant (marche sans aide).
   2. Marche facilement avec aide technique (cannes, déambulateur…).
   3. Assis au fauteuil.
   4. Totalement alité.

2. Mobilité – capacité de mouvoir ses membres – spasticité
   1. Totale.
   2. Diminuée : impossibilité de mouvoir un ou deux membres (plâtre, paralysie, perfusion, drainage…) ou présence de spasticité modérée.
   3. Très limitée : ne peut plus se retourner seul dans son lit, ou présence de spasticité importante.
   4. Immobilité totale.

3. Incontinence
   1. Aucune : le patient porteur d'une sonde n'est pas considéré comme incontinent.
   2. Parfois : si utilisation d'un étui pénien et absence d'incontinence fécale, coter 2.
   3. Urinaire ou fécale.
   4. Urinaire et fécale.

4. Facteurs de risque intrinsèque
   1. Aucun facteur de risque.
   2. Un facteur de risque.
   3. Deux facteurs de risque.
   4. Plus de deux facteurs de risque.

   Facteurs de rique :
   - ***Vasculaire*** : tabac, diabète, artérite, HTA, insuffisance cardiaque, anémie.
   - ***Pulmonaire*** : pneumonie, bronchite chronique, encombrement pulmonaire.
   - ***Neurologique*** : troubles de la sensibilité superficielle ou profonde.
   - ***Facteurs généraux*** : néoplasie, métastases, fièvre, infection.
   - ***Facteurs iatrogènes*** : traitement par anti-inflammatoires non stéroïdiens ou corticoïdes.

   Chaque élément correspond à un risque. S'il y en a plus de trois, se contenter d'un score de 4.

   13. État critique : collapsus cardio-vasculaire prolongé au-delà de 2 h (TA syst. < 60 mmHg).

5. État nutritionnel
   1. Bon : pas de signe de dénutrition. Mange normalement ou compense, de façon adéquate. Hydratation normale.
   2. Moyen : pas de signe de dénutrition, mais apports insuffisants. Déshydratation modérée.
   3. Mauvais : signes de dénutrition et impossibilité technique et physique de fournir un apport suffisant. Déshydratation moyenne. Maigreur importante. Albumine pondérale < 30 g/L.
   13. Très mauvais : albumine pondérale < 20 g/L.

6. État mental
   1. Lucide.
   2. Apathique : ralentissement cérébral.
   3. Confus : perturbé, désorientation temporo-spatiale.
   4. Inconscient.

7. Âge
   0. Moins de 60 ans.
   1. 60 à 69 ans.
   2. 70 à 79 ans.
   3. 80 à 89 ans.
   4. 90 ans et plus.

Fig. 1.1 Échelle d'évaluation du risque d'escarre (CHU d'Angers).

Le patient doit ressentir l'impression qu'il est attendu, le premier contact conditionnera le bon déroulement de son hospitalisation. Bien accueillir, c'est être attentif à tous les besoins et pouvoir répondre aux interrogations. En dermatologie, le regard que l'on porte sur le patient est déterminant. Les pathologies dermatologiques peuvent altérer la perception de l'image corporelle et induire un comportement de repli. C'est pour cela que les qualités requises sont : la discrétion, l'écoute, la patience et la réassurance.

Soins infirmiers spécifiques

Soins techniques

Préparations à certains examens complémentaires et à certaines interventions en dermatologie

- **Biopsie cutanée pour histologie standard, immunofluorescence directe ou microscopie électronique** (voir page 25) ;
- **greffe en pastille** (voir page 109).

Gestes infirmiers spécifiques

- **Prélèvements bactériologiques cutanés** (voir page 27) ;
- **tests physiques dans l'urticaire** (voir page 46) ;
- **prélèvement bactériologique d'une pustule** (voir page 56) ;
- **hémocultures** (voir page 57) ;
- **diagnostic des maladies bulleuses** (voir page 93).

Protocoles de soins

- **Psoriasis :** pommade de Brocq, psoriasis du cuir chevelu (voir pages 35 et 37) ;
- **eczéma** (voir page 43) ;
- **œdème de Quincke** (voir page 50) ;
- **érysipèle** (voir page 55) ;
- **zona thoracique** (voir page 60) ;
- **candidose buccale** (voir page 66) ;
- **gale** (voir page 75) ;
- **aphtes buccaux** (voir page 88) ;
- **maladie bulleuse étendue** (voir page 95) ;
- **pemphigus buccal** (voir page 95) ;
- **épidermolyse bulleuse héréditaire** (voir pages 97 et 98) ;
- **ulcère veineux** (voir page 107) ;
- **escarres** (voir page 113) ;
- **intertrigo** (voir page 120) ;
- **traitements locaux** (voir page 146).

Soins relationnels

Prise en charge d'un patient atteint :

- **d'épidermolyse bulleuse héréditaire** (voir page 97) ;
- **d'un lichen plan** (voir page 124).

Conseils éducatifs

- **Insuffisance veineuse** (voir page 106) ;
- **psoriasis** (voir pages 35 et 37) ;
- **prévention du mélanome cutané** (voir page 134) ;
- **dermatite atopique** (voir page 42) ;
- **prévention d'escarres** (voir page 114) ;
- **furoncles** (voir page 57) ;
- **IST** (voir page 85) ;
- **pemphigoïde bulleuse** (voir page 96) ;
- **érysipèle** (voir page 55) ;
- **eczéma** (voir page 43).

Plan de soins infirmiers

Méthodologie de la démarche de soins

La démarche de soins est une méthode d'organisation de la pensée dans la prise de décisions cliniques, la résolution de problèmes et la prestation de soins continus individualisés.

Elle s'appuie sur 5 étapes :

- **recueil de données ;**
- **détermination de problème ;**
- **planification des soins ;**
- **exécution du plan de soins ;**
- **évaluation et vérification des résultats.**

Exemple d'une démarche de soins en dermatologie

Présentation du patient

Mme D., âgée de 53 ans, mesure 1,70 m et pèse 125 kg. Elle vit à son domicile avec son mari. Elle a 5 enfants âgés de 25 à 30 ans. Elle ne travaille plus, elle faisait des heures de ménage. Elle est prise en charge par la Sécurité sociale et bénéficie de la CMU. Elle est aidée dans son quotidien par l'une de ses filles.

Date d'entrée dans le service

Elle est accueillie le 6 octobre vers 15 h 30 à la suite d'une consultation de dermatologie.

Motif d'hospitalisation

Mme D. présente des ulcères des deux jambes dont l'état nécessite une hospitalisation.

Diagnostic médical

Ulcères veineux et lymphatiques :
- périmalléolaires interne et externe et dos du pied, à gauche, circonférentiels;
- périmalléolaires interne et externe, à droite.

Antécédents

MÉDICAUX :
- lymphœdème des membres inférieurs;
- insuffisance veineuse chronique;
- obésité avec dyspnée;
- arthrose;
- thrombophlébites superficielles lors des accouchements;
- scorbut;
- **polysensibilisation** (eczéma de contact à de nombreux topiques).

CHIRURGICAUX :
- cholécystectomie avec éventration;
- ligature tubaire;
- éveinage des membres inférieurs bilatéral en 1995.

Histoire de la maladie

Apparition, il y a de nombreuses années, d'ulcères de jambe, d'évolution chronique, sur un terrain favorable : obésité, thrombophlébites, insuffisance veineuse et lymphatique, carences nutritionnelles, contexte social défavorable. Échec des prises en charge ambulatoires.

Synthèse de l'hospitalisation

À L'ARRIVÉE DANS L'UNITÉ, le 6 octobre.
- On évalue la douleur (EVA = 3) sous un traitement antalgique : *Efferalgan codéine*.
- On évalue le **risque thromboembolique.**
- On évalue le **risque infectieux.** On associe donc les précautions standard à un isolement septique (voir *Sécurité sanitaire*, page 8).
- **La patiente est installée dans une chambre à un lit.** Un flacon de solution hydroalcoolique et une boîte de gants non stériles à usage unique sont installés près de la porte de la chambre ainsi que des surblouses pour effectuer les soins rapprochés.
- **Différentes mesures** sont réalisées :

– PA 14/9 cmHg,
– pouls 84/minute,
– température 37°4 C,
– bandelette urinaire négative.

ON REPREND LE TRAITEMENT antérieur, prescrit par l'interne de service :
– Vitamine C : 1 g/j.,
– laxatif *Movicol* : 1 à 2/j.,
– *Rubozinc* : 2/j.,
– *Fumafer* : 2/j.,
– *Efferalgan codéine* : 6/j.

À L'EXAMEN, ON CONSTATE :
- de vastes ulcères :

– diamètre : circonférentiels à gauche,
– aspect : fibrineux, suintant;
- **une obésité :** 125 kg pour 1,70 m.

Un conseil diététique est demandé et un régime hypocalorique est mis en place suivant la prescription médicale.
La patiente est peu algique en dehors des soins.
Elle explique qu'elle n'attend pas la guérison de ses ulcères : « En ce moment, ils s'agrandissent et coulent beaucoup, mais j'y suis habituée depuis le temps. Ma mère en a eu aussi très jeune. »
Elle a eu tous les traitements possibles et ils n'ont jamais guéri (*dixit*). Elle a en outre des difficultés à suivre un régime : « Mon mari n'aime que les plats en sauce, et moi je n'aime ni les légumes, ni les fruits. »

À CE JOUR, le 9 octobre, soit à J 3 de son hospitalisation :

- **Mme D. présente un pic fébrile** à 38° ;
- ses ulcères sont sales ;
- une série de 3 hémocultures, un écouvillonnage des plaies et un ECBU sont faits : risque de septicémie.

Objectifs

TRAITER LA SURINFECTION :

- faire baisser la fièvre ;
- **mettre en place une antibiothérapie** devant l'existence de signes régionaux et généraux ;
- enlever les couvertures ;
- **rechercher une ostéite sous-jacente** en programmant des radios de face et profil (résultats négatifs).

AMÉLIORER L'ÉTAT DES ULCÈRES :

- **assécher la peau péri-ulcéreuse :** tamponner au nitrate d'argent le pourtour des plaies ;
- **déterger les ulcères de façon mécanique,** à la curette, et de façon chimique avec *Purilon* + *Jelonet*.

FAIRE EN SORTE QUE MME D. S'IMPLIQUE DANS LE PROJET DE SOINS :

- expliquer la maladie ainsi que les traitements ;
- **associer l'entourage familial au projet de soins :** rencontre des soignants et de M. D. :

– explications en termes simples de la maladie veineuse et lymphatique ;

– explications des différentes étapes de la cicatrisation ;

– explications des risques encourus lors de l'existence d'une plaie chronique (infection généralisée : septicémie, érysipèle, cancérisation de la plaie, douleurs).

Atteinte à l'intégrité de la peau

Manifestée par la présence d'importants ulcères sales et suintants, douloureux lors des pansements, en lien avec une surcharge pondérale et une insuffisance veineuse et lymphatique et des antécédents d'ulcères de jambes.

L'objectif est d'assurer un assèchement, une détersion et une diminution de la taille des ulcères.

Pour cela, on effectue des soins locaux associés à une prise en charge :

- de la surcharge pondérale :

– régime hypocalorique,

– conseils diététiques ;

- **de la carence nutritionnelle** (vitamine C, zinc et protides) ;
- des œdèmes :

– surélévation des membres,

– drainage lymphatique,

– bande de contention ;

- de l'insuffisance veineuse :

– prescription de *Daflon*,

– avis chirurgical vasculaire après Doppler veineux des membres inférieurs.

Prise en charge inefficace du programme thérapeutique

Elle se manifeste par un gain de poids malgré le régime, les difficultés à appliquer le traitement, le mode de vie inadéquat, l'aggravation de l'état des plaies, des ressources personnelles et le soutien limités de l'entourage.

LES OBJECTIFS SONT QUE LA PATIENTE :

- reconnaisse l'importance du traitement pour l'amélioration de sa santé ;
- formule dans ses termes le traitement recommandé ;
- exprime son accord concernant le traitement ;
- suive le traitement prescrit avec rigueur ;
- respecte son régime alimentaire avec rigueur pendant son hospitalisation ;
- modifie son style de vie en vue d'atteindre les objectifs du traitement : régime, exercice, détente à la sortie.

À LA SORTIE :

- Atteinte de l'intégrité de la peau :

– ulcères détergés, diminués en taille, mais restant importants et suintants ;

– perte de 3 kg en 15 jours.

- **Prise en charge inefficace du programme thérapeutique** : accord de la patiente et de son mari pour la poursuite d'un traitement global avec un séjour en structure de soins spécialisée en diététique et drainage lymphatique.

Les diagnostics infirmiers prévalents

Définition du diagnostic infirmier

Le diagnostic infirmier est l'énoncé d'un jugement clinique sur les réactions aux problèmes de santé présents, aux processus de vie d'une personne, d'une famille, d'une collectivité. Il sert de base pour choisir les interventions de soins visant l'atteinte de résultats. L'infirmière en est responsable.

Exemple de diagnostics infirmiers

Douleur aiguë

DÉFINITION. Situation dans laquelle une personne subit et signale une souffrance intense ou une sensation de malaise.

FACTEURS FAVORISANTS. Traumatisme : biologique, chimique, physique et psychologique.

LIÉE À :

- **une pathologie :** ulcère, escarre, cancer, infection ;
- **des actes de soins :** pansement, mobilisations…

SE MANIFESTANT PAR :

- **un comportement de diversion :** gémissement, pleurs, déambulation, agitation, quête de compagnie ou activité ;
- un comportement de défense ;
- **une modification du tonus musculaire :** rigidité, flaccidité ;
- **un masque de douleur :** yeux ternes, air abattu, visage figé, grimaces ;
- **des réactions du système nerveux autonome** (absentes dans la douleur chronique) : transpiration abondante, modifications de la fréquence cardiaque, pupilles dilatées, fréquence respiratoire modifiée ;
- un repli sur soi ;
- une baisse de la concentration.

OBJECTIF. Mettre en place une stratégie permettant au patient d'atténuer, d'exprimer ou de supprimer la douleur.

ACTION

- relever les facteurs étiologiques, physiopathologiques et psychologiques ;
- évaluer la réaction du patient à la douleur :
  - recueil de données sur les signes non verbaux : façon de marcher, de se tenir, de s'asseoir, de se coucher ;
  - noter l'attitude du patient face à sa douleur, s'il garde ou transfère le pouvoir d'agir sur sa douleur ;
  - recueil de données sur les caractéristiques de la douleur : sourde, lancinante, vive, constante, intermittente, irradiante ;
  - évaluer l'intensité de la douleur avant et après administration d'antalgiques ;
  - surveiller les paramètres vitaux ;
  - recueil de données sur les expériences antérieures à la douleur ;
- rechercher avec le patient des méthodes de soulagement de la douleur :
  - demander au patient de signaler la douleur dès qu'elle apparaît ;
  - faire verbaliser le patient ;
  - créer un climat calme et détendu, de confiance ;
  - appliquer des mesures de bien-être : massage, badigeon ;
  - inciter le patient à avoir des divertissements (TV, livres, visites…) ;
  - enseigner des exercices de relaxation : respiration abdominale, focalisation… ;
- **prodiguer un enseignement** visant le mieux-être du patient, favoriser le repos pour prévenir la fatigue.

RÉSULTAT. Diminution ou disparition de la douleur signalée par le patient.

Perturbation de l'image corporelle

DÉFINITION. Situation dans laquelle la façon dont une personne perçoit son corps est perturbée ou risque de l'être.

SE MANIFESTANT PAR :

- le refus de regarder son corps, son visage dans un miroir ;
- le refus de se toucher, de se faire toucher ;

- **le port de vêtement** pour dissimuler (manches longues, écharpe, châle, gants...);
- ou *a contrario* l'exhibition de la partie atteinte;
- un discours négatif à l'égard du corps;
- un sentiment de honte;
- le refus de se prendre en charge pour ses soins;
- **un comportement autodestructeur** (abus d'alcool, de médicaments...).

LIÉE À :

- des lésions cutanées;
- des changements dans l'apparence;
- **des pressions psychosociales** (culte de la beauté...).

OBJECTIF. Mettre en place une stratégie permettant au patient de retrouver une image corporelle acceptable pour lui-même, une plus haute opinion de lui-même.

INTERVENTIONS INFIRMIÈRES

- encourager le patient à se regarder, à toucher toutes les parties corporelles atteintes;
- encourager le patient à s'exprimer;
- encourager le patient à rencontrer des personnes qui vivent le même genre de problèmes;
- **inciter le patient à poser des questions sur sa santé :** le traitement, le pronostic ainsi que sur les progrès;
- **corriger les idées fausses** (sur lui-même, sur les soins et les traitements);
- **faire intervenir la famille** pour lui apporter son soutien.

ÉVALUATION. Noter les changements de comportement :

- **curiosité** (sur le traitement);
- disparition des attitudes de repli;
- meilleure estime de soi;
- participation aux soins.

Tableau 1.1 Diagnostics prévalents en dermatologie.

Diagnostics infirmiers prévalents	***Pathologies courantes en dermatologie***
Échanges : – atteinte à l'intégrité de la peau; – atteinte à l'intégrité des tissus; – risque élevé d'infection; – risque élevé de syndrome d'immobilité. Relations : – perturbation des interactions sociales. Choix : – incapacité de s'adapter à un changement dans l'état de santé; – prise en charge inefficace du programme thérapeutique. Connaissances : – manque de connaissances. Perceptions : – perturbation de l'image corporelle; – perturbation de l'image de soi; – sentiment d'impuissance. Sensations et sentiments – douleur; – douleur chronique; – deuil par anticipation; – anxiété; – peur.	– escarres, – ulcères, – brûlures, – érysipèle, – gale, – intertrigo mycosique, – pemphigoïde bulleuse, – syndrome de Lyell, – syndrome de Stevens-Johnson, – toxidermies, – eczéma, – psoriasis, – urticaire, – mélanome, – lymphomes cutanés, – carcinomes : • basocellulaires, • spinocellulaires.

Les transmissions

Écrites ou orales

Pour plus de précisions, on se reportera au Cahier n° 2 des Nouveaux cahiers de l'infirmière, *Soins infirmiers I : Concepts et théories, démarche de soins*, par B. AMAR, J.-P. GUEGUEN, 3e édition, 2007.

Transmissions ciblées

Définition

« Les transmissions ciblées sont une méthode pour organiser la partie narrative du dossier de la personne soignée, pour comprendre rapidement sa situation et les soins nécessaires à dispenser. Elles répondent à la fois aux exigences professionnelles et légales en matière de personnalisation des soins, mais aussi au confort des soignants en matière de gain de temps. Cette méthode est conforme au schéma du processus de soins (données, actions, résultats). »

DANCAUSSE F., CHAUMET E. *Les transmissions ciblées au service de la qualité des soins.* Démarche soignante. Masson, Paris, 2000.

Exemple

Voir tableaux 1.2 et 1.3.

Sécurité sanitaire

PROTOCOLE DE SOINS

DÉCONTAMINATION ET DÉSINFECTION DU DERMATOME

Mettre dans un bac de prédésinfection 2 doses de *Salvanios* dans 10 L d'eau froide ou tiède.
Faire tremper pendant 20 minutes les instruments :
- expanseur de greffe,
- 2 couteaux démontés,
- le manche de l'expanseur,
- la boîte d'instruments (après avoir retiré les filtres à usage unique du couvercle ainsi que les étiquettes de stérilisation).

PRÉCAUTIONS À PRENDRE
- Ne pas immerger le manche du dermatome, ni le tuyau.
- Nettoyer avec une lingette imbibée de *Surfanios* à 1 % le manche du dermatome et le tuyau, la boîte de stérilisation.
- Laisser sécher normalement le matériel.
- Jeter les plaques à usage unique de l'expanseur de greffe et du *dermacarrier* (plaque qui sert à poser le greffon).

RECONDITIONNER LA BOITE DU DERMATOME ET DE L'EXPANSEUR DE GREFFE
- Mettre le dermatome démonté avec le tuyau enroulé en spirale.
- Déposer l'expanseur de greffe dans son panier et les couteaux dans les encoches prévues.
- S'assurer que les boîtes du dermatome ou de l'expanseur de greffe sont acheminées à la stérilisation centrale.

TRAÇABILITÉ
- Coller les étiquettes de stérilisation dans le cahier infirmier.
- Faire signer l'IDE ayant effectué l'acte.

Cas général

- Matériovigilance,
- prévention des infections nosocomiales.

On se reportera au Cahier n° 10 des Nouveaux cahiers de l'infirmière, *Gastro-entérologie*, 4e édition, 2006.

Dermatologie

Dermatome : appareil chirurgical (robot) conçu pour découper des lambeaux de peau très minces pour les appliquer sur des zones à greffer. Voir soins spécifiques en dermatologie.

Procédure de décontamination et de désinfection du dermatome

Voir *Protocole de soins*.

Traçabilité

Les étiquettes de stérilisation de la boîte d'instruments ayant servi à la greffe sont collées sur le cahier infirmier. L'infirmière appose sa signature. Ces étiquettes indiquent le n° du lot, la date de péremption et du passage à l'autoclave.

Tableau 1.2 Macrocible accueil.

Unité : dermatologie – Date : 27/10/02	
Maladie • Mode d'entrée Symptômes, exploration • Diagnostic médical	Entrée directe après consultation dermatologique pour éruption bulleuse diffuse prurigineuse (pemphigoïde bulleuse)
Thérapeutique antérieure : actuelle - prévisible Visées des traitements et bilan	Anticoagulants, antiagrégant plaquettaire Diurétiques Antiarythmiques Biopsie cutanée. Bilan sanguin standard d'entrée Soins locaux
Vécu Ce que le patient fait ou dit Ce que vit la personne ici et maintenant	Anxiété : « Vous avez vu ma peau, je ne sais pas ce que c'est » « Cela ne va pas fort, ma femme a des soucis de santé. Je suis inquiet, elle passe un scanner dans 2 jours. »
Environnement • Habitat, famille, aide à domicile Vie sociale, relations • Aménagements particuliers	Homme de 78 ans, marié, 4 enfants • Retraité de chez Renault Garde diverses activités
Développement Sexe, âge, profession • Habitudes de vie, activités Besoins perturbés • Handicaps, déficiences Antécédents médicaux, chirurgicaux, hospitalisations	Pas de handicap, ni déficiences Importants antécédents cardiaques n'entraînant pas à l'heure actuelle de perturbations des besoins fondamentaux. Problème actuel : stopper l'extension de l'éruption et traiter le prurit.

Tableau 1.3 Transmissions ciblées.

Unité : dermatologie – Étiquette du patient : M. X.				
Date Heure	**Cible**	**Données**	**Actions**	**Résultats**
27/10 14 h	Altération de l'état cutané	– Bulles localisées aux mains et aux pieds – Placards érythémateux sur l'ensemble du corps	– 10 bulles percées et asséchées – Badigeon avec un dermocorticoïde sur l'ensemble du corps et sous pansement occlusif pour les mains et pieds	
14 h	Prurit	Démangeaisons diffuses : « J'en ai marre, cela me gratte partout ».	– Explication : les soins locaux vont soulager son prurit. – Conseiller de couper les ongles courts	A coupé ses ongles
24 h		– Démangeaisons localisées au pied gauche – Présence de bulles	Bulles percées, asséchées + dermocorticoïdes	S'est endormi ensuite
28/10 9 h	Altération de l'état cutané	16 bulles	– Soins locaux identiques – Biopsie cutanée effectuée par le médecin	
21 h 30	Anxiété	Se pose des questions par rapport à son état : « Mais pourquoi, on ne trouve pas ce que c'est ? » « Et ma femme, qu'est-ce qu'on va lui trouver ? »	– Écoute – Explication : les résultats des examens ne sont pas immédiats – Proposer une tisane – Rassurer sa femme	– A bu une tisane avec plaisir – Détendu : « Cela m'a fait du bien de parler » – A dormi
23 h	Douleur	– Due à une bulle très tendue de la voûte plantaire – EVA à 8	– Bulle percée, asséchée – Antalgique donné suivant prescription – Prescription médicale	– EVA à 4 – Efficace, il dort

Conduite à tenir

Mesures générales

Identification précoce des patients

- **à l'accueil :** faire une évaluation du risque infectieux;
- **signalement téléphonique de la présence d'une BMR** (bactérie multirésistante) dans l'unité par le service d'hygiène;
- **signalement par une étiquette « lavage des mains »** sur le dossier soins et sur la porte des chambres concernées.

Isolement

- **géographique :** si possible en chambre seule ou regroupement de patients porteurs dans la même chambre;
- septique :
  - précautions standard : voir tableau 1.4;
  - prévention en fonction du mode de transmission du germe : précautions « contact » pour les ulcères.

Organisation des soins :

- Personnel :
  - tenue propre à manches courtes et changée tous les jours;
  - cheveux attachés;
  - pas de bijoux;
  - ongles courts et sans vernis.
- Les patients porteurs d'une BMR sont mis en fin de visite médicale.

Les infirmier(e)s et aides-soignant(e)s commencent par les soins les plus propres et finissent par les soins aux patients colonisés par une BMR.

Tableau 1.4 Les précautions standard à respecter lors de soins à tout patient (ministère de l'Emploi et de la Solidarité, sécrétariat d'État à la Santé et à l'Action sociale, 1999).

Lavage et/ou désinfection des mains	Après retrait des gants, entre deux patients, deux activités. Des fiches techniques doivent décrire la technique à utiliser dans chaque cas.
Port de gants Les gants doivent être changés entre deux patients, deux activités	Si risque de contact avec du sang, ou tout autre produit d'origine humaine, les muqueuses ou la peau lésée du patient, notamment à l'occasion de soins à risque de piqûre (hémoculture, pose et dépose de voie veineuse, chambres implantables, prélèvements sanguins...) et lors de la manipulation de tubes de prélèvements biologiques, linge et matériel souillés... ET Lors de tout soin, lorsque les mains du soignant comportent des lésions.
Port de surblouses, lunettes, masques	Si les soins ou manipulations exposent à un risque de projection ou d'aérosolisation de sang ou tout autre produit d'origine humaine (aspiration, endoscopie, actes opératoires, autopsie, manipulation de matériel et linge souillés...).
Matériel souillé	Matériel piquant/tranchant à usage unique : ne pas recapuchonner les aiguilles, ne pas les désadapter à la main, déposer immédiatement après usage sans manipulation ce matériel dans un conteneur adapté, situé au plus près du soin, et dont le niveau maximal de remplissage est vérifié. Matériel réutilisable : manipuler avec précautions le matériel souillé par du sang ou tout autre produit d'origine humaine. Vérifier que le matériel a subi un procédé d'entretien (stérélisation ou désinfection) approprié avant d'être réutilisé*.
Surfaces souillées	Nettoyer et désinfecter avec un désinfectant approprié les surfaces souillées par des projections ou aérosolisation de sang, ou tout autre produit d'origine humaine.
Transport de prélèvements biologiques, de linge et de matériels souillés	Les prélèvements biologiques, le linge et les instruments souillés par du sang ou tout autre produit d'origine humaine doivent être transportés dans un emballage étanche, fermé.
Si contact avec du sang ou liquide biologique**	Après piqûre, blessure : lavage et antisepsie au niveau de la plaie. Après projection sur muqueuse (conjonctive) : rinçage abondant.

* L'évaluation du risque de transmission de la maladie de Creutzfeldt-Jakob conduit à mettre en œuvre les mesures indiquées dans la circulaire n° 100 du 11 décembre 1995 relative aux précautions à observer pour la prévention de la maladie de Creutzfeldt-Jakob.
** Circulaire DGS/DH/DRT/DSS n° 98-228 du 9 avril 1998 relative aux recommandations de mise en œuvre d'un traitement antirétroviral après exposition au risque de transmission du VIH.

Protocole

Faire en interne une déclaration à la découverte d'une BMR sur une plaie, auprès du chef de service et du service d'hygiène de l'hôpital.
Effectuer le pansement d'ulcère colonisé par une BMR en respectant le protocole suivant.

Réalisation du pansement d'un ulcère de jambe colonisé par une BMR (bactérie multirésistante)

Définition

« Les bactéries sont dites multirésistantes aux antibiotiques lorsque, du fait de l'accumulation des résistances naturelles et acquises, elles ne sont plus sensibles qu'à un petit nombre d'antibiotiques habituellement actifs en thérapeutique. »
Toute plaie est une porte d'entrée possible de micro-organismes. L'ulcère est une plaie chronique souvent colonisée par une ou plusieurs BMR à la faveur d'hospitalisations.

Facteurs de risque infectieux

Les facteurs de risque d'infections nosocomiales des plaies sont liés :

- aux pratiques professionnelles des personnels :
  - non-respect des procédures,
  - interruption du soin…
- **à la présence de porteurs de plaies à proximité :** ils représentent un risque collectif favorisant les transmissions croisées ;
- au comportement du patient lui-même :
  - retrait du pansement,
  - absence de lavage des mains,
  - hygiène corporelle défectueuse ;
- **à l'environnement,** le risque pouvant se situer au niveau :
  - des surfaces, de l'eau ou des matériels susceptibles d'être contaminés,
  - d'un matériel insuffisant ou inadapté.

Liste des maladies à déclarations obligatoires

Il s'agit de 4 maladies vénériennes :

- chancre mou ;
- gonococcies ;
- maladie de Nicolas Favre ;
- syphilis.

Ces maladies doivent être déclarées à la DDASS à l'aide d'un imprimé rempli par le médecin responsable du patient et adressé à la DDASS.

Sortie du patient

Cas concrets à propos des admissions/sorties

MME D. A ÉTÉ EN HOSPITALISATION DE JOUR POUR SUIVI DE CICATRISATION D'ULCÈRE DE JAMBE. La secrétaire d'hospitalisation prend le rendez-vous en hôpital de jour.
La secrétaire d'hôpital de jour fait une préadmission et demande le dossier. À l'arrivée de Mme D., la secrétaire vérifie l'identité, le prise en charge à 100 % et les coordonnées de la patiente.
L'IDE enregistre le mouvement d'entrée sur le système informatique de gestion des patients.
Le médecin examine les plaies et note les prescriptions sur le dossier de soins.
Après les soins et avant la sortie, différents documents sont remis à Mme D. :
- les ordonnances pour les soins infirmiers et les produits de pansement ;
- un bon de transport ;
- son prochain rendez-vous.

Le dossier administratif est clôturé.
Le dossier médical est gardé dans le service si le prochain rendez-vous est proche.

M.R. VIENT EN HÔPITAL DE SEMAINE POUR UNE REMISE EN ROUTE D'UN TRAITEMENT APRÈS LA DÉCOUVERTE D'UN MÉLANOME. L'hospitalisation est programmée à la suite d'une consultation dermatologique.

La secrétaire fait une préadmission et récupère le dossier.

La commande de la chimiothérapie prescrite est adressée à la pharmacie avant la date prévue d'hospitalisation.

À l'arrivée, les dossiers (médical, administratif et soins) sont prêts et les produits disponibles.

Le mouvement d'entrée est enregistré sur informatique.

Le médecin voit le patient et donne son accord pour l'administration du traitement.

À la sortie, l'ordonnance, le bon de transport et le prochain rendez-vous de consultation sont donnés à M. R.

Le mouvement de sortie est enregistré.

Le dossier médical est archivé lorsque le compte rendu est signé.

Mme S. est transférée de l'hôpital de jour de dermatologie en hospitalisation traditionnelle pour une évolution défavorable d'ulcères bilatéraux. Le mari de Mme S. se rend au bureau des admissions et récupère le dossier administratif, fait ouvrir une ligne téléphonique et demande le branchement de la télévision.

L'IDE prend connaissance des transmissions et des prescriptions faites en HDJ.

Elle évalue le risque infectieux et s'enquiert auprès du médecin de la prescription d'un isolement.

La patiente est installée en chambre seule car elle est porteuse d'une BMR.

Les précautions standard sont mises en place.

L'IDE note l'intensité de la douleur : 5 (EVA). Elle administre l'antalgique prescrit.

Le score de risque d'escarre est à 11.

La patiente se mobilise, aucune mesure particulière n'est prise.

Au bout de 8 jours, une sortie est envisagée en convalescence pour assurer la progression de la cicatrisation des ulcères.

Un rendez-vous en HDJ est programmé au terme de la convalescence.

Un compte rendu d'hospitalisation est adressé au médecin de la maison de convalescence, au médecin traitant, un double est rangé dans le dossier médical ; ce dernier est archivé.

PROTOCOLE DE SOINS

RÉALISATION D'UN PANSEMENT D'ULCÈRE COLONISÉ PAR UNE BMR (BACTÉRIE MULTIRÉSISTANTE)

OBJECTIFS

- Pansement de l'ulcère colonisé.
- Prévenir la surinfection.
- Surveiller la peau périlésionnelle.
- Respecter de manière cohérente les différentes étapes du pansement.
- Aider à la cicatrisation.
- Assurer le confort du patient.
- Prévenir la dissémination du germe (BMR).

MATÉRIEL – APPROVISIONNEMENT – STOCKAGE

- Flacon de solution hydroalcoolique individualisée.
- Flacons de sérum physiologique stérile.
- Plateau à pansements préconditionnés contenant deux pinces stériles par ulcère (ou gants stériles et pinces stériles).
- Compresses stériles.
- Gants à usage unique non stériles.
- Bande type Nylex.
- Ruban adhésif et/ou bande adhésive type Hypafix.
- Pansement suivant la prescription.
- Surblouses, masques ou lunettes en fonction du germe.

DÉROULEMENT DU SOIN

S'assurer de ne pas être interrompue pendant le soin (téléphone...).

Expliquer au patient le déroulement du soin, sa durée, s'assurer de sa coopération.

Installer le patient le plus confortablement possible et protéger le lit.

Veiller à obtenir un éclairage suffisant.

Effectuer un lavage simple des mains.

Enfiler la surblouse.

Mettre les gants non stériles.

Ôter la bande et les compresses. Si elles sont adhérentes, les imbiber de sérum physiologique.

Les déposer dans le sac plastique : déchets à risque infectieux.

Passer une solution hydroalcoolique sur les mains.

Mettre des gants non stériles si utilisation des services, sinon gants stériles.

Nettoyer le pourtour de la plaie par tamponnements, en utilisant une seule fois chaque face du tampon ou de la compresse pliée.

Ne pas enlever les croûtes situées à proximité de la plaie.

Bien sécher par tamponnements pour éviter la macération.

Tamponner superficiellement la plaie avec une compresse imbibée de sérum physiologique.

Si nécessaire effectuer une détersion manuelle à la curette.

Sécher par légers tamponnements.

Poser le pansement prescrit en veillant à ce que la plaie soit entièrement recouverte.

Superposer des compresses dépliées.

Entourer avec la bande pour maintenir le pansement : ne pas serrer.

Déposer le matériel souillé dans un plateau contenant du produit décontaminant.

Évacuer les emballages de matériel avec les déchets assimilables aux ordures ménagères (sauf en cas de bacilles multirésistantes).

Évacuer la surblouse à usage unique (pour les surblouses réutilisables, les renouveler à chaque changement d'équipe, les replier sur l'intérieur avant de les raccrocher à la patère), les gants et tout matériel ayant été en contact direct avec la plaie dans les déchets à risque infectieux.

Fermer les sacs avant de sortir de la chambre.

Stocker dans la chambre le matériel non utilisé.

Se laver les mains et/ou effectuer une friction des mains avec une solution hydroalcoolique.

Hors de la chambre, désinfecter le guéridon de soins, le container à objets tranchants ou piquants.

INFORMATION ET ÉDUCATION

Expliquer à la famille et au patient la nécessité de l'isolement.

Inciter au lavage des mains ou friction hydroalcoolique de façon régulière.

Inciter à une douche quotidienne.

Inciter à limiter les sorties de chambre.

SURVEILLANCE

Évaluer l'état de la plaie et la périphérie :

- exsudat,
- odeur,
- îlots d'épidermisation,
- dimensions de l'ulcère.

Évaluer la douleur avec l'échelle visuelle analogique.

SUPPORTS UTILISÉS POUR LES TRANSMISSIONS

Signaler au médecin toute modification de la plaie et de la périphérie.

Discuter avec le médecin : intérêts de poursuivre le repos et la contention ? Lever autorisé ? Poursuite de l'autocoagulation préventive ?

Noter sur le support d'évaluation des plaies l'état de l'ulcère.

Inscrire les problèmes éventuels sur les transmissions ciblées.

Signaler la présence d'une BMR lors d'un transfert interne ou dans une autre structure.

Structure et rôles de la peau et de ses annexes

2

Structure de la peau

La peau est composée de 3 couches : de la superficie vers la profondeur on trouve **l'épiderme, le derme** et **l'hypoderme.**

Épiderme

C'est un épithélium pavimenteux stratifié et kératinisé.

IL COMPORTE DE LA PROFONDEUR VERS LA SUPERFICIE :

- **La couche basale**, composée d'une seule assise de cellules (les **kératinocytes**) unies les unes aux autres par des **desmosomes.** Ces cellules sont *à l'origine du renouvellement de l'épiderme* qui s'effectue en 28 jours. Elles reposent sur **la lame basale** qui les sépare du derme sous-jacent.
- **La couche du corps muqueux de Malpighi**, composée de plusieurs assises de volumineux kératinocytes polyédriques.
- **La couche granuleuse**, composée de deux à trois assises de kératinocytes aplatis dont le noyau a quasiment disparu.
- **La couche cornée**, faite de cellules mortes, aplaties, remplies de **kératine** et régulièrement ordonnées comme des écailles, qui forment une véritable barrière et desquament en surface.

IL EST COMPOSÉ DE 4 TYPES CELLULAIRES

- **Kératinocytes** : ils représentent 80 % de la population cellulaire de l'épiderme ; ils subissent, à partir de la couche basale, une série de transformations morphologiques et chimiques aboutissant à la formation des cellules kératinisées de la couche cornée.

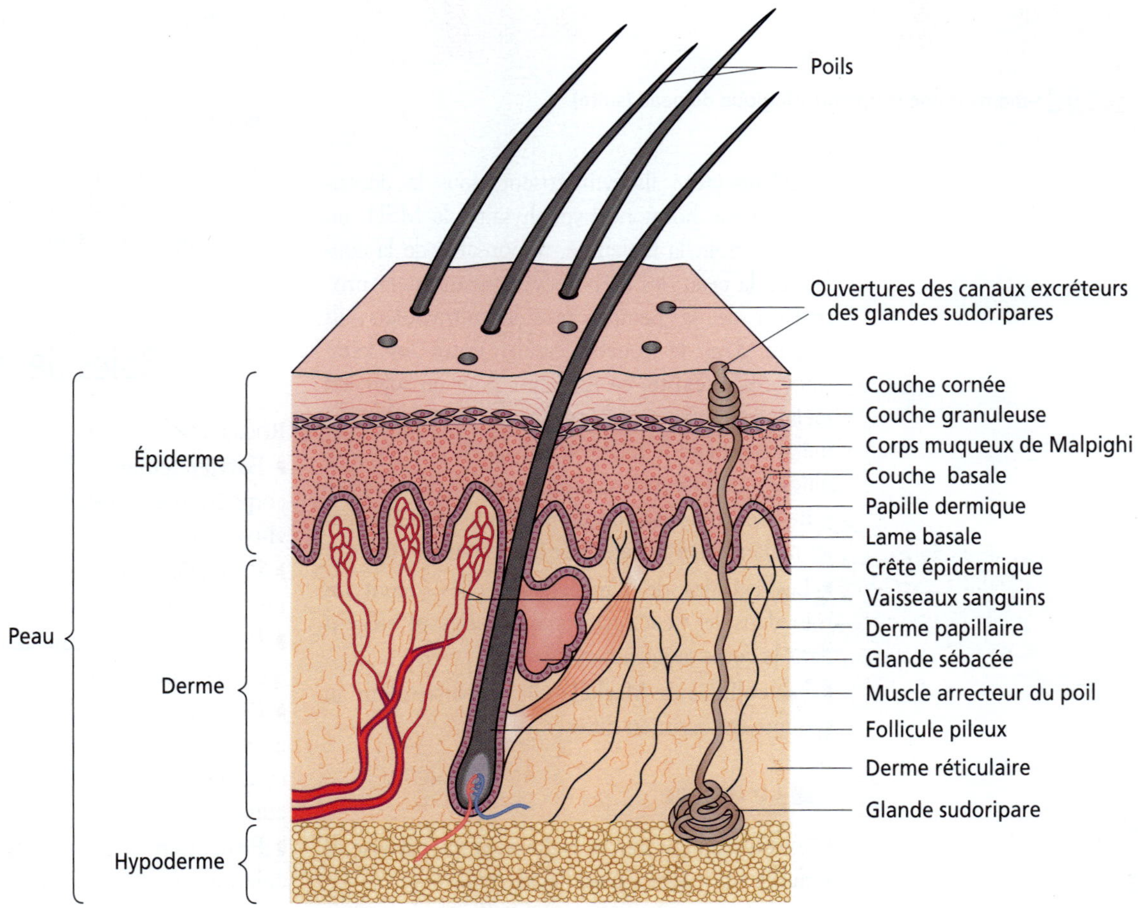

Fig. 2.1
Schéma d'une coupe histologique de peau.

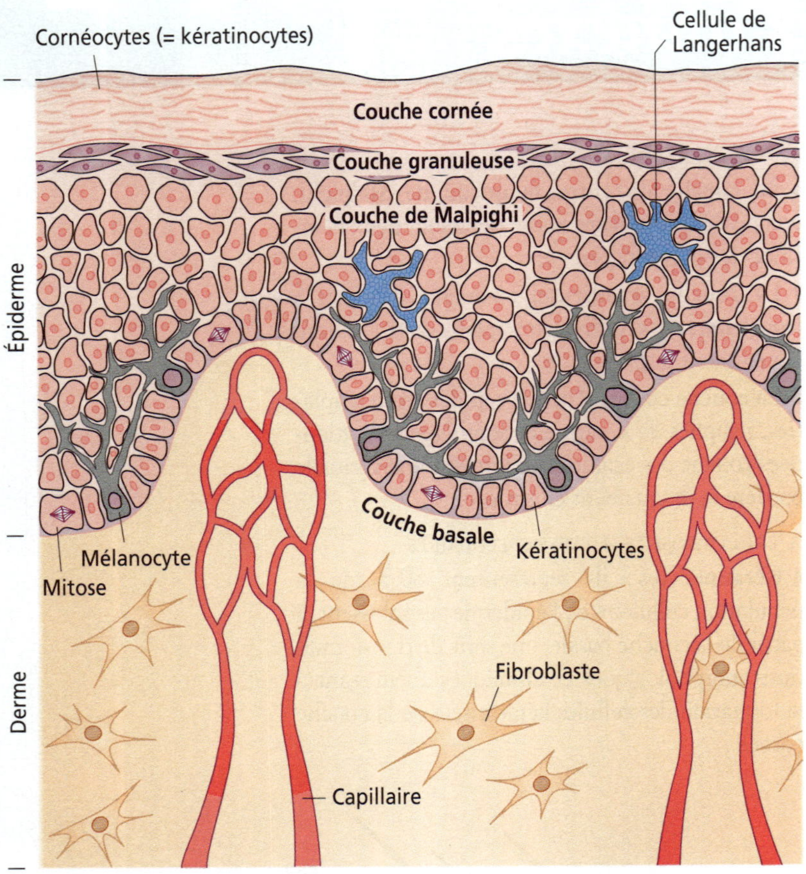

Fig. 2.2 Schéma d'une coupe histologique de peau (suite).

- **Mélanocytes** : ils synthétisent, sous la dépendance d'une hormone hypophysaire, la MSH, un pigment noir, la mélanine, responsable de la couleur de la peau; les mélanocytes assurent la protection de la peau contre les ultraviolets; ils siègent dans la couche basale, entre les kératinocytes. Il existe, en moyenne pour un sujet, un mélanocyte pour sept kératinocytes; le nombre des mélanocytes est le même quelle que soit la race, les différences d'intensité de pigmentation de la peau sont dues à la quantité de mélanine fabriquée par les mélanocytes et transférée aux kératinocytes.
- **Les cellules de Langerhans** : elles jouent un rôle dans les réactions immunitaires et siègent dans le corps muqueux de Malpighi.
- **Les cellules de Merkel** : elles appartiennent au système endocrinien diffus.

Le derme

C'est un tissu conjonctif **richement vascularisé et innervé** sur lequel repose l'épiderme.

IL COMPORTE 2 ÉTAGES

- **Le derme papillaire,** couche la plus superficielle, est un tissu conjonctif lâche.
- **Le derme réticulaire,** couche la plus profonde, est un tissu conjonctif plus dense.

IL EST COMPOSÉ

- D'une substance fondamentale.
- **De fibres** de collagène, de fibres de réticuline et de fibres élastiques.
- **De cellules** : fibroblastes, macrophages, mastocytes, plasmocytes, et cellules sanguines (lymphocytes et polynucléaires) en faible proportion dans les conditions normales.

De nombreux vaisseaux sanguins et terminaisons nerveuses cheminent dans le derme.

Jonction dermo-épidermique

C'est la zone d'attache de l'épiderme sur le derme; elle est ondulée et forme des saillies dermiques dans l'épiderme appelées **papilles dermiques**, et des sillons occupés par l'épiderme appelés **crêtes épidermiques;** c'est une zone importante dont la structure est complexe et dont l'atteinte est responsable de nombreuses maladies dermatologiques notamment bulleuses.

Hypoderme

C'est la couche la plus profonde de la peau.
Elle est composée de lobules graisseux entourés de septa conjonctifs dans lesquels cheminent des nerfs et des vaisseaux.

Rôles de la peau

RÔLE DE PROTECTION

- **Barrière cutanée** s'opposant à la pénétration de corps étrangers grâce à l'imperméabilité de la couche cornée.
- **Protection immunitaire :** rôle de la couche cornée imperméable et des cellules de Langerhans.
- **Protection mécanique** due aux propriétés physiques des constituants du derme.
- **Protection contre le rayonnement solaire** essentiellement assurée par l'activité des mélanocytes et accessoirement par les cheveux pour le cuir chevelu.
- **Protection thermique** : la peau, grâce à sa vascularisation, agit comme un radiateur; pour lutter

contre le chaud, il se produit une importante vasodilatation des artérioles cutanées, permettant un transport accru de chaleur de la profondeur de l'organisme vers la peau. Elle s'accompagne d'une sécrétion de sueur qui, lorsqu'elle peut s'évaporer, permet une importante perte de chaleur ; en effet *rien ne sert de suer, il faut évaporer* ; rappelons qu'il est impossible d'évaporer en atmosphère très humide (pays équatoriaux). À l'inverse, pour lutter contre le froid il se produit une vasoconstriction cutanée pour limiter la déperdition de chaleur.

RÔLE SENSORIEL. Il existe de nombreuses terminaisons nerveuses dans le derme.

Structure et rôles des annexes cutanées

Phanères

Poils et cheveux

- **Ce sont des filaments de kératine** qui prennent naissance dans le **follicule pileux** situé dans le derme (figure 2.3) et font saillie à la surface de la peau ; les poils comportent deux annexes :

– *le muscle arrecteur du poil*, qui en se contractant provoque une verticalisation du poil, c'est le phénomène d'horripilation ;

– *la glande sébacée*.

- **Les poils et les cheveux** ont une croissance cyclique, ils passent successivement par une phase de croissance (phase anagène), une phase de stabilisation (phase catagène), un arrêt de la croissance et une chute du poil (phase télogène).
- **Il existe une chute physiologique** de 50 cheveux par jour en moyenne.
- **Les poils ont perdu chez l'homme la plupart des fonctions qu'ils ont chez l'animal** au profit d'une importante valeur symbolique.

Ongles

- **Ce sont des lames cornées** rectangulaires et convexes situées aux faces dorsales des extrémités digitales ; les ongles sont composés de :

– la *lame*, ou tablette unguéale ;

– la *matrice*, qui donne naissance à la tablette (figure 2.4).

- **La matrice de l'ongle** a une activité permanente, le renouvellement d'un ongle se fait en 4 à 5 mois aux mains et en 10 à 18 mois aux pieds.
- **Les ongles ont un rôle de protection** du lit unguéal et sont indispensables à la préhension fine.

Glandes

Glandes sudoripares

Elles sécrètent la sueur et sont de deux types (voir figure 2.4).

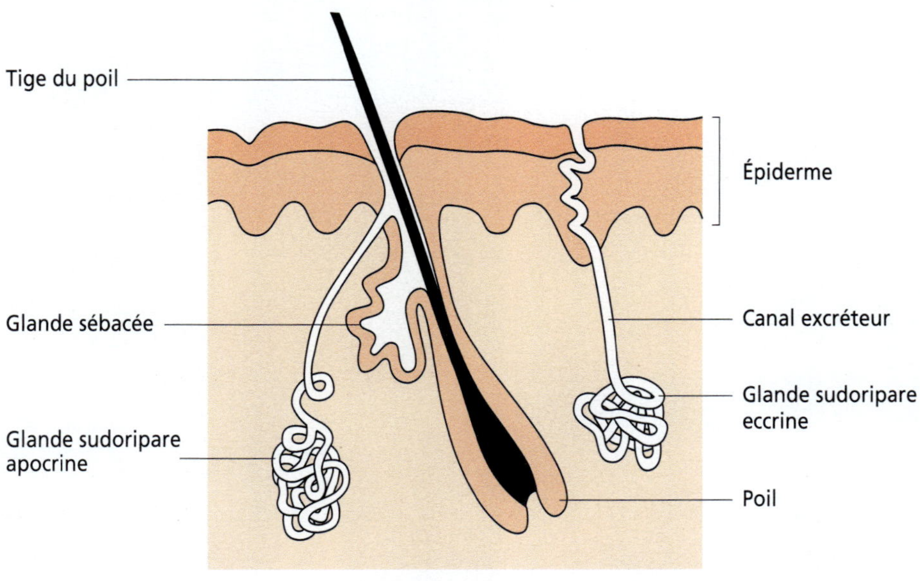

Fig. 2.3 Schéma d'un follicule pilo-sébacé et des glandes sudoripares.

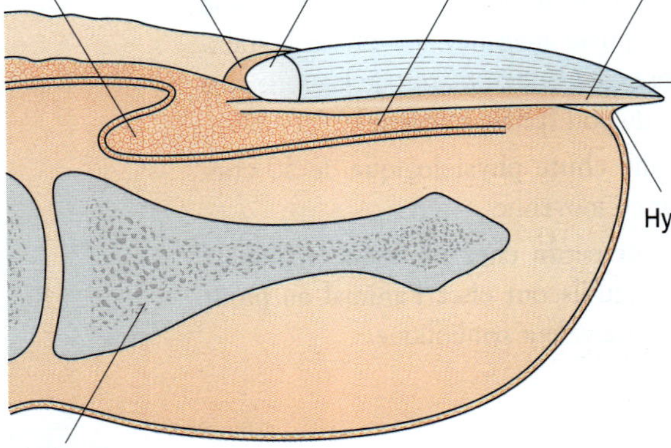

Fig. 2.4 **Schéma d'un ongle en coupe.**

GLANDES SUDORIPARES ECCRINES. Elles sont distribuées sur l'ensemble du corps mais sont en nombre plus important aux paumes des mains, aux plantes des pieds et dans le dos; elles synthétisent une sueur aqueuse et salée; leur cavité sécrétrice siège dans le derme et leur canal excréteur traverse le derme et l'épiderme pour s'aboucher à la surface de la peau par un pore. Les facteurs stimulant la sécrétion sont thermiques et psychiques. Les glandes sudoripares eccrines ont essentiellement un rôle dans la thermorégulation et participent également à l'hydratation de la peau.

GLANDES SUDORIPARES APOCRINES. Elles siègent électivement dans les creux axillaires, le pubis et la région périanale; elles synthétisent une sueur grasse secondairement malodorante par dégradation bactérienne. Leur cavité sécrétrice est située dans l'hypoderme et leur canal excréteur s'abouche dans le conduit pilo-sébacé; elles sont sous la dépendance des hormones stéroïdes.

Glandes sébacées

Elles sont en majorité annexées aux poils et forment ainsi les follicules pilo-sébacés; elles synthétisent le sébum, produit riche en graisses qui sert à lubrifier le poil et apporte à la couche cornée hydratation et imperméabilité; elles sont sous la dépendance des hormones sexuelles.

Examen clinique en dermatologie

3

Introduction

Bien que l'infirmier(e) ne soit pas sollicité(e) pour faire un diagnostic devant une éruption cutanée, il est important qu'il/elle comprenne la démarche diagnostique en dermatologie et le riche vocabulaire sémiologique du dermatologue.

Lésions élémentaires

Ce sont les lésions initiales de la maladie, avant modification par le grattage, par une surinfection, par une application de topiques, etc. Elles sont la conséquence directe du mécanisme lésionnel en cause.

Aucune application locale ne doit être faite sur une éruption cutanée tant qu'un **diagnostic** n'a pas été posé.

On distingue :

MACULES : taches sans relief ni infiltration, elles sont de simples modifications de la couleur de la peau.

Érythème : rougeur de la peau s'effaçant à la vitropression.

- **Macules par érythème actif :** taches roses ou rouges, *s'effaçant à la vitropression*, elles sont secondaires à une dilatation active des vaisseaux dermiques, d'origine inflammatoire ; il existe 3 grands types d'érythèmes actifs diffus :

– *érythème roséoliforme* : petites macules de couleur rose pâle à la limite du visible *(rubéole, syphillis secondaire, viroses diverses, toxidermies)* ;

– *érythème morbilliforme* : macules rouges mal limitées, formant des plaques confluentes avec intervalles de peau saine *(rougeole, viroses diverses, toxidermies)* ;

– *érythème scarlatiniforme* : vastes plaques de couleur rouge vif, confluentes sans intervalle de peau saine *(scarlatine, toxidermies)*.

- **Macules par érythème passif :** taches de couleur rouge ou rouge violet, s'effaçant à la vitropression, elles sont secondaires à une dilatation passive des vaisseaux du derme *(syndrome de Raynaud, engelures)*.
- **Macules vasculaires** : par accumulation de sang dans les vaisseaux, elles s'effacent à la vitropression *(télangiectasies, angiomes plans)*.

Un érythème peut se recouvrir de squames, on parle alors de **lésions érythémato-squameuses** (exemples : psoriasis, parapsoriasis et pityriasis).

Un érythème généralisé, recouvert de squames, sans intervalle de peau saine, s'appelle une **érythrodermie.** Les principale causes en sont : le psoriasis, les médicaments, l'eczéma et les lymphomes cutanés T (mycosis fongoïde, syndrome de Sézary).

- **Macules purpuriques ou purpura :** taches de couleur rouge sombre, *ne s'effaçant pas à la vitropression*, elles sont secondaires à une extravasation de sang dans le derme ; elles peuvent être en relief, prenant alors un aspect papuleux infiltré, orientant vers une vascularite ; un purpura peut prendre l'aspect de :

– *pétéchies* : petites macules purpuriques punctiformes ;

– *vibices* : macules purpuriques linéaires ;

– *ecchymoses* : macules purpuriques étendues, en placards.

- **Macules pigmentées :** elles sont dues à une accumulation de pigment dans l'épiderme ou dans le derme (voir Examens à la lumière de Wood, page 21).
- **Macules achromiques :** elles sont dues à une disparition du pigment dans la peau *(vitiligo)*.

PAPULES : élevures saillantes et solides, palpables, inférieures à 1 cm de diamètre, superficielles. Elles sont d'origine :

- **Épidermiques,** par exemple les ***verrues***, par augmentation de la masse épidermique.
- **Dermiques,** par exemple l'***urticaire***, par accumulation de sérosité et œdème, les ***amyloses*** et les ***mucinoses*** — par accumulation d'une substance anormale —, les ***lymphomes***, les ***carcinomes***

basocellulaires — par prolifération cellulaire maligne ;

NODULES : lésions saillantes, palpables, fermes et profondes, elles correspondent le plus souvent à une prolifération cellulaire bénigne ou maligne ou à un processus inflammatoire *(histiocytofibrome, mélanome malin nodulaire, vascularites)*.

Les nodules hypodermiques appelés nouures, correspondent soit à une atteinte des septa, avec ou sans vascularite — par exemple : l'érythème noueux —, soit à une atteinte des lobules graisseux (voir Chapitre 17, *Érythème noueux*).

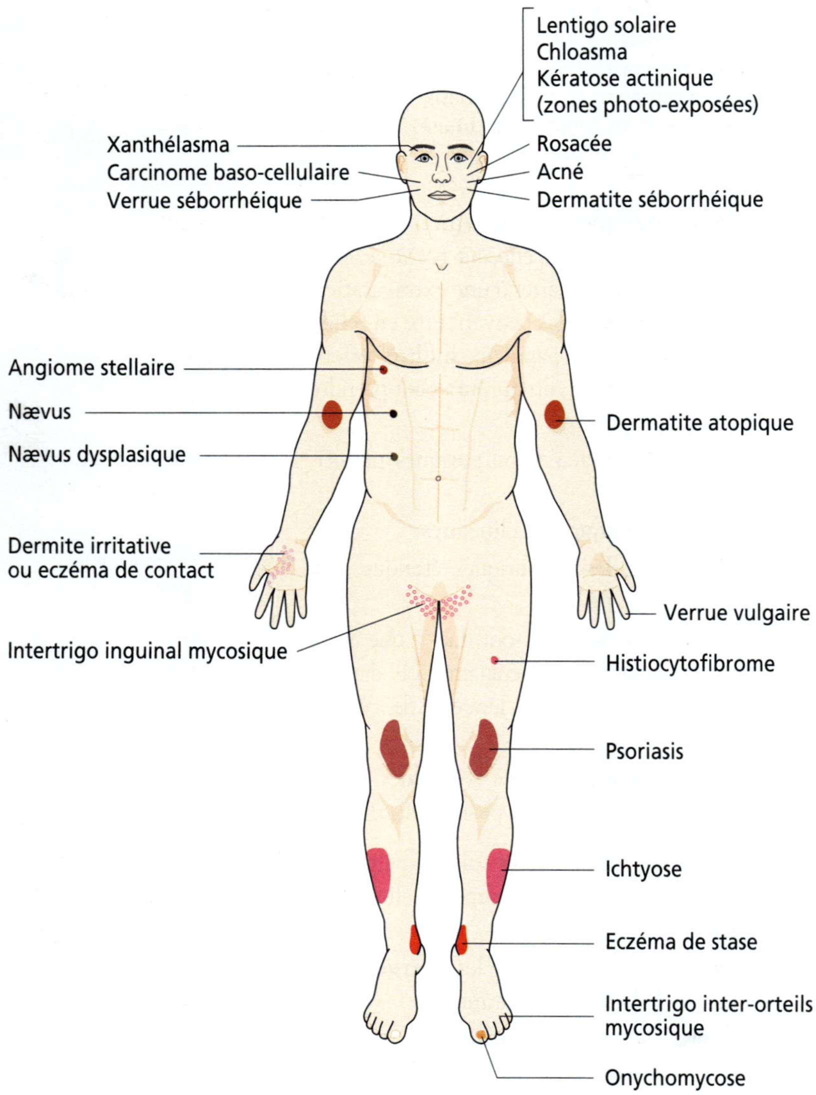

Fig. 3.1 Principales maladies cutanées et leur topographie.

VÉSICULES : élevures circonscrites de petite taille remplies d'un liquide transparent *(herpès, varicelle, zona, eczéma)*.

BULLES : élevures circonscrites liquidiennes de grande taille, facilement rompues *(pemphigoïde bulleuse, pemphigus, phlyctènes)*.

PUSTULES : élevures circonscrites contenant un liquide purulent; les pustules sont folliculaires, centrées par un poil *(folliculite à staphylocoque, furoncle, acné)*, ou non folliculaires *(psoriasis pustuleux, maladie de Behçet)*, le contenu de ces dernières est *aseptique*.

VÉGÉTATIONS : excroissances papillaires réalisant des élevures *(condylomes acuminés génitaux)*.

KÉRATOSES : lésions sèches, rugueuses, en relief, correspondant à un épaississement de la couche cornée *(cor, durillon, ichtyoses)*.

VERRUCOSITÉS : ou lésions verruqueuses, lésions en relief irrégulières dont la surface est hyperkératosique *(verrues vulgaires, verrues séborrhéiques)*.

ÉROSIONS : pertes de substance intéressant l'épiderme, ne laissant pas de cicatrice *(chancre syphilitique, lésions de grattage)*.

ULCÉRATIONS : pertes de substance profondes intéressant le derme, laissant une cicatrice indélébile *(ulcère de jambe, escarres, mal perforant plantaire, ulcérations muqueuses)*.

ATROPHIE : amincissement de la peau par raréfaction de ses constituants *(lichen scléro-atrophique, corticothérapie, vieillesse)*.

SCLÉROSE : condensation des éléments constitutifs de la peau rendant celle-ci impossible à plisser *(sclérodermie, radiodermite, cicatrices)*.

Déroulement de l'examen clinique

Interrogatoire

– Âge, ethnie, sexe, profession.

– Durée d'évolution des symptômes : maladie aiguë ou chronique.

– Relation des signes cutanés avec les saisons, la prise de médicaments, le travail et les loisirs, un voyage récent, la grossesse. Évaluation du psychisme du patient.

– Signes fonctionnels dermatologiques : +++ le prurit.

– Signes fonctionnels extradermatologiques.

Examen physique

ÉTAT GÉNÉRAL DU PATIENT.

EXAMEN DERMATOLOGIQUE sur un patient **dévêtu :**

- **Lésions élémentaires** observées à l'œil nu, à l'aide d'une loupe, d'un verre de montre pour la vitropression, d'une curette pour les lésions squameuses.
- **Couleur des lésions.**
- **Palpation des lésions** pour apprécier leur consistance, leur mobilité, leur profondeur, leur caractère infiltré, l'existence d'une douleur et la chaleur locale.
- **Limitation des lésions** : bordure émiettée dans l'eczéma, bien limitée dans le psoriasis.
- **Groupement des lésions élémentaires** : en plaque, linéaire, annulaire (réalisant des anneaux), herpétiforme (comme un bouquet de vésicules herpétiques), etc.
- **Topographie des lésions** : visage, tronc, membres, symétrie des lésions.
- **Examen des ongles, du cuir chevelu et des muqueuses** (buccale, oculaire, génitale et anale).
- **Examen dans l'obscurité en lumière ultraviolette de Wood,** qui permet :

– de mettre en évidence une fluorescence rouge corail dans l'*érythrasma*, une fluorescence jaune verte dans le *pityriasis versicolor*, une fluorescence verte dans les *teignes microsporiques* ;

– d'accentuer les *lésions dépigmentées* ;

– de différencier les *hyperpigmentations épidermiques*, accentuées par la lumière ultraviolette, des *hyperpigmentations dermiques* qui ne le sont pas.

EXAMEN GÉNÉRAL, à la recherche des signes associés. Exemples :

- **Douleurs articulaires** dans le cadre d'un psoriasis, orientant vers un rhumatisme psoriasique.
- **Diarrhée** associée à une éruption vésiculeuse orientant vers une dermatite herpétiforme avec intolérance au gluten.
- **Signes orientant vers une infection par le VIH** (asthénie, fièvre, polyadénopathie, etc.) chez un patient ayant une dermatite séborrhéique diffuse.

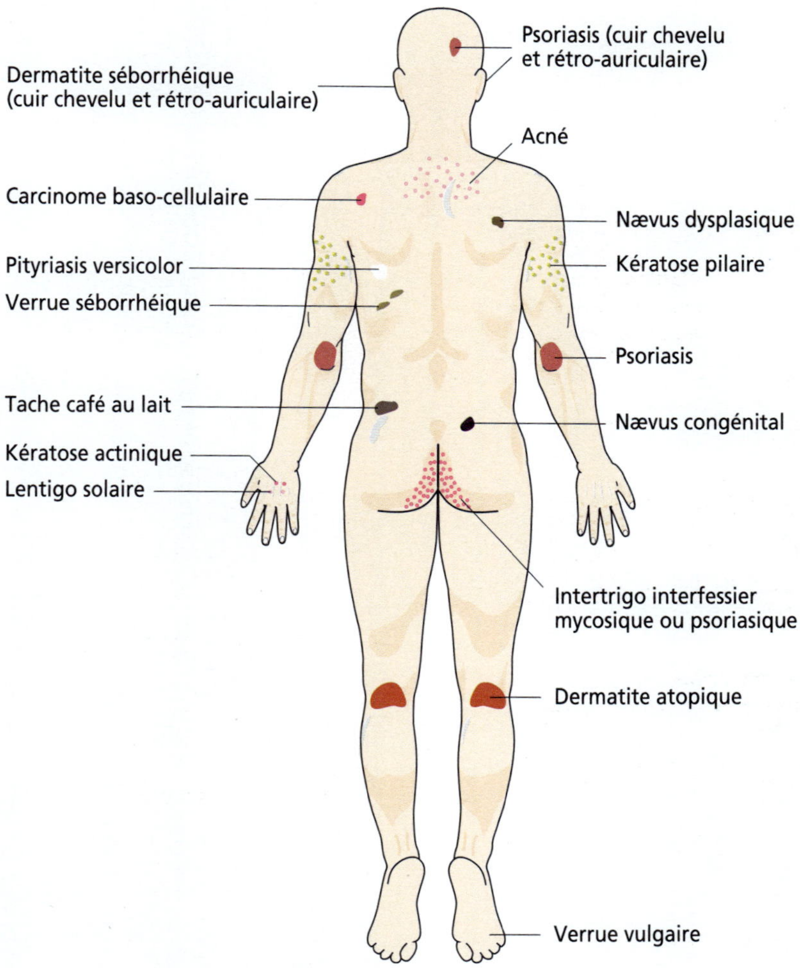

Fig. 3.2 Principales maladies cutanées et leur topographie.

Examens complémentaires en dermatologie

4

Nous ne parlerons que des examens complémentaires spécifiques à la dermatologie.

Biopsie cutanée

Définition

Prélèvement d'un fragment de peau, au punch ou au bistouri mécanique, dans le but de réaliser différents examens.

Une biopsie permettant d'enlever une lésion en totalité est appelée une *biopsie exérèse.*

Réalisation

Le site de la biopsie est choisi par le dermatologue. Une antisepsie locale est réalisée.

L'anesthésie est effectuée par injection intradermique d'une solution à 1 % de lidocaïne adrénalinée, après avoir éliminé les contre-indications des anesthésiques locaux.

Contre-indications à l'anesthésie locale

L'adrénaline, vasoconstrictrice, est contre-indiquée aux extrémités (doigts, orteils, verge), chez les hyperthyroïdiens et chez les patients ayant une insuffisance coronarienne, une hypertension artérielle sévère, des troubles du rythme ventriculaire ou une cardiomyopathie obstructive; il faut alors utiliser de la lidocaïne pure à 1 %.

Antécédents d'accident allergique avec les anesthésiques locaux, par exemple chez le dentiste.

Porphyrie.

Épilepsie non contrôlée par un traitement.

Trouble de la conduction cardiaque non équipé d'un pacemaker.

Après avoir attendu quelques minutes, le prélèvement est effectué avec un punch d'au moins 3 mm de diamètre, ou avec un bistouri mécanique à lame fine et pointue.

La taille du punch varie de 2 à 6 mm; une biopsie dont le diamètre est inférieur à 3 mm ne permet pas une interprétation histologique précise.

Le prélèvement est **immédiatement** placé dans un **fixateur**, choisi en fonction de l'examen à réaliser (voir *infra*).

Fixateur : milieu utilisé pour conserver les tissus, en vue de leur étude ultérieure en microscopie.

PROTOCOLE D'EXAMEN

BIOPSIE CUTANÉE

PRÉPARATION DU MATÉRIEL

- Placer le matériel sur une table à instruments.
- Pour l'anesthésie locale : seringue à carpule contenant une ampoule de lidocaïne à 1 %, adrénalinée ou non, en fonction du site à biopsier, avec une aiguille montée, compresses, antiseptique.
- Préparer de manière stérile le nécessaire à biopsier : compresses, antiseptique, gants, champ opératoire (facultatif), punch de la taille souhaitée par le médecin (4 mm le plus souvent) ou bistouri avec une lame de 11, paire de ciseaux à bout pointu, pince à griffes, fil à peau dont le diamètre est choisi par le médecin, porte-aiguille, pince à hémostase.
- Pansement.
- Flacon, contenant le fixateur, destiné à recevoir le prélèvement, déterminé en fonction de la demande d'examen.
- Étiquettes au nom du patient.
- Demande d'examen remplie par le médecin.
- S'assurer qu'il existe dans la salle de biopsie un matériel de réanimation (ballon, ambu, masque, oxygène, atropine).

PRÉPARATION DU PATIENT

- Vérifier son identité.
- Le rassurer en lui expliquant le déroulement de l'examen.
- L'installer dans la position la plus favorable par rapport à l'endroit à biopsier.
- Le dévêtir pour dégager la zone du prélèvement.
- Placer une protection sous l'endroit à biopsier.
- Rechercher à l'interrogatoire une contre-indication à l'anesthésie locale.

DÉROULEMENT DE L'EXAMEN

- Régler l'éclairage.
- Servir le médecin.
- Préparer le flacon destiné à recevoir le fragment biopsié; s'il y en a plusieurs, numéroter les flacons.
- Faire le pansement après s'être assuré qu'il n'y a plus de saignement.
- Aider le patient à se réhabiller, en le faisant s'asseoir au bord du lit pour éviter un malaise.
- Acheminer le prélèvement étiqueté et la demande d'examen, dûment remplie, au laboratoire d'anatomie pathologique.
- Ranger la salle, en évacuant le matériel souillé dans les containers.

TRANSMISSIONS

- Noter la réalisation de la biopsie sur la pancarte et sur le dossier de soins du patient.

La plaie est suturée; pour les biopsies faites au punch, à partir de 4 mm il faut une suture; pour les biopsies faites au bistouri, il faut toujours une suture.

La taille du fil varie en fonction de la localisation cutanée :

- 6/0 pour les paupières;
- 5/0 pour le visage;
- 4/0 pour les membres et les muqueuses;
- 3/0 pour le dos, les paumes et les plantes;
- 2/0 pour le cuir chevelu.

Les fils sont à retirer au 8e jour, en règle générale (plus tôt au visage, plus tard dans les zones de tension cutanée).

Une antisepsie quotidienne et une surveillance de la cicatrice sont à faire jusqu'à l'ablation des fils.

Il n'existe aucune contre-indication à la biopsie cutanée autre que celles des anesthésiques locaux.

Examen histologique standard

C'est l'examen sous microscope optique de l'architecture d'un fragment de peau, obtenu par biopsie, puis fixé, inclus en paraffine, coupé, étalé sur lame et coloré.

LES FIXATEURS UTILISÉS sont le **liquide de Bouin** ou le **formol tamponné à 10 %.** Les colorations histochimiques complémentaires (bleu alcian, trichrome de Masson, etc.), sont décidées par l'anatomopathologiste; la plupart sont possibles avec l'un ou l'autre de ces fixateurs.

Liquide de Bouin : fixateur de couleur jaune ayant une action rapide, à utiliser en cas de résultat urgent; ne pas dépasser 24 heures de fixation.

Formol tamponné à 10 % : fixateur incolore permettant une conservation prolongée des tissus, à utiliser pour des temps de fixation dépassant 24 heures; le formol permet plus de techniques complémentaires que le Bouin.

Immunofluorescence directe

C'est une technique utilisant des anticorps fluorescents déposés sur des coupes histologiques de peau, obtenues à partir d'une biopsie, et dirigés contre les différentes classes d'immunoglobulines (Ig G, Ig A, et Ig M), et contre le complément (C_3); si ces derniers éléments sont présents sur la coupe de peau, les anticorps se fixent dessus; leur fluorescence est alors visible sur la coupe, avec un microscope à ultraviolets.

Cet examen est utilisé pour le diagnostic des maladies bulleuses auto-immunes (pemphigoïde bulleuse, pemphigus, etc.) et du lupus érythémateux.

CONGÉLATION, POUR UNE IMMUNOFLUORESCENCE DIRECTE : déposer le fragment de peau sur un petit morceau de feuille cartonnée, face inférieure contre la feuille, placer le tout dans un petit tube à capuchon, style Eppendorf, immerger le tube fermé, retenu par une ficelle, dans de l'azote liquide, mettre une étiquette à l'extrémité libre de la ficelle, et acheminer l'ensemble au laboratoire d'anatomie pathologique avant évaporation complète de l'azote liquide.

IL EST POSSIBLE, EN L'ABSENCE D'AZOTE LIQUIDE, de transporter le prélèvement dans un milieu salin appelé milieu de Bens Michel, permettant de différer le transport dans un délai maximum de 48 heures à température ambiante. Les flacons sont à demander au laboratoire d'anatomie pathologique; ils se conservent au moins 6 mois à + 4 °C.

Il ne faut pas utiliser d'antiseptique iodé lors d'une biopsie pour immunofluorescence directe; en effet les produits iodés (*Bétadine*, alcool iodé) provoquent une fluorescence du fragment cutané prélevé.

Immunomarquages

C'est une technique utilisant différents anticorps déposés sur des coupes histologiques de peau et dirigés contre des antigènes cutanés; si l'antigène recherché est présent sur la coupe, l'anticorps complémentaire se fixe dessus et est ensuite mis en évidence par une réaction enzymatique donnant une coloration brune visible au microscope optique. Cette technique est très utilisée pour typer les lymphomes cutanés, ou pour connaître l'origine d'une tumeur (vasculaire, nerveuse, conjonctive, mélanocytaire, etc.).

LORSQU'IL S'AGIT D'UN IMMUNOMARQUAGE DES SOUS-POPULATIONS LYMPHOCYTAIRES permettant de typer les lymphomes cutanés, la biopsie est *congelée*; le fragment est placé directement dans un petit tube de type Eppendorf puis la technique mise en œuvre est celle précédemment décrite pour l'immunoflurescence directe. Pour les autres marquages, on utilise le Bouin ou le formol tamponné à 10 %.

Un acheminement du prélèvement dans du **sérum physiologique** est possible, **uniquement pour les marquages en congélation**, et nécessite un transport rapide, en moins d'une heure, au laboratoire qu'on aura au préalable averti.

Microscopie électronique

Elle permet, par l'observation de coupes de peau au microscope électronique, d'étudier l'ultrastructure des cellules cutanées et de la jonction dermo-épidermique. Les épidermolyses bulleuses, par exemple, requièrent cette technique pour leur diagnostic précis.

Le fragment biopsié est découpé en petits morceaux d'une taille inférieure à 1 mm de côté, placé dans du **glutaraldéhyde à 3 %,** et acheminé en moins d'une heure au laboratoire. Le glutaraldéhyde est à se procurer auprès du laboratoire d'anatomie pathologique.

Immunomicroscopie électronique

C'est un examen au microscope électronique de coupes histologiques de peau, obtenues à partir d'une biopsie, utile au diagnostic de maladies bulleuses auto-immunes (pemphigoïde cicatricielle, épidermolyse bulleuse acquise, etc.).

On couple l'examen microscopique à l'utilisation d'anticorps, de façon directe ou indirecte, comme pour l'immunofluorescence.

Hybridation *in situ*

C'est une technique de biologie moléculaire permettant de détecter des fragments d'ADN ou d'ARN, sur une coupe histologique de peau, grâce à des sondes complémentaires de ces fragments d'ADN ou d'ARN. Elle est utilisée par exemple pour la mise en évidence et le typage de papillomavirus (HPV), dans des lésions virales (verrues, épidermodysplasie verruciforme, condylomes, tumeur de Buschke-Lowenstein, dysplasies et cancers du col utérin).

Immersion dans du formol tamponné à 10 %, pour une recherche de virus par **hybridation *in situ*.**

Cytodiagnostic

C'est l'examen sous microscope de frottis colorés de cellules de la peau. Le but de cet examen est diagnostique.

Définition

Prélèvement de cellules cutanées à l'aide d'un vaccinostyle, étalement sur lame, coloration et observation au microscope optique.

Indications

- **Viroses :** herpès, varicelle, zona.
- Pemphigus auto-immuns.
- **Autres dermatoses bulleuses, vésiculeuses ou pustuleuses** pour éliminer viroses et pemphigus.
- **Leishmanioses.**

Réalisation

– Choix d'une lésion vésiculeuse ou bulleuse récente, ou à défaut une ulcération, non surinfectée.

– Ne pas appliquer d'antiseptique, ne pas faire d'anesthésie locale.

– À l'aide du vaccinostyle, découper le toit de la lésion s'il s'agit d'une vésiculo-bulle, et éliminer le contenu.

– Racler le fond de la lésion avec le vaccinostyle et étaler le matériel recueilli sur des lames.

– Acheminer les lames immédiatement au laboratoire, avec le nom du patient inscrit si possible, avec un crayon de bois, sur les lames, et la demande d'examen avec les renseignements cliniques inscrits par le médecin demandeur.

Résultats

Le cytodiagnostic permet d'obtenir un résultat en 24 heures.

– Il met en évidence un effet cytopathogène témoignant d'une infection par un virus du groupe des *herpès-virus*, mais ne permet pas de dire s'il s'agit du virus de l'herpès de type 1, du virus de l'herpès de type 2, ou du virus de la varicelle et du zona.

– Il met en évidence un phénomène d'acantholyse (perte de la cohésion entre les cellules de l'épiderme) dans les pemphigus.

Examens sérologiques

Dans certaines maladies dermatologiques, on peut mettre en évidence des anticorps circulants dans le sang du patient, dirigés contre certains antigènes de la peau (membrane basale, substance intercellulaire). Ces anticorps se recherchent par deux méthodes :

- **Immunofluorescence indirecte.**
- **Immunotransfert ou *Western blot*.**
- Ces examens sont très employés dans les maladies bulleuses.

Immunofluorescence indirecte : le sang du patient est mis en contact avec une coupe de peau humaine normale; si le patient possède des anticorps dirigés contre les constituants de la peau, ceux-ci vont se fixer sur la coupe; ils seront alors mis en évidence par un sérum contenant des anticorps fluorescents dirigés contre les anticorps du patient. Cette technique peut s'effectuer sur peau clivée (le derme et l'épiderme sont séparés par une solution de chlorure de sodium), ce qui la rend plus sensible.

Immunotransfert : le principe est le même que précédemment, simplement la technique n'est pas réalisée sur une coupe, mais sur un fragment de peau dont on a fait migrer les constituants par électrophorèse, en fonction de leur poids, et que l'on a ensuite transféré sur un papier de nitrocellulose.

Beaucoup d'autres anticorps peuvent être mis en évidence dans le sang des patients, notamment dans le lupus érythémateux systémique, la sclérodermie et d'autres maladies dites de système parce qu'elles peuvent atteindre plusieurs organes.

La recherche d'anticorps permet de confirmer le diagnostic de nombreuses maladies infectieuses ayant des manifestations cutanéo-muqueuses : *la syphilis, la toxoplasmose, la rougeole, la rubéole, etc.*

Examens microbiologiques

Le but d'un examen microbiologique, qu'il soit bactériologique, mycologique, virologique ou parasitologique, est de mettre en évidence un agent pathogène sur la peau ou sur les muqueuses. Il s'effectue en deux temps, comprenant un examen direct sous microscope et une mise en culture sur un milieu spécifique pour identifier précisément l'agent pathogène.

Il importe que l'infirmier(e) sache la technique et le lieu de prélèvement, si ce prélèvement lui incombe, et s'il doit être fait au laboratoire.

Prélèvements bactériologiques

Les prélèvements sont effectués par l'infirmier(e), puis acheminés au laboratoire pour un examen direct, sous microscope optique, après étalement sur lame et coloration, et pour une mise en culture sur boîte de Pétri, permettant l'identification de la bactérie en cause et la réalisation d'un antibiogramme; par exemple, recherche d'une surinfection bactérienne d'un ulcère de jambe.

Cas particuliers

- **Recherche du tréponème pâle,** responsable de la *syphilis*, au sein d'une ulcération muqueuse : elle doit être faite directement au laboratoire de bactériologie pour examen au microscope à fond noir.
- **Prélèvements urétraux** à la recherche de *gonocoques*, de *Chlamydia*, de *mycoplasmes* : ils doivent également être effectués au laboratoire de bactériologie.
- **Biopsie cutanée :** elle peut être effectuée dans le but de mettre en évidence des infections bactériennes cutanées, par exemple à mycobactéries (*mycobactérioses atypiques ou tuberculoses cutanées)* : coloration spéciale (Ziehl) sur des coupes histologiques, et mise en culture d'un fragment biopsique sur un milieu de Lowenstein ou technique d'amplification génomique par PCR.

Prélèvements mycologiques

Recherche de dermatophytes

Il s'agit de champignons pathogènes pour l'homme et responsables des très fréquents intertrigo interorteils, des teignes et d'atteintes de la peau glabre et des ongles.

Les prélèvements sont de préférence effectués au laboratoire.

Pour la peau glabre

- **Examen direct** à la recherche de filaments : il consiste à recueillir des squames en grattant avec une lame de bistouri la périphérie de la lésion; les squames sont déposées sur une lame de verre recouverte ensuite de potasse et examinée au microscope.
- **Culture** : les squames sont directement ensemencées sur un milieu de Sabouraud; l'identifica-

tion du dermatophyte est longue en raison de sa culture lente, et peut demander 1 à 2 mois.

Pour les ongles. Il faut prélever un fragment d'ongle le plus proximal possible; en effet, un simple grattage de l'ongle est insuffisant; l'examen direct et la culture se déroulent comme précédemment.

Pour le cuir chevelu (teigne). L'examen est impérativement effectué au laboratoire.

Recherche de levures

Il s'agit essentiellement de Candida albicans. Le prélèvement d'une pustule ou d'un enduit blanchâtre est effectué à l'aide d'un écouvillon stérile, qui est immédiatement transporté au laboratoire pour examen direct, à la recherche de spores, et mise en culture sur milieu de Sabouraud. L'identification de la levure est faite dans un délai de 48 heures.

Une recherche de dermatophytes et de levures peut se faire à partir d'une biopsie cutanée, par coloration spéciale (PAS) sur des coupes histologiques, et par mise en culture d'un fragment biopsique sur milieu de Sabouraud.

Autres levures

- ***Malassezia furfur***, responsable du pityriasis versicolor, peut être mis en évidence à partir de squames prélevées en grattant les lésions. Cette recherche est, en pratique, rarement faite.
- ***Cryptococcus neoformans***, responsable de cryptococcose cutanée chez les sujets immunodéprimés (Sida), est mis en évidence au sein d'une biopsie cutanée.

Prélèvements virologiques

Ils concernent essentiellement les infections à *herpès-virus*, responsables de l'herpès, de la varicelle et du zona.

Le prélèvement pour un cytodiagnostic est effectué par un médecin.

L'isolement du virus par culture à partir d'un prélèvement permet d'identifier précisément le virus en cause. Le prélèvement doit être immédiatement placé sur un milieu de survie fourni par le laboratoire et transporté dans la carboglace. Idéalement, le prélèvement sera réalisé directement au laboratoire.

PROTOCOLE D'EXAMEN

PRÉLÈVEMENTS BACTÉRIOLOGIQUES CUTANÉS

Les prélèvements sont effectués avant une éventuelle antibiothérapie locale ou générale.

Matériel

- 2 écouvillons stériles.
- 2 écouvillons stériles supplémentaires.
- Bon de demande d'examen bactériologique.
- Étiquettes au nom du patient.

Réalisation

- Expliquer au patient l'intérêt et le déroulement de l'examen.
- Installer le patient confortablement.
- Retirer le pansement en utilisant des gants non stériles.
- Se laver les mains.
- Passer les 2 écouvillons, l'un après l'autre, sur la ou les zones désignées par le médecin, en appuyant légèrement, en effectuant une rotation, et en allant du plus propre au plus sale.
- Réserver les 2 écouvillons supplémentaires au prélèvement d'une zone suspecte (suintante, purulente) jusqu'alors ignorée.
- Manipuler les écouvillons avec précaution de manière à ne pas provoquer de souillure.
- Identifier les prélèvements.
- Remplir le bon de laboratoire en précisant l'identité du patient, le service d'origine, le lieu, la nature, la date et l'heure des prélèvements, ainsi que le traitement reçu par le patient.
- Acheminer sans délai les prélèvements au laboratoire de bactériologie.

Transmissions

- Noter la réalisation des prélèvements sur la pancarte et sur le dossier de soins du patient.
- Résultats obtenus en 1 heure pour l'examen direct, en 24 heures pour la culture et l'identification et en 48 heures pour l'antibiogramme.

Prélèvements parasitologiques

Mise en évidence du sarcopte de la gale

Voir Chapitre 11, *Gale humaine*.

Mise en évidence de Trichomonas

Il s'agit d'un parasite responsable de maladie sexuellement transmissible; le prélèvement d'une goutte de sécrétions, pour un examen direct au microscope après étalement sur lame, est effectué au laboratoire.

Mise en évidence de leishmanies

Le grattage exangue d'une lésion ulcérée de leishmaniose cutanée, l'étalement sur lame, la coloration et l'examen au microscope optique du produit recueilli, permet de mettre en évidence les leishmanies; ces prélèvements sont réalisés au laboratoire. La biopsie cutanée d'une lésion permet, après coloration histologique, de mettre en évidence les leishmanies.

Mise en évidence de filaires

ONCHOCERCOSE : la filaire peut être recherchée dans le derme, au stade de microfilaire, par une biopsie exsangue.

FILAIRE DE MÉDINE OU DRACUNCULOSE : la filaire adulte, lorsqu'elle se présente à la peau, généralement dans la région malléolaire, peut être extraite mécaniquement, en l'enroulant prudemment autour d'une allumette, et en tournant l'allumette d'un quart de tour par jour ; on peut favoriser l'expression de la filaire à la surface de la peau en appliquant à son orifice de sortie un corps gras.

Tests cutanés

Patch-tests

Ils servent à mettre en évidence une allergie de contact par hypersensibilité retardée, voir *Eczémas*, Chapitre 6.

Tests intradermiques (prick-tests)

Ils consistent à injecter une faible quantité d'allergène en intradermique.

Ils servent à mettre en évidence une allergie immédiate ou une hypersensibilité retardée, aux pneumallergènes, aux moisissures, aux poils, aux levures, aux dermatophytes et à certaines bactéries. Ils peuvent être indiqués dans l'eczéma atopique.

Tests de photosensibilité

PHOTOTEST : irradiation avec la lumière seule, de manière localisée ou en cabine ; le test est dit positif s'il reproduit la lésion présentée spontanément par le patient.

PHOTOTEST SYSTÉMIQUE : même test que le précédent, réalisé après la prise d'un médicament *per os* ; le test à pour but de mettre en évidence une photosensibilisation par voie exogène par un médicament.

PHOTO-PATCH-TEST : application sur la peau d'une série d'allergènes (batterie standard et produits dictés par l'interrogatoire du patient) en trois exemplaires ; le 1er exemplaire n'est pas irradié et sert de témoin, le 2e est irradié avec des UVA, et le 3e est irradié avec des UVB ; le test à pour but de mettre en évidence une photoallergie de contact.

Tests physiques

Test à la sudation ou test à l'effort, test à la pression, test au glaçon, test à l'eau chaude, test à l'eau froide, autres en fonction de l'interrogatoire : voir *Urticaires*, Chapitre 7.

Photographie des lésions

Elle est de pratique quotidienne en dermatologie ; ses buts sont multiples : suivre l'évolution d'une dermatose, surveiller les lésions, par exemple des nævus, faire de l'enseignement, etc. Elle ne s'effectue qu'après accord du patient ou de ses parents s'il s'agit de mineur.

Psoriasis

5

Définition

Le psoriasis est une **dermatose érythémato-squameuse** en plaques bien limitées, d'**évolution chronique**, très fréquente (environ 2 % de la population occidentale), caractérisée par :

- **Une inflammation du derme** responsable de l'érythème.
- **Un renouvellement accéléré de l'épiderme,** qui se fait en 2 jours au lieu de 21 jours pour l'épiderme normal, et est responsable des squames.

LES CAUSES SONT INCONNUES. Un facteur génétique est probable compte tenu de la fréquence des *formes familiales* et de l'association préférentielle à certains groupes HLA. Les poussées sont souvent déclenchées par un *stress* ou un *choc affectif*, on connaît des *médicaments* qui favorisent les poussées (anti-inflammatoires non stéroïdiens, bêta-bloquants, etc.), le rôle de l'*alcool* n'est pas clairement établi, enfin des *traumatismes locaux* peuvent provoquer des lésions de psoriasis (phénomène de Koebner). Les sujets infectés par le *VIH* font des formes profuses de psoriasis.

Épidémiologie

Le psoriasis touche 2 % de la population occidentale; la fréquence est la même chez l'homme et chez la femme. Certaines ethnies sont moins fréquemment atteintes : les noirs, les asiatiques et les indiens d'Amérique.

Clinique

Le psoriasis peut prendre de multiples formes, atteindre diverses parties du corps de manière isolée ou simultanée et possède une évolution chronique capricieuse; il est commun de dire qu'il existe autant de formes cliniques de psoriasis que de sujets psoriasiques.

FORME CLASSIQUE. Il s'agit du psoriasis vulgaire. Les lésions sont caractérisées par :

- **Leur bordure** bien limitée.
- **Leur aspect érythémato-squameux**; les squames nacrées plus ou moins épaisses masquent l'érythème sous-jacent, révélé par le grattage à la curette qui laisse sourdre une rosée sanglante.
- **Leur taille variable** allant de quelques millimètres (lésion en goutte) à plusieurs centimètres réalisant des placards (voir figure 5.1).
- **Leur topographie** : *faces d'extension des coudes et des genoux, région lombaire*, ombilic, cuir chevelu, de *façon symétrique* (figure 5.2).

L'état général est conservé, les lésions ne sont en règle générale pas prurigineuses.

On recherchera à l'interrogatoire des cas de psoriasis dans la famille et des facteurs déclenchant notamment psychologiques.

FORMES CLINIQUES

- **Atteinte du cuir chevelu.** Elle est très fréquente, allant d'un simple état pelliculaire à des plaques érythémato-squameuses pouvant engainer tout le cuir chevelu avec un débord sur la peau, réalisant une atteinte dite en casque; *il n'y a pas d'alopécie.*
- **Atteinte unguéale**

– Soulèvement du bord libre par une accumulation de squames sèches (hyperkératose sous-unguéale et *onycholyse*).

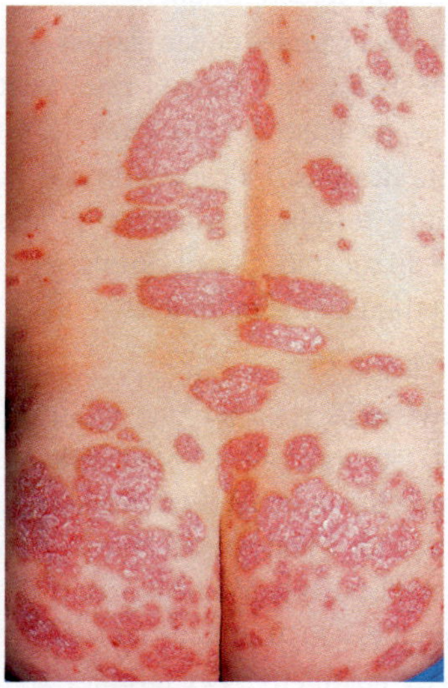

Fig. 5.1 **Psoriasis du tronc. Forme typique en plaques érythémato-squameuses.**

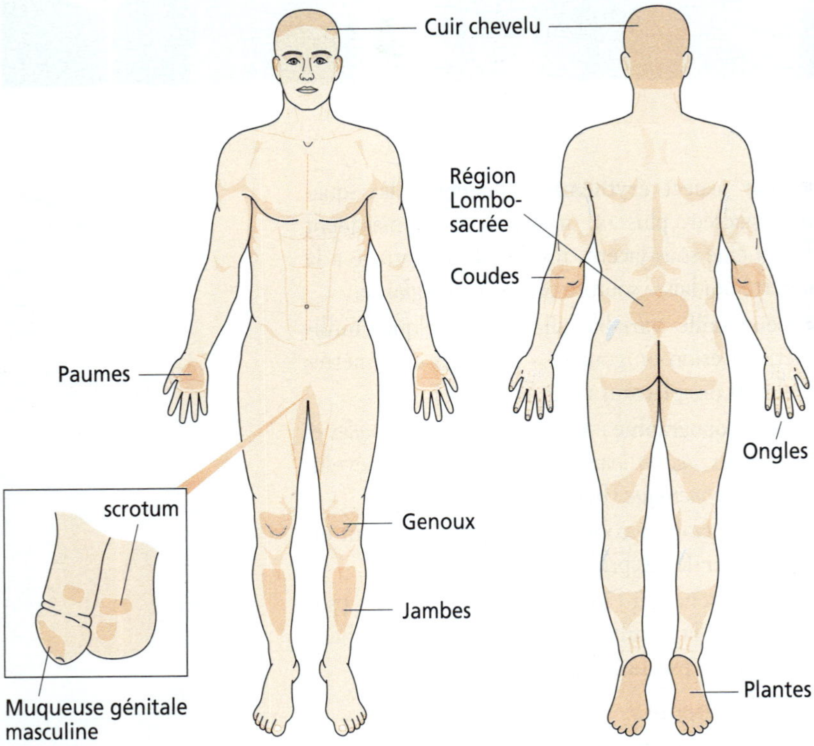

Fig. 5.2 **Topographie des lésions de psoriasis.**

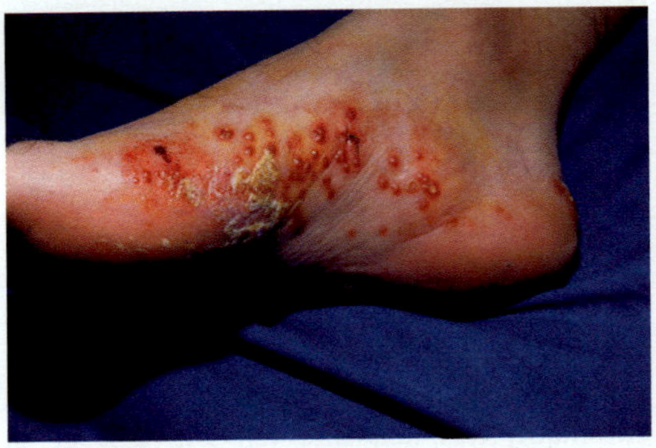

Fig. 5.3 **Psoriasis pustuleux plantaire.**

– Dépressions punctiformes du lit, réalisant l'*ongle en dé à coudre*.

– Périonyxis indolore.

▶ **Atteinte des muqueuses**

– *Génitale masculine*. Lésion arrondie, bien limitée, rouge vernissé *sans squames*, sur le gland.

– *Buccale*. Non caractéristique.

▶ **Atteinte des paumes et des plantes.** Elle est fréquente, réalisant une kératodermie bilatérale et symétrique, prédominant aux zones de frottement.

▶ **Atteinte des plis.** La caractéristique principale de l'atteinte des plis ou intertrigo psoriasique est l'absence de squames; les plaques érythémateuses sont symétriques et bien limitées.

FORMES COMPLIQUÉES

▶ **Érythrodermie.** Il s'agit d'une atteinte de tout le tégument, sans intervalle de peau saine, s'accompagnant d'une altération de l'état général et de fièvre. L'hospitalisation s'impose pour faire les soins, prévenir les complications infectieuses et la déshydratation inhérentes à toute atteinte cutanée généralisée.

▶ **Psoriasis pustuleux.** Les pustules apparaissent sur fond érythémateux; l'atteinte est soit généralisée, érythrodermique, avec une grande altération de l'état général et une fièvre à 40 °C, soit plus localisée, annulaire en médaillons disséminés sur le tégument, soit palmo-plantaire (voir figure 5.3). Les pustules sont aseptiques.

▶ **Rhumatisme psoriasique.** L'atteinte articulaire peut précéder l'atteinte cutanée; le rhumatisme touche le plus souvent les articulations périphériques, avec arthrites notamment des interphalangiennes distales des doigts et des orteils, bilatérales et asymétriques; il existe des formes axiales touchant le rachis.

Examens complémentaires

La biopsie cutanée, pour un examen histologique, n'est pratiquée qu'en cas de doute.

Évolution

ELLE EST CHRONIQUE, des lésions localisées peuvent persister indéfiniment, subir des poussées imprévisibles, parfois secondaires à un médicament (bêta-bloquants), un choc psychoaffectif, ou régresser à l'occasion d'une exposition solaire. Après un blanchiment complet des lésions par un traitement local ou général, il est impossible de dire si le patient refera ou non une poussée de psoriasis, et s'il en refait une, qu'elle en sera l'intensité et la localisation.

Traitement

Ils sont nombreux, tant locaux que généraux, et sont tous des traitements suspensifs, c'est-à-dire qu'ils ne permettent pas de débarrasser définitivement le patient de la maladie.

Les traitements sont souvent longs, entraînant volontiers un défaut de compliance, il est important de bien expliquer que le psoriasis est une maladie chronique, récidivante, de bien expliquer le type de traitement utilisé et que ce dernier ne pourra pas faire disparaître définitivement la maladie.

Traitements locaux

ILS SONT UTILISÉS CHAQUE FOIS QUE CELA EST POSSIBLE, c'est-à-dire lorsque la surface cutanée atteinte n'est pas trop importante et est compatible avec l'application de topiques une à deux fois par jour sans exposer le patient à des effets secondaires généraux par pénétration et diffusion systémique des produits appliqués.

KÉRATOLYTIQUES

- La **vaseline salicylée** dont le pourcentage peut varier, classiquement, de 5 à 20 %, en fonction de la quantité d'acide salicylique mélangé à la vaseline; elle est utilisée quelques jours dans le but de décaper les plaques de psoriasis, avant de prendre le relais par une autre thérapeutique; elle ne s'utilise pas chez le nourrisson et seulement sur de petites surfaces chez l'enfant; on utilise de forts pourcentages (20 %, parfois plus) sur les plaques très épaisses ou dans certaines localisations (cuir chevelu, paumes et plantes).

RÉDUCTEURS

- Les **goudrons** sont utilisés dans le but de réduire les états très squameux; on distingue *les goudrons de bois ou huile de cade* (*Caditar* lotion 2 à 4 cuillers à soupe par bain, nombreux shampooings: *Ionax cade, Provegol cadique*) et *les goudrons de houille ou coaltar* actuellement interdits dans les préparations locales en raison d'un risque carcinogène potentiel. D'autres goudrons plus forts sont utilisés en milieu hospitalier: *la pommade de Brocq*, modulable en concentration (faible, moyenne, forte), nécessite une hospitalisation de 3 semaines et est réservée aux psoriasis très épais, diffus, chez des sujets chez qui un traitement général est contre-indiqué.

DERMOCORTICOÏDES. Ils sont une des armes thérapeutiques essentielles dans le traitement ambulatoire des psoriasis limités, après décapage avec un kératolytique ou un réducteur; on utilise une lotion pour le cuir chevelu, une crème de niveau III pour le visage et les plis, une crème ou une pommade de niveau II pour le corps et une pommade ou une crème de niveau I pour les paumes et les plantes, souvent sous occlusion de 12 heures la nuit.

Les dermocorticoïdes sont répartis en 4 classes suivant leur puissance d'action : **classe I, ce sont les dermocorticoïdes les plus puissants**; l'intensité de l'activité d'un dermocorticoïde peut être renforcée par la forme galénique, une **pommade** augmente l'absorption cutanée du produit et donc renforce son action par rapport à une crème.

Un dermocorticoïde en lotion (Diprosone) sera poursuivi très longtemps (jusqu'à un an), à raison de 2 à 3 gouttes deux fois par semaine, pour les psoriasis du cuir chevelu.

VITAMINE D. Le calcipotriol ou *Daivonex* crème, pommade, est une alternative intéressante aux

PHARMACOLOGIE

DAIVONEX

CALCIPOTRIOL *Daivonex* pommade et crème (tubes de 30 et 100 mg). *Daivonex* lotion (réservé au cuir chevelu).	**Indication :** psoriasis. **Traitement :** 2 applications par jour sans dépasser 100 mg par semaine, pour une durée de 6 semaines, parfois plus.

ACTION
Dérivé de la vitamine D, il inhibe la prolifération des kératinocytes; il est peu résorbé par voie percutanée et ne présente pas de risque d'hypercalcémie dans les conditions normales d'utilisation. Son efficacité semble comparable à celle des dermocorticoïdes de niveau II.

INDICATIONS
♥♥♥ Psoriasis en plaques, atteignant moins de 40 % de la surface corporelle.

CONTRE-INDICATIONS
♠♠♠ Hypercalcémies, application sur le visage et dans les plis, grossesse et allaitement.

PRÉCAUTIONS D'EMPLOI
Ne pas appliquer sur le visage, dans les plis ou sous occlusion; ne pas traiter plus de 40 % de la surface cutanée et ne pas dépasser 100 mg par semaine.

EFFETS SECONDAIRES
Irritation locale et lésions eczématiformes, risque d'hypercalcémie réversible à l'arrêt du traitement, en cas de surdosage.

PHARMACOLOGIE

DERMOCORTICOÏDES	
Classe I	CLOBÉTASOL *Dermoval* crème, gel. BÉTAMÉTHASONE *Diprolène* pommade.
Classe II	BÉTAMÉTHASONE *Betneval* pommade, crème, lotion. *Célestoderm* pommade, crème. *Diprosone* pommade, crème, lotion. HYDROCORTISONE ACÉPONATE *Efficort* crème hydrophile et crème lipophile. HYDROCORTISONE 17-BUTYRATE *Locoïd* pommade, crème, lotion, émulsion fluide. DIFLUCORTOLONE CHLORQUINALDOL *Nérisone* pommade, crème. *Nérisone gras* pommade.
Classe III	DÉSONIDE *Locapred* crème. *Tridésonit* crème.
Classe IV	HYDROCORTISONE *Hydracort* crème.

ACTION

Anti-inflammatoire, immunosuppressive et antimitotique.

INDICATIONS

Elles sont multiples :

♥♥♥ Psoriasis.
♥♥♥ Eczémas de contact et atopique, dysidrose.
♥♥♥ Lichénifications, lichen plan.
♥♥ Lupus érythémateux chronique.
♥♥ Pemphigoïde bulleuse.
♥ Toxidermies.
♥ Pelade.
♥ Chéloïdes.
♥ Prurigos non parasitaires.
Etc.

CONTRE-INDICATIONS

♠♠♠ Dermatoses infectieuses : bactériennes (impétigo), virales (herpès, zona), parasitaires (gale), mycosiques (dermatophyties, candidoses).
♠♠♠ Acné.
♠♠♠ Rosacée.
♠♠♠ Érythème fessier du nourrisson.

PRÉCAUTIONS D'EMPLOI

Choix de la classe du dermocorticoïde en fonction de la pathologie, de la quantité de surface à traiter, de la localisation (peau très fine des paupières ou peau très épaisse de la plante des pieds), de l'âge du patient (peau fine des enfants), de l'excipient (pommade, crème, gel ou lotion).

Le nombre des applications doit être lentement décroissant pour éviter l'effet rebond.

Le nombre de tubes doit être précisé sur l'ordonnance afin qu'il ne puisse pas y avoir d'autoprescription.

Informer le patient des risques de la corticothérapie en cas de non-respect de l'ordonnance.

Associer un antiseptique à appliquer avant le dermocorticoïde en cas de dermatose surinfectée.

Proscrire les associations dermocorticoïde-antibiotique.

EFFETS SECONDAIRES

Locaux

Atrophie cutanée avec fragilité cutanée et visualisation des vaisseaux du derme, retard de cicatrisation, anomalies de la pigmentation, hypertrichose, lésions acnéiformes, dermite périorale, granulome glutéal sur le siège des nourrissons, possible allergie de contact à l'excipient, effet rebond à l'arrêt, souvent intempestif, du traitement.

Généraux

Ils sont rares et se rencontrent lors d'applications répétées, sur de grandes surfaces, de dermocorticoïdes puissants. Ce sont ceux de la corticothérapie générale.

PHARMACOLOGIE

PSORALÈNES

8-MOP MÉTHOXSALÈNE *Méladinine* comprimés, solution alcoolique à 0,1 et 0,75 %.	Les comprimés sont à prendre 2 heures avant la séance de PUVA., il faut porter des lunettes de soleil durant les 8 heures suivant l'exposition et mettre un écran total.

INDICATIONS (DE LA PUVATHÉRAPIE)

♥♥♥ Psoriasis.
♥♥ Parapsoriasis et mycosis fongoïde peu évolué.
♥♥ Vitiligo.
♥♥ Pelade.
♥♥ Prurit chronique et prurigos.
♥♥ Photodermatoses.

CONTRE-INDICATIONS (DE LA PUVATHÉRAPIE)

♠♠♠ Phototype I, antécédent de mélanome ou de carcinome cutané, antécédent d'arsenicisme, âge inférieur à 12 ans.
♠♠♠ Grossesse.
♠♠♠ Médicament photosensibilisant, lupus érythémateux.
♠♠♠ Porphyries, maladies bulleuses auto-immunes.
♠♠♠ Allergie aux psoralènes.
♠♠♠ Tare viscérale, accident vasculaire récent.
♠♠ Cataracte (contre-indication relative).

PRÉCAUTIONS D'EMPLOI

Bilan préthérapeutique, comprenant un examen ophtalmologique à la lampe à fente à la recherche d'anomalies de la cornée, du cristallin, de la rétine, urée et créatinine sanguines, ASAT, ALAT et phosphatases alcalines.
Protection des yeux et du scrotum pendant la séance de PUVA.
Les quantités d'UV reçus doivent être précisément notées à chaque séance en joules par cm^2.

EFFETS SECONDAIRES

Les plus graves sont à long terme :
- cancers cutanés essentiellement;
- cataracte;
- vieillissement cutané précoce.

dermocorticoïdes de classe II. Plus récent, le tacalcitol (*Apsor*).

Rétinoïde local : le tazarotène ou *Zorac* est indiqué dans le psoriasis en plaques.

Traitements généraux

On n'utilise pas de corticothérapie générale responsable de rebond redoutable à son arrêt (érythrodermie, psoriasis pustuleux).

Puvathérapie. Elle est utilisée pour les psoriasis étendus, volontiers les psoriasis en goutte; c'est un traitement astreignant qui oblige le patient à se rendre 3 fois par semaine au début du traitement chez un dermatologue, à prendre les mesures de protection contre le rayonnement lumineux dès la prise des comprimés de psoralène.

Action. Le principe de la PUVAthérapie est d'administrer *per os* au patient un médicament photosensibilisant (psoralène), et d'exposer le patient aux rayons ultraviolets A.

L'irradiation se passe dans une cabine; il existe des variantes de cette technique : irradiation localisée à une petite surface cutanée (PUVAthérapie des mains), irradiation avec des UVB (UVB TLO1 = UVB à spectre étroit), application du psoralène sur la peau au cours d'un bain (balnéopuvathérapie).

Rétinoïdes oraux. Ils sont un excellent traitement des psoriasis invalidants, étendus, mais possèdent de nombreux effets secondaires et sont tératogènes.

Répuvathérapie. C'est l'association du *Soriatane*, à doses plus faibles que lorsqu'il est utilisé seul, et de la PUVAthérapie.

PUVAthérapie = P pour psoralène et UVA pour Ultra-Violets A : irradiation avec des UVA en cabine après prise d'un psoralène.

Il est recommandé de ne pas dépasser 150 à 200 séances de PUVAthérapie au cours d'une vie ou 350 séances d'UVB TL01.

PHARMACOLOGIE

SORIATANE

ACITRÉTINE *Soriatane*	**Indications :** psoriasis. **Traitement :** dose optimale comprise entre 25 et 35 mg/j. en une prise à l'un des repas.

ACTION

Dérivés de synthèse de la vitamine A, l'acitrétine, inefficace dans l'acné, réduit la prolifération cellulaire et la kératinisation de l'épiderme.

INDICATIONS

♥♥♥ *Psoriasis sévères* : érythrodermique, pustuleux, rhumatisme psoriasique, kératodermie palmo-plantaire, psoriasis résistants aux autres traitements classiques.

♥♥ *Troubles de la kératinisation* : ichtyoses héréditaires, kératodermies palmo-plantaires, maladie de Darier, pityriasis rubrapilaire.

♥ *Dermatoses inflammatoires* : lichen plan.

CONTRE-INDICATIONS

♠♠♠ Femmes en âge de procréer sans contraception efficace, grossesse et allaitement.

♠♠ Dyslipidémie, hypervitaminose A, insuffisance hépatique ou rénale.

PRÉCAUTIONS D'EMPLOI

Contraception efficace obligatoire chez la femme en période d'activité génitale, débutée un mois avant le début du traitement et poursuivie **deux ans après la fin du traitement** par acitrétine.

Contrôle avant le début du traitement et surveillance régulière des enzymes hépatiques et des lipides sanguins pendant toute la durée du traitement.

Recherche d'anomalies osseuses lors des traitements prolongés.

EFFETS SECONDAIRES

Tératogènes +++

Cutanéo-muqueux : chéilite, xérose, sécheresse buccale, desquamation palmo-plantaire, érythème facial, chute de cheveux, fragilité des ongles.

Osseux : douleurs osseuses, arthralgies, hyperostoses, soudure prématurée des cartilages de conjugaison chez l'enfant.

Ophtalmologiques : sécheresse oculaire, intolérance au port des lentilles cornéennes, conjonctivite, opacités cornéennes, myopie.

Divers : myalgies, céphalées par hypertension intracrânienne, élévation des phosphatases alcalines et des transaminases, hépatites, élévation du cholestérol total et des triglycérides.

INTERACTIONS

Les tétracyclines sont contre-indiquées en association en raison du risque d'hypertension intracrânienne, association avec la phénytoïne à surveiller. Attention aux contraceptifs progestatifs microdosés, en raison du risque de leur inefficacité contraceptive, on leur préférera un œstro-progestatif.

L'association peut se faire entre *Soriatane* et UVB.

MÉTHOTREXATE. Il est réservé aux formes graves, après échec ou contre-indication de tous les traitements précédents. Il est utilisé *per os* ou par voie intramusculaire, une fois par semaine, avec contrôle de la numération sanguine et surveillance hépatique.

CICLOSPORINE. C'est avec le méthotrexate le second traitement majeur des psoriasis très graves résistants à tous les traitements. La ciclosporine s'utilise *per os* en prises quotidiennes sous stricte surveillance de la pression artérielle et des reins.

BIOTHERAPIES : réservées aux psoriasis sévères ayant résisté à 2 des 3 traitements suivants : ciclosporine, photothérapies (UVA ou UVB), méthotrexate et ayant un retentissement psychosocial important (DLQI > 10) ou surface corporelle > ou égale à 30 %.

- ***Rémicade*** (infliximab), anticorps monoclonal chimérique anti TNF alpha, en perfusion IV de 2 heures, à l'hôpital, chez l'adulte, répétée semaine 2 et 6 puis toutes les 8 semaines ; arrêt semaine 14 (après 4 perfusions) si pas de réponse. Réservé aux psoriasis particulièrement sévères, généralement avec atteinte articulaire. Le principal risque est septique (tuberculose+++, autres infections bactériennes).
- ***Enbrel*** (étanercept), protéine de fusion récepteur-anticorps anti TNF alpha, en 2 injections sous cutanées par semaine pour initialement 12 semaines à poursuivre si réponse jusqu'à

rémission, max 24 semaines. Le principal risque est également septique commun aux anti TNF alpha.

- ***Raptiva*** (éfalizumab), anticorps monoclonal murin humanisé, en 1 injection sous cutanée par semaine pour 12 semaines initialement, à poursuivre si réponse favorable.

Traitements adjuvants

Le repos, le soleil, les cures thermales et la prise en charge psychologique sont des mesures générales pouvant aider un traitement spécifique à agir, elles peuvent être suffisantes dans certains psoriasis peu invalidants.

L'hydratation quotidienne est fondamentale (émollients du type *Lipikar*, etc.).

AU TOTAL, le traitement doit être adapté à chaque patient et est essentiellement fonction du retentissement du psoriasis sur la vie du patient; un psoriasis peu étendu mais atteignant les zones visibles de la peau chez une jeune femme (visage, dos des mains) peut être vécu très difficilement et est à considérer comme un psoriasis « grave »; au contraire, un psoriasis diffus sur des zones cachées chez un homme âgé peut être vécu sans aucune demande thérapeutique et sera considéré comme un psoriasis « bénin ».

Dans tous les cas il est fondamental d'expliquer la maladie et les traitements envisageables au patient.

PROTOCOLE DE SOINS

PSORIASIS

M. X., 40 ans, est hospitalisé pour un psoriasis diffus avec lésions très érythémateuses, peu squameuses, disséminées à l'ensemble du tégument, avec atteinte du visage, des plis, des paumes et des plantes; il existe une lésion sur la muqueuse génitale; des éléments pustuleux sont notés sur les pieds et les mains. M. X. vous confie ses récents soucis conjugaux ayant entraîné une consommation déraisonnable d'alcool. En raison d'une intolérance hépatique à un traitement antérieur par Soriatane*, ce traitement est récusé et il est décidé dans un premier temps des soins locaux.*

Objectifs

- Aboutir au blanchiment des lésions.
- Assurer le soutien psychologique.
- Surveiller l'évolution du psoriasis car il existe un risque de passage en érythrodermie devant ce psoriasis très étendu, inflammatoire et pustuleux.

Matériel

- Baignoire.
- Amidon de maïs, 2 à 3 cuillers à soupe par bain.
- Gants non stériles.
- Compresses stériles.
- Bandes de gaze.
- Linge.
- Sac poubelle.

• ***Pour le corps***

- Éosine aqueuse 2 % unidose.
- Vaseline salicylée 5 %, pots de 20 grammes.
- Cérat de Galien.
- Dermocorticoïde de classe II (*Betnéval* crème).

• ***Pour les paumes et les plantes***

- Vaseline salicylée 20 %.
- Pansements occlusifs.
- Dermocorticoïde de classe I (*Diprolène* pommade ou *Dermoval* crème).
- Pince à griffes et scalpel (lame de 15).
- Baume du commandeur.

• ***Pour le visage***

- Dermocorticoïde de classe III (*Tridésonit* crème).

Soins

Ils seront commencés après prélèvement bactériologique d'une pustule.

• ***Bain d'amidon*** quotidien, tiède, de 15 à 20 minutes le matin.

• ***Séchage*** en insistant sur les plis.

• ***Éosine aqueuse*** 2 % sur les plis et sur toute les zones pustuleuses, une fois par jour.

• ***Application de vaseline salicylée*** 5 % sur les lésions squameuses épaisses du corps une fois par jour pendant 24 à 48 heures puis, dans un second temps, *Betneval* crème le soir et *Cérat de Galien* le matin renouvelable dans la journée.

• ***Tridésonit*** crème le soir et ***Cérat de Galien*** le matin sur le visage.

• ***Betnéval*** crème une fois par jour sur la lésion génitale.

• ***Sur les paumes et les plantes,*** vaseline salicylée 20 % le soir sous occlusion après protection des fissures avec le baume du Commandeur, et *Diprolène* pommade ou *Dermoval* crème le matin après découpage des squames épaisses avec la pince à griffes et le scalpel.

Transmissions

- Noter les soins faits.
- Noter la quantité de dermocorticoïdes utilisée en grammes par jour (exemple un quart de tube de *Betneval* à 30 grammes = 7,5 grammes).
- Noter l'état cutané (amélioration, aggravation, etc.).
- Apprécier l'état psychologique du patient.
- Pouls, tension artérielle et température une fois par jour.
- Stimuler l'hydratation orale (faire boire le patient).

POINTS CLÉS

1. ▶ **Dermatose érythémato-squameuse d'étiologie inconnue**, d'évolution chronique et récidivante.
2. ▶ Nombreuses localisations possibles (isolées ou associées) : **coudes, genoux, région lombaire, cuir chevelu, paumes et plantes.**
3. ▶ **Traitements multiples**, parfois longs, souvent astreignants.

PROTOCOLE DE SOINS

POMMADE DE BROCQ

M. B., 45 ans, maçon, consommateur régulier de tabac et d'alcool, est hospitalisé en dermatologie pour un psoriasis diffus, très squameux; les traitements généraux sont contre-indiqués chez ce patient éthylique chronique, et un traitement par pommade de Brocq (pommade au goudron) est décidé.

Objectifs

- Obtenir le blanchiment des lésions.
- Pas d'effets secondaires systémiques du traitement local.
- Traitement uniquement réalisable à l'hôpital.

Matériel

- Baignoire.
- Amidon de maïs (paquets de 1 kg).
- Pommade de Brocq.
- Vaseline salicylée 5 % et vaseline officinale.
- Spatules.
- Gants non stériles à usage unique.
- Draps en papier ou tachés (de goudron).
- Pyjama de l'hôpital.
- Sac poubelle.
- Éosine aqueuse 2 %.
- Compresses stériles.

Soins

- ***Bain d'amidon*** de 15 minutes le matin pendant les deux premiers jours, avec application de vaseline salicylée à 5 % sur les lésions cutanées les plus épaisses à l'aide des gants à usage unique et d'éosine aqueuse à 2 % dans les plis atteints à l'aide des compresses stériles, une fois par jour.
- ***Le 3e jour,*** application de Brocq faible (1/4 de Brocq fort, 3/4 de vaseline officinale) avec des gants à usage unique et des compresses; on épargne les plis, les organes génitaux externes, le visage et le cuir chevelu.
- ***Le Brocq est à appliquer dans le sens des poils*** pour diminuer le risque de folliculites inflammatoires.
- ***Le patient doit rester enveloppé*** dans ses draps au moins 1/2 heure.
- ***On poursuit les applications quotidiennes*** de Brocq, couche sur couche, c'est-à-dire que le malade ne prend pas un bain tous les jours mais seulement deux fois par semaine.
- ***Au bout de quelques jours*** (6 classiquement), on passe au Brocq moyen (1/2 Brocq, 1/2 vaseline officinale).
- ***Enfin on terminera la cure*** par le Brocq fort; selon la tolérance du patient, on peut passer rapidement au Brocq fort, voire commencer d'emblée par cette concentration.
- ***La durée d'hospitalisation*** est habituellement de 1 mois.

Transmissions

- Soins effectués.
- Tolérance du Brocq.
- État psychologique du patient.

PROTOCOLE DE SOINS

PSORIASIS DU CUIR CHEVELU

Mme V., 50 ans, est hospitalisée en médecine interne pour une colique néphrétique; à cette occasion, son psoriasis du cuir chevelu, habituellement peu invalidant, subit une poussée, avec atteinte très squameuse étendue à tout le cuir chevelu, en casque; après avis dermatologique, les soins sont commencés.

Matériel

- Vaseline salicylée 20 %.
- Bonnet.
- Gants non stériles.
- *Diprosone* lotion.
- Shampooing à base de goudron.

Soins

- Appliquer la vaseline salicylée 20 % le soir et garder toute la nuit sous occlusion par bonnet.
- Le lendemain matin rincer avec le shampooing.
- Poursuivre ce traitement quelques jours jusqu'à décapage du cuir chevelu.
- Prendre le relais de la vaseline salicylée par la lotion *Diprosone* à appliquer le soir.
- Poursuivre le shampooing tous les matins.
- La lotion *Diprosone* et les shampooings seront espacés tous les 2 jours au bout d'une quinzaine de jours; la *Diprosone* sera poursuivie longtemps au rythme de 1 à 2 applications par semaine (pendant plusieurs mois).

Transmissions

- Soins réalisés.
- État du cuir chevelu (squames, érythème, irritation).
- Noter la quantité de flacons de lotion *Diprosone* utilisés.

PROTOCOLE DE SOINS

PSORIASIS

M. I. est hospitalisé pour un psoriasis diffus et est en cours de traitement; il trouve que l'hospitalisation se prolonge; il vous pose des questions sur sa maladie; en effet, il n'a pas bien compris ce que lui a expliqué le matin même l'interne du service.

– Le psoriasis est une maladie chronique, qui évolue par poussées tout au long de la vie.

– Les poussée peuvent être déclenchées ou favorisées par des stress, des chocs affectifs, des infections, des médicaments.

– Il existe à l'évidence un terrain génétique du psoriasis si l'on en juge par le nombre de cas familiaux.

– Les traitements sont purement suspensifs, ils ne débarrassent pas le patient définitivement de son psoriasis; ils sont nombreux et doivent être adaptés à chaque cas; ils permettent de blanchir le psoriasis, c'est-à-dire de faire disparaître les lésions.

– Il est impossible de prévoir l'évolution de la maladie et de dire si le patient, une fois blanchi, refera une poussée, quand et avec quelle intensité.

– Le psoriasis est une maladie purement cutanéo-muqueuse qui ne témoigne d'aucune maladie organique sous-jacente.

– Le psoriasis n'est pas contagieux.

Eczémas

6

Définition

L'eczéma est une dermatose prurigineuse, érythémateuse et microvésiculeuse en placards, volontiers diffuse. On distingue :

- **L'eczéma de contact et l'eczéma atopique** principalement.
- **L'eczéma nummulaire et l'eczéma craquelé** sont deux formes cliniques particulières.

Clinique

L'eczéma, quelle que soit sa cause, se caractérise par des placards rouges, prurigineux, à contours mal limités, émiettés.

On décrit classiquement quatre phases successives

- **Phase érythémateuse**, marquée par l'apparition d'une plaque rouge, granitée en surface, parfois œdémateuse, notamment dans les zones lâches (paupières).
- **Phase vésiculeuse**, marquée par l'existence de vésicules claires sur fond érythémateux ; quelquefois, il existe de véritables bulles.
- **Phase de suintement**, due à la rupture des vésicules, laissant s'écouler une sérosité claire et aboutissant à la formation de croûtes.
- **Phase de desquamation**, précédant la guérison.

La succession de ces différentes phases est en fait théorique et le plus souvent des lésions de différentes phases sont associées au même moment au sein d'un même placard d'eczéma.

L'eczéma peut se surinfecter et se compliquer d'**impétigo**, c'est une complication classique de l'eczéma atopique de l'enfant ; l'impétigo expose alors le patient à toutes les complications des infections bactériennes cutanées (voir Chapitre 8, *Dermatoses bactériennes*).

L'eczéma peut se généraliser et évoluer vers une **érythrodermie**.

L'eczéma peut se lichénifier, après une évolution chronique et un grattage répété, c'est-à-dire devenir épais avec des striations évoquant un lichen ; les lichénifications sont elles-mêmes prurigineuses.

Histologie

L'aspect histologique est le même quelle que soit la cause de l'eczéma ; il met en évidence une spongiose qui au maximum réalise une vésicule intraépidermique, une exocytose et une inflammation dans le derme ; cette histologie est évocatrice mais non spécifique ; elle n'est réalisée que dans les cas cliniquement douteux.

Spongiose : *œdème intercellulaire entre les kératinocytes de l'épiderme.*
Exocytose : *migration de cellules dans l'épiderme, principalement des lymphocytes du derme.*

Causes

Eczéma de contact

Mécanismes

L'eczéma de contact est une allergie dite de contact ; l'agent allergisant est appliqué sur la peau, il pénètre par voie percutanée et sensibilise les lymphocytes T locaux ; lors de la réapplication du même agent sensibilisant, des semaines ou des années après, il se produit en 24 à 48 heures une réaction allergique locale médiée par les lymphocytes T précédemment sensibilisés et aboutissant aux lésions cliniques d'eczéma. La réaction allergique peut se généraliser par diffusion des lymphocytes sensibilisés.

Particularités cliniques

La topographie des lésions est évocatrice (par exemple un eczéma des paupières oriente vers un contact cosmétique : fard à paupières ou vernis à ongles), elle dessine, au moins au début, la zone de contact (voir figure 6.1) ; l'eczéma peut s'étendre et diffuser à distance de la zone initialement atteinte, ainsi un eczéma de contact partant de la jambe gauche peut donner des lésions d'eczéma sur le tronc, sur le visage, etc.

L'eczéma peut survenir des années après le premier contact allergisant, mais l'accident aigu survient 1 à 2 jours après le contact déclenchant.

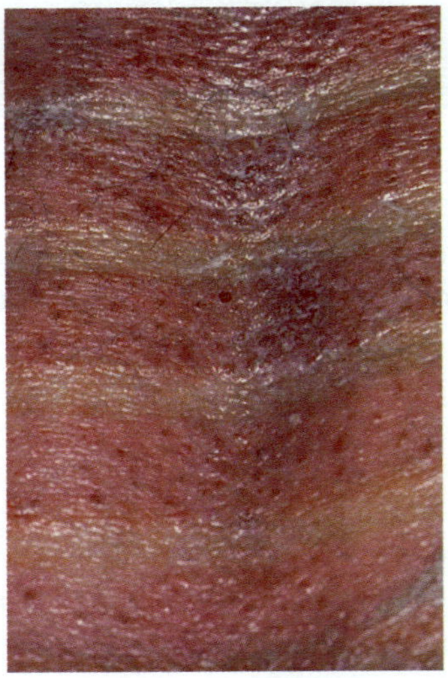

Fig. 6.1 Eczéma aigu de contact à l'élastoplaste ; noter les éléments vésiculeux et le suintement.

On s'efforcera par l'interrogatoire, souvent difficile, répété, très « policier », de mettre à jour le facteur contact déclenchant (cosmétiques, profession, vêtements, médicaments topiques, loisirs, etc.).

Évolution

Elle est favorable en cas d'identification et d'éviction de l'allergène responsable. Attention aux allergies croisées et aux nombreux produits susceptibles de contenir l'allergène suspecté ; par exemple en cas d'allergie au nickel, on peut développer un eczéma de contact à tous les produits contenant du nickel : bijoux, alliages, boutons de jeans, etc. ; il faut remettre au patient une liste exhaustive de tout ce qui peut contenir l'allergène responsable de son eczéma de contact.

En cas de non-identification de l'agent sensibilisant, l'évolution est rythmée par le contact avec l'allergène.

Examens complémentaires

Ils reposent sur les tests épicutanés (voir Chapitre 4, *Examens complémentaires*), batterie standard et produits autres suspectés lors de l'interrogatoire sont deposés sur des patchs et maintenus dans le dos, au contact de la peau, par un élastoplaste, pendant 48 heures avec lecture des résultats par un dermatologue. Les tests sont posés à distance de toute poussée d'eczéma et de toute corticothérapie locale. Les résultats sont cotés de négatif à ++++ (4 +).

Les principaux responsables d'eczéma de contact sont : le **nickel** (bijoux, boutons de jeans), le **chrome** (colorants, textiles, eau de Javel, ciment), les **amines en PARA** (teintures de cheveux, révélateurs photos, caoutchouc), **antibiotiques locaux,** *Parfenac*, **colophane** contenue dans les sparadraps, etc.

Eczéma atopique

Il est aussi appelé *eczéma constitutionnel* ou *dermatite atopique* ; cette dermatose s'intègre dans un tableau déterminé génétiquement — **le terrain atopique** —, qui prédispose à l'apparition de manifestations allergiques : **eczéma, asthme**, rhume des foins et conjonctivite. Une classe particulière d'immunoglobulines intervient : les immunoglobulines E.

Clinique

Chez le nourrisson, l'eczéma apparaît vers l'âge de 3 mois sur les joues et le front, en plaques d'eczéma aigu respectant le nez.

Cet eczéma subit des poussées et guérit souvent vers l'âge de 18 mois.

Après l'âge de deux ans, l'eczéma siège surtout aux plis de flexion des membres (figure 6.2) ; il guérit souvent à la puberté.

L'eczéma de l'adulte est rare, de topographie mixte (plis et visage), souvent sec, lichénifié ; il s'agit de l'évolution chronique (voir photo 4 des planches couleurs).

Évolution

L'évolution est chronique avec des poussées déclenchées par différents facteurs (psychologiques, climatiques, etc.) ; il n'existe pas de traitement autre que symptomatique.

L'évolution est le plus souvent spontanément favorable, au plan dermatologique, avant l'âge de 3 ans, et dans presque tous les cas avant la puberté.

Risque de complications infectieuses : **impétigo +++**, gravissime pustulose de Kaposi-Juliusberg en cas d'herpès ; fréquence importante des urticaires chez les sujets atopiques.

Examens complémentaires

- **Élévation du taux des Ig E totales.**

En cas de forme récalcitrante, on peut proposer une étude détaillée des facteurs aggravants potentiels et notamment rechercher un facteur contact sensibilisant :

- **Tests épicutanés.**
- **Photo-tests.**
- **RAST et tests épicutanés aux pneumallergènes.**

Eczéma nummulaire

Plaques érythémato-vésiculeuses, arrondies en pièce de monnaie, prédominant aux membres inférieurs. Il évoque avant tout un eczéma atopique ou un foyer infectieux à distance (ORL ou dentaire).

Eczéma craquelé, eczéma sec

Plaques érythémato-squameuses, sèches (figure 6.3) et craquelées (figure 6.4), siégeant sur les faces d'extension des membres, fréquentes chez les sujets âgés.

Eczéma de stase

Dermite de stase survenant sur les jambes des sujets ayant une insuffisance veineuse des membres inférieurs ; il est volontiers associé aux autres manifestations de l'insuffisance veineuse : dermite ocre, œdème, ulcère.

Traitement

Traitement local de la poussée

- **Antiseptiques +++** en bain quotidien par $KMnO_4$ 1/10 000.
- **Nitrate d'argent aqueux** 1 % sur les lésions suintantes.
- **Émollients à volonté** : par exemple *Cérat de Galien*.
- **Application de dermocorticoïdes** à espacer dès que possible avec arrêt sans sevrage brutal.
- **Tacrolimus topique** (*Protopic*), interdit avant l'âge de 12 ans.

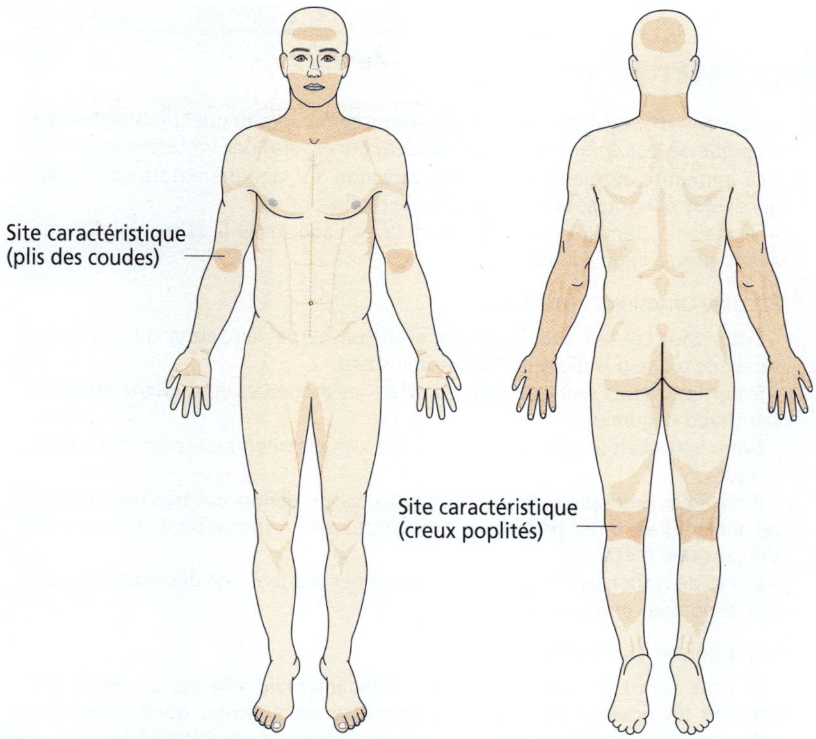

Fig. 6.2 Topographie des lésions de dermatite atopique.

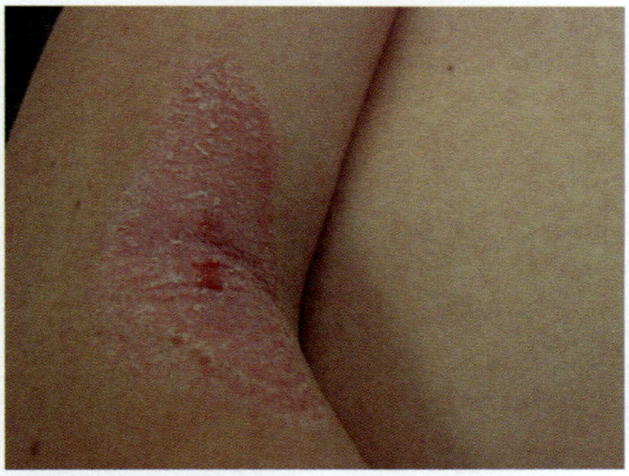

Fig. 6.3 Eczéma.

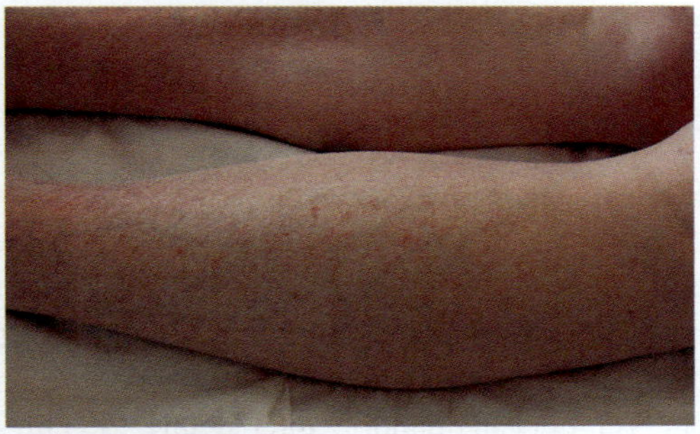

Fig. 6.4 Eczéma craquelé.

DÉMARCHE INFIRMIÈRE

DERMATITE ATOPIQUE

Les parents d'une petite fille de 2 ans, sont très inquiets au sujet de la dermatite atopique de leur enfant et vous demandent des explications sur cette maladie.

– La dermatite atopique, ou eczéma atopique, est une dermatose **chronique** qui évolue par poussées entrecoupées de rémissions.

– La maladie s'améliore classiquement avec l'âge, mais il existe des formes allant jusqu'à l'âge adulte.

RECOMMANDATIONS GÉNÉRALES

– Éviter tout contact avec les sujets ayant un herpès en raison du risque de survenue d'une pustulose de Kaposi-Juliusberg.

– Éviter les climats secs et froids, en effets les atopiques vont mieux quand il fait chaud et humide.

– Éviter le contact avec la laine; mettre des sous-vêtements en coton à manches longues.

– Il n'y a pas de régime alimentaire particulier en dehors des très rares cas ou un aliment (lait, œufs, poissons) est manifestement responsable de la survenue des poussées d'eczéma.

– En cas de responsabilité prouvée d'allergènes acariens une désinfection peut être proposée contre les acariens.

LUTTE CONTRE LA SÉCHERESSE CUTANÉE

– La lutte contre la xérose cutanée est **fondamentale**, elle est un moyen de prévenir les poussée d'eczéma, elle doit être permanente, quotidienne. En effet, une des caractéristiques de la peau de l'atopique est d'être sèche.

– Les émollients (*Lipikar, Xeroderm*, etc.) sont à appliquer tous les jours sur la peau encore un peu humide, à la sortie du bain.

TRAITEMENT DES POUSSÉES

– Il fait obligatoirement appel aux dermocorticoïdes.

– Les corticoïdes locaux, prescrits par le dermatologue, suivant des règles précises, ne seront pas dommageables pour l'enfant.

– Il faut appliquer scrupuleusement la prescription.

– Un traitement dermocorticoïde ne doit pas être interrompu de manière intempestive.

– Le dermatologue doit être à nouveau consulté en cours de traitement pour réadapter la prescription si besoin.

– Le traitement des poussées doit lutter contre le prurit en utilisant les antihistaminiques H_1.

– Enfin le traitement des poussées doit lutter contre la surinfection de la peau à l'aide de bains antiseptiques et d'antibiotiques *per os*, le plus souvent un macrolide.

Traitement de fond

DANS L'ECZÉMA DE CONTACT il n'y a pas de désensibilisation possible; **l'exclusion définitive du contact est impérative.**

IL N'Y A PAS DE TRAITEMENT DE FOND SPÉCIFIQUE DE L'ECZÉMA ATOPIQUE, pourtant la **sécheresse cutanée** (xérose) observée entre les poussées est un facteur de prurit et de rechute. **La peau de l'atopique doit être « graissée »** (huile de bain en onction sur peau humide, Cold Cream). Les cures thermales et le changement de climat peuvent être utiles. Il faut éviter le contact avec les animaux (chats, chiens), les moquettes et les tapis. Il faut également éviter le contact avec le virus herpès et traiter rapidement tout herpès déclaré. Il n'y a pas de régime alimentaire d'exclusion à suivre de façon systématique, et les désensibilisations sont inutiles (contrairement à l'asthme). Il ne faut pas méconnaître une sensibilisation de contact fréquente chez l'atopique et savoir demander des tests épicutanés.

Les vaccinations doivent être faites, même si elles peuvent entraîner une exacerbation de la maladie cutanée. Les contrôles de BCG doivent être faits en dehors des poussées (il existe un risque de résultat faussement négatif si le test est fait en pleine poussée d'eczéma).

Traitement général

- **Antihistaminiques** H_1.
- **Cures thermales** utiles.
- **Une antibiothérapie générale** est indiquée assez largement s'il existe une surinfection de l'eczéma (*Pyostacine*).
- Possibilité, dans l'eczéma atopique, de recourir aux **ultraviolets** (photothérapie UVA + UVB) et à la **ciclosporine** dans les formes sévères, résistantes aux autres traitements.

Eczématides

Définition

Nous verrons seulement, sous ce terme, les eczématides « sèches », communément dénommées *dartres*.

Clinique

Les eczématides s'observent sur une peau sèche, volontiers sur un terrain atopique. Il s'agit d'un motif de consultation extrêmement fréquent où, le diagnostic étant souvent méconnu, on s'égare vers une mycose.

Elles réalisent des plaques ovalaires ou rondes, en général mal limitées, squameuses et **classiquement non prurigineuses**.

Elles siègent sur le visage (les joues, en particulier chez l'enfant) mais aussi sur le tronc et les membres.

Elles sont parfois achromiantes, dès lors bien visibles sur peau bronzée.

PROTOCOLE DE SOINS

ECZÉMA

M. A., patient suédois de 70 ans, est adressé par la maison de retraite « Les amis de la Scandinavie » pour prurit intense. À l'interrogatoire, on apprend que le patient a de l'eczéma et de l'asthme depuis l'enfance, et que les lésions actuelles sont apparues il y a 15 jours. À l'examen, il existe un eczéma aigu suintant, prédominant au visage, à la nuque, au décolleté, aux membres supérieurs et aux mains, avec quelques éléments à distance sur le tronc et les cuisses; en l'interrogeant plus précisément, M. A. nous apprend l'utilisation récente d'une eau de Cologne de la maison de retraite. Il n'y a pas d'autre cas de prurit dans l'établissement.

Le diagnostic d'eczéma de contact à l'eau de Cologne, diffusé à l'ensemble du tégument, est posé et les soins commencés à l'hôpital.

Objectifs

- Stopper le contact avec l'allergène.
- Effectuer les soins locaux afin de diminuer le prurit, de prévenir la surinfection de l'eczéma.
- Surveiller l'évolution de l'eczéma.

Matériel

- Baignoire.
- Antiseptique (*Hibitane* 5 % ou permanganate de potassium sachets de 10 grammes à diluer au 1/10 000).
- Dermocorticoïde de classe II (*Célestoderm* crème ou *Diprosone* crème) et de classe III (*Tridésonit* crème ou *Locapred* crème).
- Amidon de maïs (paquets de 1 kg), 2 cuillers à soupe par bain.
- *Cérat de Galien* en pots (500 grammes) ou en tubes.
- Gants non stériles.
- Linge.
- Sac poubelle.

Soins

• ***Premier temps***

- Bain quotidien à l'*Hibitane* 5 %, 1/2 flacon dans une baignoire d'eau tiède, pendant 15 à 20 minutes.
- Application de dermocorticoïdes de classe II sur le corps avec les gants non stériles une fois par jour et application de dermocorticoïdes de classe III sur le visage une fois par jour.
- Sur les lésions très suintantes, on peut appliquer du nitrate d'argent solution aqueuse à 1 %, une fois par jour avant les dermocorticoïdes.
- Antihistaminiques *per os*: *Zyrtec* un le matin, *Atarax* 25 mg le soir, en l'absence de contre-indication (obstacle prostatique et glaucome).

• ***Second temps***

- Après quelques jours, les lésions s'améliorent; on prend le relais des dermocorticoïdes par le *Cérat de Galien*, produit émollient.
- Dermocorticoïdes sur le visage et sur le corps un jour sur deux en alternance avec le *Cérat*.

Transmissions

- Noter les soins faits et la quantité de dermocorticoïdes utilisée par jour en grammes.
- Noter l'évolution de l'état cutané et le retentissement du prurit (insomnie, lésions de grattage).
- Pouls, tension artérielle et température une fois par jour.

Les dermocorticoïdes sont indispensables pour le traitement des poussées d'eczéma atopique; ils ne seront jamais interrompus de façon intempestive et la prescription du dermatologue sera scrupuleusement respectée.

On recherche des facteurs déclenchants

▸ **Locaux** : les bains trop fréquents, les savons trop détersifs, l'eau trop calcaire, l'usage des assouplissants pour la lessive, peuvent être en cause.

▸ **Généraux** : outre le terrain atopique familial souvent associé, on s'attachera à chercher des foyers infectieux ORL (en particulier streptococciques, les « eczématides microbiennes ») ou dentaires.

Traitement

Curatif

▸ **Une corticothérapie locale de faible puissance** est en règle efficace, en cures brèves. Le relais doit

Photothérapie : *PUVAthérapie, UVA seuls, UVB seuls ou UVA + UVB.*

être assuré par une hydratation cutanée avec un Cold Cream.

- **Des traitements dits « réducteurs »,** type préparation salicylée, peuvent être également utiles en début de traitement.

PRÉVENTIF. Cette étape est indispensable pour éviter les récidives fréquentes en l'absence de traitement d'entretien.

– Utiliser des savons surgras pour la toilette, et des huiles pour le bain (*Aveenoderm*).

– Éviter les bains fréquents et prolongés et surtout les bains moussants.

– Éviter les assouplissants pour la lessive.

– Traiter les foyers infectieux.

– « Graisser » régulièrement la peau avec des émollients : *Cérat de Galien*, *Xéroderm*, etc.

Dysidrose

Définition

La dysidrose est une dermatose vésiculeuse, proche de l'eczéma, affectant les pieds et les mains.

Causes et mécanismes

ON DISTINGUE PLUSIEURS CAUSES POSSIBLES :

- **Une mycose** locale à toujours rechercher.
- **Une infection microbienne** locale ou régionale.
- **Un eczéma de contact,** volontiers professionnel, au nickel notamment.
- **Une atopie** sur l'association avec un eczéma, un asthme, une rhinite allergique, etc.

Le plus souvent aucune cause n'est mise en évidence.

Clinique

Sur les paumes, les plantes, les bords latéraux des doigts et des orteils, apparaissent des vésicules dures, profondes, donnant un aspect granité à la peau. Elles peuvent confluer pour former des bulles.

Elles peuvent sécher, entraînant une desquamation, ou se rompre et suinter.

Examens complémentaires

Ils sont dirigés essentiellement vers la recherche d'une étiologie, et orientés par le contexte clinique :

- **Enquête allergologique** avec tests épicutanés, pratiqués à distance de la poussée.
- **Prélèvements mycologiques,** en particulier sur les pieds, surtout en cas d'association avec des lésions d'intertrigo inter-orteils.
- **Prélèvements bactériologiques.**
- **Dosage du taux des Ig E.**

Évolution

Elle est dominée par les risques :

- **De surinfection** lors d'une poussée.
- **De récidives** lorsque l'étiologie n'est pas retrouvée.

Traitement

OUTRE LE TRAITEMENT DE LA CAUSE (exclusion d'un facteur de contact, par exemple), le traitement de la poussée associe :

- **La prévention de la surinfection** par l'ouverture et l'excision des bulles avec ciseaux stériles (dans les formes bulleuses) et antisepsie locale.
- **Voire une corticothérapie locale.**

POINTS CLÉS

▶ Distinguer :

– **l'eczéma de contact dû à une substance allergisante** en contact avec la peau et disparaissant par suppression de l'allergène ;

– **l'eczéma atopique ou constitutionnel à détermination génétique**, associé à d'autres manifestations allergiques : asthme, rhume des foins et dont l'évolution est chronique et le traitement symptomatique.

Urticaire et œdème de Quincke 7

Définition

L'urticaire est une maladie fréquente faite de papules fugaces, érythémateuses, œdémateuses et prurigineuses. L'œdème de Quincke ou angio-œdème est une atteinte profonde de l'hypoderme, non prurigineuse, donnant une sensation de tension sous-cutanée. Lorsque l'angio-œdème atteint les muqueuses, notamment laryngées, il existe un risque d'asphyxie.

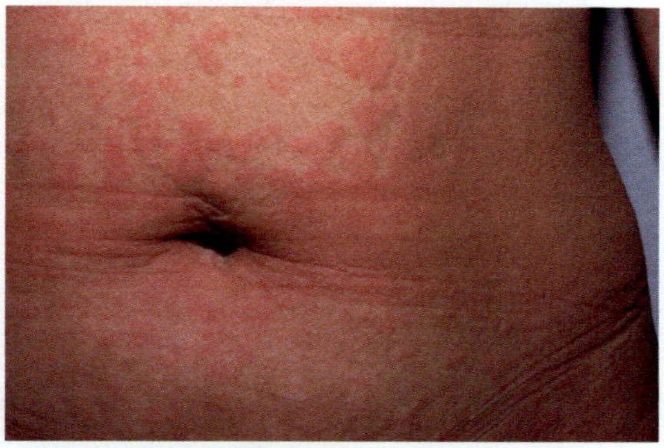

Fig. 7.1 Urticaire; noter le caractère papuleux œdémateux des lésions.

Mécanismes

L'urticaire et l'angio-œdème sont dus à la libération de substances vasoactives, comme l'histamine, par des cellules (les mastocytes notamment) sous l'influence de différents mécanismes.

- **Mécanismes immunologiques** faisant intervenir des anticorps de classe Ig E après ingestion d'un aliment ou d'un médicament.
- **Mécanismes non immunologiques** par ingestion d'aliments riches en histamine ou d'aliments histamino-libérateurs, ou par stimulation par des agents physiques (chaud, froid, soleil, vibrations, etc.).

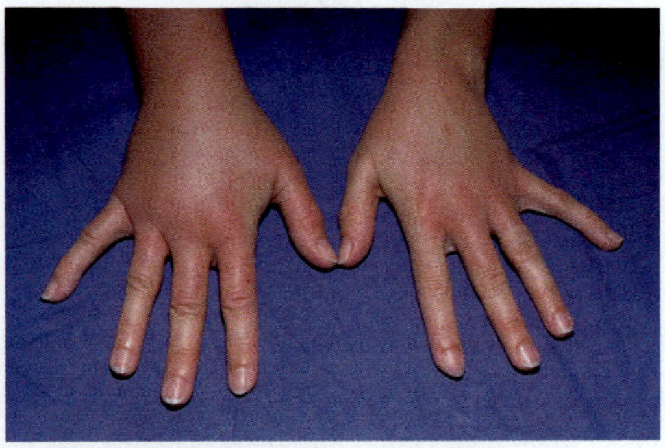

Fig. 7.2 Œdème de Quincke des mains (urticaire profonde).

Diagnostic

Signes cliniques

- **Papules œdémateuses** de taille variable (de quelques millimètres à plusieurs centimètres), à contours nets, prurigineuses (voir figure 7.1).
- **Placards œdémateux.**
- **Œdème sans modification visible de la peau,** surtout marqué aux endroits lâches (paupières, lèvres, langue) (voir figure 7.2).
- **Les lésions papuleuses** sont rouges, rosées avec un aspect plus clair au centre pour les grandes lésions, enfin typiquement blanches dans l'urticaire cholinergique.

LES FORMES SONT VARIABLES : les lésions peuvent se grouper en anneau, en arceau, etc.

LA TOPOGRAPHIE est variable, de localisée à généralisée; lorsque les lésions surviennent aux points de pression, cette localisation est évocatrice d'une urticaire physique à la pression.

LES LÉSIONS SONT FUGACES, c'est-à-dire qu'elles changent de place au fil des heures; une urticaire fixe (qui ne bouge pas) est évocatrice d'urticaire systémique.

IL CONVIENT DE RECHERCHER DES SIGNES D'ATTEINTE MUQUEUSE, facteur de gravité dans l'urticaire, en particulier des signes d'atteinte pharyngée se manifestant par une *dysphagie*, et des signes d'atteinte laryngée se manifestant par une *dyspnée*.

Des signes peuvent être associés à l'atteinte cutanéo-muqueuse (douleurs articulaires, fièvre, etc.), orientant vers certaines causes.

Évolution

L'évolution peut se faire vers la répétition des crises d'urticaire, on parle alors **d'urticaire chronique**. La plupart des patients ne font plus de crises dans un délai d'une année. L'évolution peut être grave en cas d'angio-œdème avec atteinte de la muqueuse laryngée. Ailleurs, le pronostic est liée à la cause de l'urticaire.

Œdème angio-vibratoire : *forme rare d'urticaire profonde, héréditaire, survenant 5 minutes après un mouvement vibratoire (par exemple : mordillement des lèvres, utilisation d'un mixeur).*

PROTOCOLE D'EXAMEN

TESTS PHYSIQUES

Lorsqu'une urticaire chronique est suspecte d'être d'origine physique, des tests de provocation sont réalisés sous surveillance clinique.

Test à l'effort

- ***Il sert à mettre en évidence une urticaire cholinergique.***
- ***Le patient réalise un effort physique en atmosphère chaude,*** par exemple des efforts d'accroupissement en se revêtant d'un gros pull, jusqu'à ce qu'apparaisse une sudation; le test est positif lorsqu'il apparaît une urticaire dans les minutes qui suivent, localisée sur les zones d'hypersudation du corps; la positivité du test doit être confirmée par le médecin.

Test au glaçon

- ***Il sert à mettre en évidence une urticaire de contact au froid.***

Un fragment de glace est déposé sur l'avant-bras et recouvert d'une compresse jusqu'à la fonte de la glace; la lecture est faite immédiatement par le médecin et est positive en cas d'urticaire au froid; pour faire la différence avec une urticaire à l'eau, il faut réaliser un test de provocation à l'eau ou test à la compresse humide.

Test à la compresse

- ***Il sert à mettre en évidence une urticaire à l'eau.***

Des compresses imbibées d'eau à différentes températures (eau chaude, eau tiède, eau froide), pour éliminer un facteur thermique éventuel, sont déposées sur l'avant-bras du patient et laissées sous occlusion 30 minutes; le résultat du test est lu par le médecin.

Test à la pression

- ***Il sert à mettre en évidence une urticaire retardée à la pression.***

Le patient porte un poids de 8 kg (moins pour un enfant) en bandoulière sur l'épaule pendant 20 minutes; le résultat est lu par le médecin (initialement, il doit être négatif), à 6 heures et à 24 heures.

Test au chaud

- ***Il sert à mettre en évidence une urticaire de contact au chaud.***

On peut effectuer un test à l'eau chaude, par exemple, en immergeant les mains et les avant-bras du patient 20 minutes dans de l'eau chaude, en prenant soin d'éliminer une urticaire à l'eau par un test à la compresse.

Les tests de provocation servant à mettre en évidence une urticaire solaire, une urticaire généralisée réflexe au froid ou encore un œdème angio-vibratoire (voir définition en marge), ne sont pas systématiquement réalisés.

Causes d'urticaire

Dans la majorité des cas l'urticaire n'est pas d'origine allergique. Il est d'origine physique déclenchée par les frottements, la chaleur, l'eau, le froid, l'effort, la pression, les aliments riches en histamine ou histamine libérateur.

Médicaments. De nombreux médicaments peuvent être incriminés; les premières lésions apparaissent dans les minutes ou dans les heures qui suivent la prise du médicament responsable. Il faut savoir que le patient peut prendre ce médicament depuis de nombreuses années sans n'avoir jamais eu aucun problème. Les antibiotiques de la famille des *pénicillines*, l'*aspirine* et les autres *anti-inflammatoires non stéroïdiens*, *les produits de contraste iodés*, sont les agents les plus souvent responsables d'urticaire. À part les inhibiteurs de l'enzyme de conversion responsables d'angio-œdème chronique, les médicaments sont plus souvent responsables d'urticaire aiguë que chronique.

Aliments. Aliments contenant des moisissures (pain, bière, fromages, choucroute), conserves, noix, blanc d'œuf, crustacés, poissons, fraises, bananes, tomates, etc.

En cas de suspicion d'urticaire chronique d'origine alimentaire et médicamenteuse dont on n'arrive pas à faire la preuve avec certitude, il faut demander au patient de noter minutieusement sur un cahier tous les aliments pris dans la journée, pendant et en dehors des repas, tous les médicaments pris, ceux prescrits par le médecin, ceux pris en automédication et le nombre de crises d'urticaire ainsi que leur horaire de survenue, ceci sur trois ou quatre semaines.

Infections

- **Virales** : hépatites, mononucléose infectieuse, etc.
- **Parasitaires** : vers ronds intestinaux, bilharziose, distomatose, hydatidose, anisakiase, toxocarose.
- **Bactériennes** : foyers ORL et dentaires principalement.

Facteurs contacts. Les urticaires de contact sont rares et surviennent souvent chez un sujet ayant un terrain atopique. Une localisation préférentielle en sont les lèvres; on peut citer dans cette catégorie les piqûres d'ortie et de méduse et les urticaires au latex, actuellement très préoccupantes dans le milieu médical.

Facteurs physiques +++

◗ **Dermographisme,** caractérisé par la survenue d'une urticaire lors du grattage de la peau, par exemple avec la pointe d'un marteau à réflexe; les lésions sont rouges œdémateuses et prurigineuses, apparaissent en quelques minutes à quelques heures et reproduisent le trajet du frottement.

◗ **Urticaire cholinergique,** forme fréquente, caractérisée par la survenue de petites papules blanches ou rouges sur les zones d'hypersudation du corps, lors de l'effort, d'une émotion ou d'un stress.

◗ **Urticaire retardée à la pression,** forme rare, caractérisée par la survenue élective de lésions urticariennes sur les zones de pression du corps, notamment les paumes et les plantes, les fesses après une station assise prolongée ou encore l'épaule après le port d'une charge lourde, plusieurs heures après la pression.

◗ **Urticaire au froid,** caractérisée par la survenue d'une urticaire sur une zone cutanée ou muqueuse en contact avec le froid, par exemple œdème de la muqueuse buccale lors de l'ingestion d'une glace; parfois, il s'agit d'une urticaire généralisée réflexe au froid due à l'abaissement de la température interne, par exemple lors d'une baignade en eau froide.

◗ **Urticaire à l'eau,** forme rare, caractérisée par la survenue d'une urticaire quelques minutes après un contact avec de l'eau quelle que soit sa température; il faut différencier cette urticaire d'une urticaire au froid ou au chaud.

◗ **Urticaire au chaud,** forme rare, caractérisée par la survenue d'une urticaire après contact avec un objet chaud.

◗ **Urticaire solaire,** forme exceptionnelle, caractérisée par la survenue en zone photo-exposée d'une urticaire dans les minutes qui suivent une exposition solaire.

Piqûres d'Hyménoptères : guêpes, frelons, abeilles; risque de choc anaphylactique, surtout si piqûres multiples cervico-faciales ou intravasculaires chez un sujet déjà sensibilisé.

Maladies générales. Des lésions d'urticaire peuvent être présentes dans de nombreuses maladies générales et peuvent en être le mode de révélation. Ces lésions d'urticaire sont volontiers *fixes* — c'est-à-dire qu'elles n'ont pas le caractère fugace des lésions d'urticaire banale —, *bilatérales et symétriques*, *associées à de la fièvre*, à *des douleurs articulaires* et à *des anomalies biologiques* notamment à un syndrome inflammatoire.

◗ Il s'agit de **vascularites**, du **lupus érythémateux systémique,** de la **maladie de Still**, plus rarement de la polyarthrite rhumatoïde, de **cancers** notamment les hémopathies, des **dysglobulinémies** (myélome multiple), de **l'hyperthyroïdie**.

Facteurs génétiques. L'œdème angio-neurotique héréditaire est une affection rare, autosomique dominante, due à un déficit en inhibiteur de la C_1-estérase, et caractérisée par la survenue d'angio-œdèmes récidivants exposant à un risque d'asphyxie en cas de localisation pharyngo-laryngée.

Facteurs psychiques. Ils sont souvent importants et peuvent intervenir dans le déclenchement ou l'aggravation des poussées d'urticaire.

Enfin, dans la majorité des cas, notamment d'urticaire chronique, aucune cause n'est mise en évidence.

DÉMARCHE INFIRMIÈRE

EXPLORATION D'UNE URTICAIRE CHRONIQUE

Examens sanguins à réaliser devant une urticaire chronique

- NFS, plaquettes.
- VS, CRP, fibrinémie.
- TP, TCK.
- Ionogramme sanguin, urée, créatininémie, glycémie à jeun.
- Électrophorèse des protides sanguins, bilan hépatique complet.
- Calcémie, phosphorémie.
- Sérologies hépatites B et C.

Examens urinaires

- Protéinurie sur échantillon puis sur 24 heures si positive, examen cyto-bactériologique des urines.

Radiographies à prévoir

Les bons sont à remplir par le médecin.
- Radiographie de thorax.
- Radiographie de sinus et panorex.

Consultations à prévoir

Les lettres sont à remplir par le médecin.
- Consultations ORL et stomatologique à la recherche de foyers infectieux chroniques.

Autres examens

- Coproculture et examens parasitologiques des selles.
- Hémocultures si fièvre, complément sérique, anticorps antinoyau, cryoglobuline, latex Waaler-Rose, TSHuS, FT_4, inhibiteur de la C_1-estérase si points d'appel.
- Biopsies cutanées avec examen histologique et immunofluorescence directe en cas de suspicion de vascularite.
- Tests physiques selon les cas.

PHARMACOLOGIE

ANTIHISTAMINIQUES H_1

Produits non sédatifs CÉTIRIZINE *Virlix* et *Zyrtec* comp., sirop LEVOCETIRIZINE *Xyzall* comp. LORATADINE *Clarityne* comp., sirop OXATOMIDE *Tinset* comp., sirop *Primalan* comp. et suspension buvable ÉBASTINE *Kestin* Lyo DESLORATADINE *Aerius* comp. FEXOFENADINE *Telfast* comp.	**Indications** : manifestations ORL, respiratoires, ophtalmologiques, cutanées allergiques histamino-dépendantes : rhinite allergique, conjonctivite allergique, asthme allergique, urticaire et œdème de Quincke **Traitement** : classiquement un comprimé par jour, par exemple *Aerius* un le matin.
Produits sédatifs DEXCHLORPHÉNIRAMINE, GUAÏFÉNÉSINE MÉQUITAZINE : sédatif *Polaramine* injectable à 5 mg, sirop (0,5 mg par cuill. à café), comp. à 2 mg et comp. à libération prolongée à 6 mg *(Polaramine Repetabs)* ALIMÉMAZINE *Théralène* injectable, comp., sirop et gouttes PROMÉTHAZINE *Phénergan* injectable, comp. et sirop	**Indications** : les mêmes que pour les produits non sédatifs; ils sont plus efficaces dans les urticaires cholinergiques en raison de leur action anticholinergique. **Traitement** : se prennent en plusieurs fois par jour, par exemple *Polaramine* un comprimé à chaque repas et un autre au coucher.

ACTION

Les antihistaminiques H_1 agissent en bloquant les effets de l'histamine sur les vaisseaux, les bronches et le tube digestif; les produits sédatifs et le *Primalan* ont des effets sur la vigilance (ils induisent une somnolence) et des effets anticholinergiques ce qui les contre-indique dans les hypertrophies prostatiques et les risques de glaucome à angle aigu.

INDICATIONS

♥♥♥ Rhinite allergique, asthme allergique, conjonctivite allergique, urticaire et œdème de Quincke.

♥♥ Prurit non médié par l'histamine, où l'efficacité est surtout marquée par la sédation provoquée par les antihistaminiques sédatifs.

CONTRE-INDICATIONS

***Pour les produits sédatifs et le* Primalan**

– Obstacle prostatique.

– Sujets à risque de glaucome aigu (chambre antérieure étroite, angle irido-cornéen étroit, femme de 50 ans hypermétrope, sujet âgé avec cataracte) : prendre un avis ophtalmologique.

PRÉCAUTIONS D'EMPLOI

– Chez les conducteurs de véhicules, baisse de la vigilance avec les produits sédatifs.

– Déconseillés en cas de grossesse et d'allaitement.

– > 2 ans pour la *Cétirézine.*

EFFETS SECONDAIRES

– Rares troubles digestifs et céphalées.

– Somnolence avec les produits sédatifs.

– Effets anticholinergiques à type de sécheresse buccale et oculaire, de constipation, avec les produits sédatifs et *Primalan*.

– Risque de rétention aiguë d'urines et de glaucome aigu avec les produits sédatifs et *Primalan*.

INTERACTIONS

– Majoration des effets sédatifs avec l'alcool et avec d'autres médicaments sédatifs comme les benzodiazépines

– Avec les médicaments anticholinergiques tels que les antidépresseurs tricycliques, certains antiparkinsoniens, l'*Atarax,* certains antispasmodiques, les neuroleptiques.

NB : La *Célestamine* est un antihistaminique H_1 ***non sédatif associé à un corticoïde***; chaque comprimé de *Célestamine* contient l'équivalent de 1,66 mg de *Cortancyl* ou de *Solupred*; ce médicament ne peut être donné en remplacement d'un antihistaminique et expose aux effets secondaires des corticoïdes oraux.

PHARMACOLOGIE

ATARAX	
HYDROXYZINE *Atarax* injectable, comp. à 25 et à 100 mg et sirop.	**Indications :** anxiété, insomnie, prurit, prémédication. **Traitement :** 1 à 2 comprimés à 25 mg le soir en cas de prurit.

ACTION

Effets anxiolytiques, sédatifs, antihistaminiques H_1 et anticholinergiques.

INDICATIONS

♥♥♥ Anxiété, insomnie de l'endormissement, prurit, urticaire cholinergique.

♥♥ Prémédication.

CONTRE-INDICATIONS

– Grossesse (1er trimestre) et allaitement.

– Sujets ayant un obstacle prostatique et les sujets à risque de glaucome aigu.

PRÉCAUTIONS D'EMPLOI

Risque de somnolence chez les conducteurs de véhicules.

EFFETS SECONDAIRES

– Somnolence.

– Effets anticholinergiques.

INTERACTIONS

– Majoration des effets sédatifs avec l'alcool ou avec d'autres médicaments sédatifs.

– Majoration des effets anticholinergiques avec des médicaments également anticholinergiques comme des antidépresseurs tricycliques, des antiparkinsoniens, des antihistaminiques sédatifs, des antispasmodiques, des neuroleptiques.

– Possibilité de potentialisation des antivitamines K.

Signes de gravité à rechercher devant toute urticaire :

– œdème de la langue ;

– dysphagie ;

– dyspnée ;

– signes de choc.

Examens complémentaires

Le diagnostic d'urticaire est clinique. Devant un tableau typique d'urticaire aiguë banale, aucun examen complémentaire n'est nécessaire. En revanche, lorsqu'il s'agit d'une urticaire chronique, ou lorsque l'on suspecte une origine infectieuse ou générale à l'urticaire, il convient de réaliser un certain nombre d'explorations complémentaires.

Traitement

IL FAUT TOUJOURS SUPPRIMER LE FACTEUR DÉCLENCHANT lorsqu'il est identifié : suppression définitive d'un aliment ou d'un médicament, traitement d'une parasitose intestinale ou d'une infection dentaire, etc.

IL FAUT REMETTRE AU PATIENT une liste des aliments riche en histamine et des aliments entraînant une libération d'histamine sans mécanisme allergique en cas d'urticaire chronique de cause inconnue. Il faut savoir qu'il existe de la pénicilline dans certains aliments, notamment dans le lait, qu'il existe des dérivés de l'aspirine dans la banane, etc.

LE TRAITEMENT DE L'URTICAIRE AIGUË ET DE L'URTICAIRE CHRONIQUE repose sur les antihistaminiques H_1.

Traitement de la crise aiguë

EN L'ABSENCE DE SIGNES DE GRAVITÉ. Antihistaminique, par exemple 1 comp. de *Kestin-lyo* le matin, associé à 25 mg d'*Atarax* le soir au coucher.

En cas de crise invalidante, ne cédant pas sous traitement oral, une hospitalisation courte peut être proposée pour réaliser des perfusions de *Polaramine*.

Les corticoïdes par voie générale, orale ou injectable, sont inutiles.

EN PRÉSENCE DE SIGNES DE GRAVITÉ. Ils sont le témoin d'un œdème de Quincke avec atteinte muqueuse de la langue, du pharynx ou du larynx et doivent être connus ; **ils imposent une attitude thérapeutique en urgence.**

La survenue d'un choc anaphylactique impose une réanimation médicale en extrême urgence ; le traitement repose sur l'administration d'adrénaline en intraveineux à la seringue électrique en continu.

Traitement de l'urticaire chronique

Il repose sur les antihistaminiques au long cours; par exemple de 1 à 2 comprimés de *Kestin lyo* par jour pendant plusieurs mois.

En cas d'urticaire cholinergique, les antihistaminiques anticholinergiques tels que *Polaramine* ou *Atarax* sont plus efficaces.

Seules l'urticaire retardée à la pression et les vascularites urticariennes peuvent relever de la corticothérapie par voie générale.

L'œdème angio-neurotique héréditaire se traite par les androgènes (*Danatrol*).

DÉMARCHE INFIRMIÈRE

CONDUITE À TENIR DEVANT UN ŒDÈME DE QUINCKE GRAVE

Un œdème de Quincke grave, c'est-à-dire avec localisation de l'œdème à la langue, au pharynx et au larynx entraînant un risque d'asphyxie, peut survenir chez un sujet avec ou sans antécédent d'allergie; il est le plus souvent associé à un œdème du visage, voire à des lésions d'urticaire.

Reconnaître les signes de gravité

- Œdème de la langue.
- Dysphagie, stagnation de la salive dans la cavité buccale.
- Grande angoisse.
- Dyspnée, patient assis cherchant l'air, voire cyanose, sueurs.

Attitude en urgence

• ***Faire appeler le médecin en urgence,*** ou le réanimateur si le patient est en détresse respiratoire aiguë.

• ***Sans attendre l'arrivée du médecin***

- Asseoir le patient.
- Adrénaline 0,1 % : 0,25 mg sous-cutané.
- Pose d'une voie veineuse.
- Injecter 1 ampoule de *Solumédrol* 20 mg en intraveineux direct (il ne faut pas utiliser le *Soludécadron* qui contient des sulfites pouvant entraîner une réaction anaphylactique).
- *Polaramine* intraveineux.
- En l'absence d'amélioration rapide, une intubation est nécessaire; si celle-ci est impossible, une trachéotomie s'impose.

Dermatoses bactériennes 8

Généralités

LA PEAU NORMALE EST PORTEUSE DE NOMBREUSES BACTÉRIES.

- **Bactéries normalement présentes en permanence sur la peau** : c'est ***la flore normale*** qui comprend : des ***staphylocoques*** (*Staphylococcus epidermidis*, le plus fréquent, encore appelé staphylocoque blanc, et *Staphylococcus aureus* ou staphylocoque doré, présent le plus souvent dans les narines, sur le périnée, ou dans les plis axillaires), des corynébactéries, et de nombreuses autres espèces (*Propionibacterium acnes* impliqué dans l'acné, de rares bacilles gram-négatif) ; le streptocoque A bêta-hémolytique est rare sur la peau, plutôt présent dans la gorge.
- **Bactéries transitoires : elles contaminent la peau de manière temporaire**, en fonction de l'environnement et de l'état général du patient ; par exemple, à la faveur d'une contamination entérique chez un sujet alité, des bacilles pyocyaniques, des entérobactéries (proteus, *Escherichia coli*) peuvent se trouver sur le périnée et dans les plis inguinaux ; il est important de comprendre que la présence de ces germes ne signifie pas qu'il existe une infection mais représente un terrain favorable au développement de celle-ci.

DANS CERTAINES CIRCONSTANCES, CES GERMES PEUVENT DEVENIR PATHOGÈNES, c'est-à-dire provoquer une infection de la peau ; ces facteurs favorisants sont :

- **Une plaie** cutanée ou muqueuse.
- **Une peau lésée,** par exemple par *le grattage*, par une *dermatose atteignant l'épiderme* comme l'eczéma, laisse plus facilement pénétrer les germes qu'une peau saine.
- **Une modification de la flore bactérienne normale** au profit d'un germe qui va ainsi pouvoir proliférer.
- **Une modification des caractères physico-chimiques de la peau** ; par exemple *la macération et l'occlusion* favorisent la croissance bactérienne.
- **Des anomalies générales** comme *une immunodépression* (corticothérapie, chimiothérapie anticancéreuse, Sida), *un diabète*, favorisent la survenue d'une infection.

IL FAUT DÉPISTER TÔT UNE INFECTION CUTANÉE BACTÉRIENNE, afin d'entreprendre un traitement spécifique ; en effet de nombreuses complications peuvent survenir en cas de retard au traitement ou de non-traitement ; les différentes complications peuvent être :

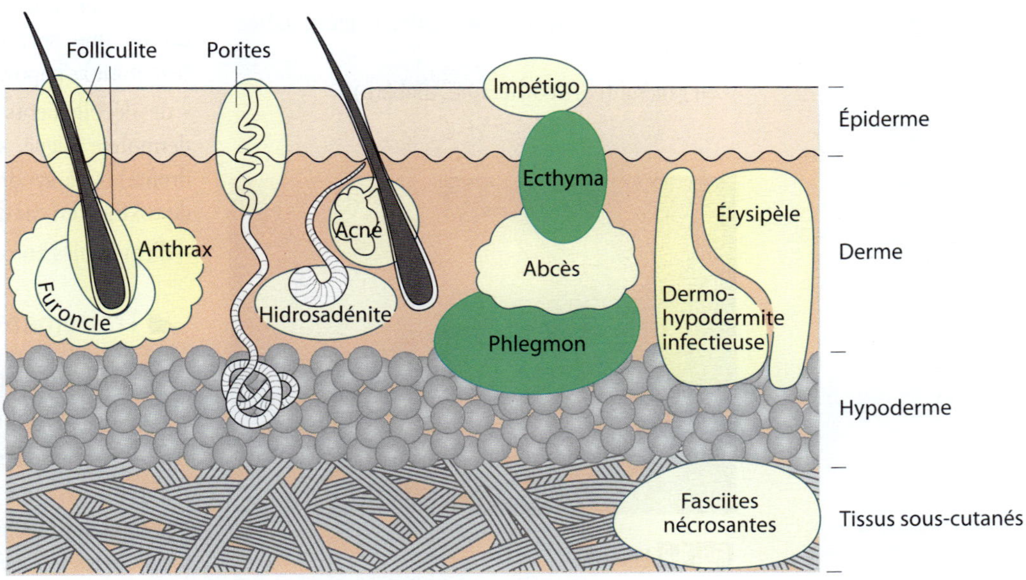

Fig. 8.1 Localisation des différentes infections bactériennes cutanées, (d'après J. Malleville et coll., Affections bactériennes communes. In : Saurat. J.-H. et coll., Dermatologie vénéréologie (2e édition), Masson, 1991).

Un impétigo du cuir chevelu doit faire suspecter une pédiculose sous-jacente.

- **Une extension de l'infection,** avec lymphangite, adénite, phlegmons, atteinte des tendons (notamment en cas de panaris), bactériémie (passage de la bactérie dans le sang) caractérisée par l'apparition de frissons, septicémie avec localisations viscérales de l'infection.
- **Une complication rénale** à type de glomérulonéphrite lors d'infection à streptocoque du groupe A, décollement épidermique diffus par sécrétion d'une toxine par le staphylocoque doré (SSS Syndrome).
- **Risque d'endocardite** chez les sujets ayant une anomalie valvulaire cardiaque, une cardiopathie congénitale ou une prothèse valvulaire.

Impétigo

Définition

La lésion élémentaire initiale de l'impétigo est une bulle.

L'impétigo (voir figures 8.1 et 8.2) est une dermatose initialement bulleuse, d'origine infectieuse, devenant rapidement croûteuse.

L'IMPÉTIGO EST DÛ à un streptocoque A bêta-hémolytique ou a un staphylocoque doré, (parfois aux deux germes à la fois).

IL S'AGIT D'UNE AFFECTION CONTAGIEUSE
- **Pour le sujet lui-même** par auto-inoculation.
- **Pour son entourage :** avec des petites *épidémies*, en particulier dans les *collectivités d'enfants*.

L'ENFANT EST EN EFFET ÉLECTIVEMENT ATTEINT PAR L'IMPÉTIGO.

Un impétigo du corps, surtout lorsqu'il est prugineux, doit faire suspecter une gale sous-jacente.

L'atteinte de l'adulte est rare : elle doit faire rechercher un facteur :
- *local* (eczéma, pédiculose, gale, hygiène défectueuse) ;
- ou *général* (corticothérapie, diabète).

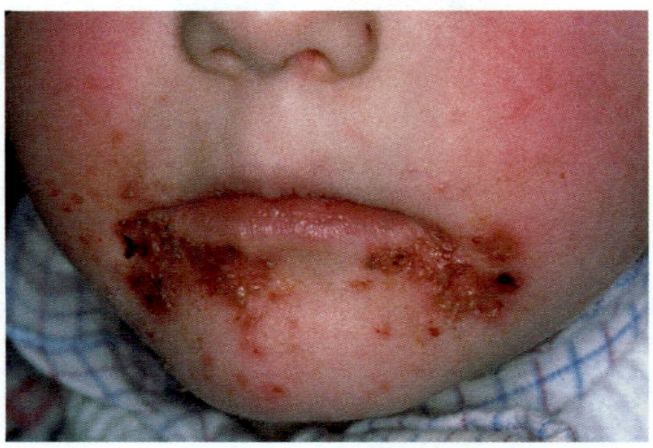

Fig. 8.2 Impétigo.

Examen clinique

Bulles éphémères reposant sur une base érythémateuse ; ces dernières se troublent rapidement et se rompent ; on voit donc l'impétigo le plus souvent au stade d'érosions superficielles ou de croûtes jaune clair, couleur miel, rondes, bien limitées, entourées d'un halo érythémateux, inflammatoire.

Il n'y a habituellement ni fièvre, ni prurit. Les lésions siègent surtout au visage, sur les membres.

Adénopathie satellite douloureuse.

L'ECTHYMA est une forme particulière (voir figure 8.1) :
- **Par sa survenue** sur les membres inférieurs essentiellement, favorisée par des facteurs locaux et généraux (mauvaise hygiène, éthylisme, diabète, dénutrition).
- **Par son caractère ulcéré, chronique,** souvent recouvert d'une croûte épaisse.

Examens complémentaires

Prélèvements locaux à visée bactériologique pratiqués **avant toute antibiothérapie** locale ou générale.

Évolution

SOUS TRAITEMENT. Elle est favorable.

EN L'ABSENCE DE TRAITEMENT. Les lésions d'impétigo se multiplient et peuvent être responsables :
- de lymphangite ;
- de fièvre, de septicémie ;
- de glomérulonéphrite lorsqu'un streptocoque est en cause : une surveillance des urines (protéinurie, hématurie) s'impose en début et en fin de traitement ;
- de décollements épidermiques superficiels (épidermolyse aiguë staphylococcique ou SSS syndrome) ou de syndromes toxiques, dus à la sécrétion de toxines, en cas d'impétigo staphylococcique ;
- d'épidémies en collectivités.

Traitement

TRAITEMENT LOCAL. À faire matin et soir.
- Ramollissement des croûtes :
  - pulvérisation d'eau, compresses humides, vaseline pure ;
  - pommades antibiotiques à discuter, antistaphylococciques (*Fucidine*, *Staphylomycine*).

- **Ablation des croûtes,** sans les arracher.
- **Application d'une solution antiseptique locale** type chlorhexidine.
- **Toilette avec savon antiseptique** (*Plurexid*).

Traitement général. Il est essentiellement dirigé contre le streptocoque.

Il est discuté dans les formes mineures, mais il permet de diminuer le nombre des récidives et il a une action plus rapide qu'un traitement antiseptique seul.

- **La *Pyostacine*** à 50 mg/kg/j., est l'antibiotique de choix en raison de son efficacité sur staphylocoque doré et streptocoque, ou macrolide type *Josacine* pour le streptocoque associé à une pommade antistaphylococcique.

Une cure de 10 jours est habituellement suffisante.

Mesures épidémiologiques

- **Éviction scolaire,** réduite à 48 heures en cas d'antibiothérapie générale.
- **Hygiène rigoureuse,** ongles coupés court et brossés avec un savon antiseptique.

Antiseptiques

Ce sont des agents anti-infectieux à usage externe et à large spectre antimicrobien, variable d'une famille à l'autre, et ayant parfois une action sur les champignons et les virus.

En règle générale, il faut vérifier si l'antiseptique utilisé contient de l'alcool qui contre-indique son utilisation sur les muqueuses.

Voir *Fiches pharmacologiques* ci-dessous et page suivante.

Érysipèle

Définition

C'est une infection cutanée dermo-hypodermique d'origine streptococcique (voir figure 8.1).

L'érysipèle, dans sa forme typique, est dû à un streptocoque bêta-hémolytique du groupe A ; en fait, en pratique, d'autres germes (streptocoques d'autres groupes, staphylocoque doré, bactéries gram-négatif)

PHARMACOLOGIE

ANTISEPTIQUES	
OXYDANTS HALOGÉNÉS	
Bactéricides à spectre large, antivirus et antichampignons.	
CHLORÉS *Dakin* solution aqueuse à 0,5 %.	**Effets secondaires :** possibilité d'irritation en cas d'application sur peau lésée.
IODÉS *Bétadine* solution dermique, scrub, pommade, tulle, pansement, gynécologique.	**Effets secondaires :** éviter les applications sur de larges surfaces cutanées. **Contre-indications :** association aux dérivés mercuriels, allergie à l'iode, pathologie thyroïdienne, emploi chez le nouveau-né.
AUTRES OXYDANTS	
PERMANGANATE DE POTASSIUM sachets de 500 mg à diluer au 1/10 000, soit un sachet pour 5 litres d'eau.	**Effets secondaires :** effet très asséchant voire caustique s'il n'est pas suffisamment dilué, tache l'émail des sanitaires.
EAU OXYGÉNÉE à 10 volumes.	**Effets secondaires :** ne pas associer au permanganate de potassium. Utile pour le lavage des plaies.
HEXAMIDINE	
HEXAMIDINE *Hexomédine* sachets, solution alcoolique, transcutanée, gel.	**Effets secondaires :** rares cas d'allergie de contact. Bon antiseptique antibactérien.

PHARMACOLOGIE

ANTISEPTIQUES	
CHLORHEXIDINE	
CHLORHEXIDINE *Cyteal* et *Biseptine* (association). *Hibiscrub*, *Hibitane* (à diluer). *Plurexid* solution moussante. *Septeal* solution alcoolique. *Diaseptyl* sans alcool. *Mercryl* (association)	**Effets secondaires :** rares allergies de contact. Bon antiseptique antibactérien, rincer les solutions moussantes après application et respecter les dilutions, ne pas utiliser en association avec d'autres antiseptiques.
CARBANILIDES	
CARBANILIDES *Septivon* solution moussante. *Solubacter* solution moussante. *Cutisan* poudre et pommade.	**Effets secondaires :** rarement allergies de contact et photosensibilisation. Les solutions moussantes sont à rincer après emploi.
ALCOOL	
ÉTHANOL Alcool à 70°.	**Effets secondaires :** irritant et asséchant. **Contre-indications :** applications sur les peaux lésées, sur les muqueuses et sur de larges surfaces cutanées; éviter les applications dans les plis.
COLORANTS	
COLORANTS *Éosine* en solution alcoolique à 2 % ; ou aqueuse. *Milian* solution aqueuse ou alcoolique.	**Effets secondaires :** propriétés antiseptiques modestes, coloration affichante des téguments. Utilisés, en solution aqueuse, pour leurs propriétés asséchantes, sur le siège des nourrissons. Intérêt de l'éosine sur les lésions de psoriasis pustuleux.
DÉRIVÉS MÉTALLIQUES	
SULFATE DE CUIVRE *Dalibour* crème, *Dermocuivre* pommade.	**Effets secondaires :** faiblement antiseptiques.
NITRATE D'ARGENT Nitrate d'argent solution à 1 ou 2 %.	**Effets secondaires :** asséchant et caustique, tache le linge de façon indélébile, ne pas utiliser chez l'enfant ni sur de larges surfaces cutanées. Utilisé sur les érosions postbulleuses, ou, sous forme de crayon, très concentré, pour limiter la prolifération de bourgeons charnus.
AMMONIUMS QUATERNAIRES	
AMMONIUMS QUATERNAIRES *Biocidan.* CÉTRIMIDE *Cetavlon.* LOPOBUTAN, DAPABUTAN *Sterlane.*	**Effets secondaires :** irritation, causticité, allergies de contacts. *Ne pas utiliser sur les muqueuses*, ni en association avec les dérivés anioniques ou les savons. Ils sont inactivés par les matières organiques (pus).
DÉRIVÉS ANIONIQUES	
DÉRIVÉS ANIONIQUES POLOXAMÈNE *Alkénide, Dermacide.*	**Effets secondaires :** irritation, allergie de contact, prolifération de *Candida albicans.* Ne pas associer aux ammoniums quaternaires. Faiblement antiseptiques.
PARAHYDROXYBENZOATE DE BENZYLE	
PARAHYDROXYBENZOATE DE BENZYLE *Nisapulvol* poudre, *Nisaseptol* pommade, *Nisasol* solution.	**Effets secondaires :** allergies de contacts.

peuvent être responsables de dermo-hypodermites bactériennes prenant l'aspect d'un érysipèle ; ceci explique que l'antibiotique prescrit pour un érysipèle ne soit pas toujours de la pénicilline G.

Examen clinique

L'ÉRYSIPÈLE DE LA FACE. Après une incubation de 2 à 8 jours, **le début est brusque** avec fièvre à 40 °C, frissons, céphalées, courbatures, puis apparaît un placard rouge, chaud, douloureux, œdémateux, d'extension centrifuge, avec un bourrelet périphérique caractéristique et éventuellement des bulles en surface ; il existe des adénopathies satellites.

L'ÉRYSIPÈLE DES MEMBRES INFÉRIEURS. Il fait suite à une plaie cutanée (intertrigo inter-orteil, ulcère de jambe) ; il existe une grosse jambe rouge chaude, douloureuse, précédée par une forte fièvre et des frissons à début brusque ; les limites sont moins bien définies que sur la face, avec absence de bourrelet périphérique ; il existe fréquemment une lymphangite ; il y a des adénopathies inguinales homolatérales (voir figure 8.3).

Il existe des érysipèles sans fièvre.

Traitement et pronostic

On utilise la pénicilline G par voie IV s'il s'agit d'un érysipèle typique ; en cas de doute sur l'origine streptococcique de l'infection (clinique atypique, ulcère de jambe, etc.) on prescrit un antibiotique

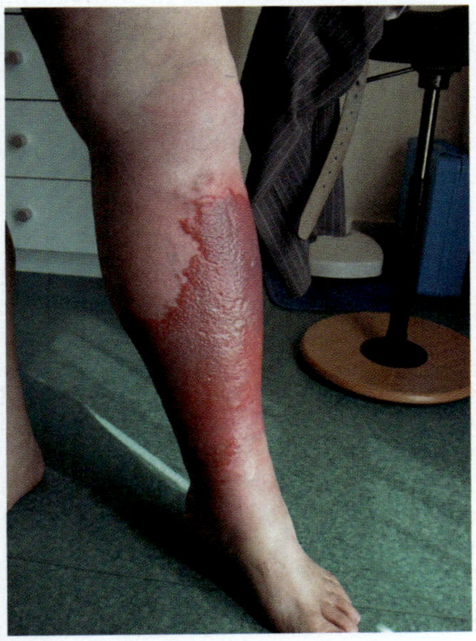

Fig. 8.3 Érysipele.

PROTOCOLE DE SOINS

ÉRYSIPÈLE

M. J., 86 ans, est hospitalisé en urgence pour l'apparition d'une augmentation de volume de la jambe droite, douloureuse, associée à de la fièvre à 39,5 °C ; à l'examen, la jambe droite est chaude, sensible à la pression ; l'érythème est mal limité, on remarque une plaie sale à la face latérale externe de la jambe que M. J. attribue à une chute il y a quelques jours et qu'il a négligée. Le diagnostic d'infection cutanée bactérienne est posé et le traitement est commencé.

– Pose d'une voie veineuse périphérique.
– Prélèvements sanguins comprenant NFS, plaquettes, marqueurs de l'inflammation (VS, CRP, fibrine, électrophorèse des protides), ASLO, ionogramme sanguin, urée sanguine, créatininémie, glycémie et 3 hémocultures systéma-tiques.
– Prélèvements urinaires comprenant ECBU, protéinurie sur échantillon et recueil de la diurèse des 24 heures.
– Prélèvement bactériologique de la plaie de la face externe de la jambe droite.
– *Pénicilline G* 12 à 18 millions d'unités en intraveineux, en 6 perfusions par jour.
– *Lovenox 0,2 mL* sous-cutané une fois par jour.
– Port de gants lors des soins (lutte contre les infections nosocomiales).
– Soins locaux de la porte d'entrée avec un antiseptique.
– Pose d'un cerceau dans le lit pour éviter le contact douloureux des draps avec la peau.
– Vérifier l'état de la vaccination antitétanique.
– Lever autorisé.
– Surveillance pouls, tension artérielle, température, état cutané de la jambe (bulles, rougeur s'étendant au-delà de la limite tracée au marqueur, coloration, purpura, nécrose, sensibilité locale, douleur) toutes les 8 heures.

PROTOCOLE DE SOINS

ÉRYSIPÈLE

Mme S., 46 ans, est hospitalisée depuis 7 jours pour un érysipèle de jambe gauche ; cette patiente a une insuffisance veineuse des membres inférieurs avec un œdème important des jambes et des pieds ; l'antibiotique initialement prescrit par voie veineuse a été relayé per os 48 heures après l'obtention de l'apyrexie.
Mme S. sort le lendemain et demande, un peu inquiète, s'il y a des soins à faire à domicile et des précautions à prendre pour éviter la survenue d'un nouvel érysipèle.

IL EST FONDAMENTAL DE PRÉVENIR LA RÉCIDIVE DE L'ÉRYSIPÈLE ; POUR CELA IL FAUT :

• ***Bien suivre le traitement***
– Insister sur la durée de l'antibiothérapie qui doit être prise sans interruption pendant 3 semaines au total.
– Vérifier une dernière fois l'état de la vaccination antitétanique.
• ***Traiter l'insuffisance veineuse, terrain favorisant le développement d'un érysipèle***
– Port de bas de contention, à mettre le matin avant le lever et à enlever le soir au coucher.
– En position assise, surélever les jambes sur un tabouret bas.
– Favoriser la marche, au rythme de la patiente.
• ***Avoir une hygiène stricte***
– Hygiène rigoureuse des pieds.
– Traiter rapidement toute plaie cutanée de jambe ou de pied, tout intertrigo inter-orteil.

antistaphylococcique type pénicilline M (*Bristopen*), ou *Augmentin* ou encore *Pyostacine*.

Des furoncles récidivants doivent faire rechercher un diabète.

Il faut traiter la ou les portes d'entrée cutanées : soins d'ulcères, de plaies, d'intertrigo inter-orteil, etc.

Anticoagulation préventive en cas d'érysipèle de jambe, par exemple énoxoparine sodique (*Lovenox 0,2 mL*).

Les anti-inflammatoires non stéroïdiens sont formellement contre-indiqués dans l'érysipèle; ils risquent de favoriser l'évolution vers une cellulite nécrosante.

Quel qu'en soit le siège, l'érysipèle récidive souvent (persistance de facteurs favorisants locaux, comme une insuffisance veineuse, un lymphœdème ou des plaies) ; on effectue alors des soins locaux quotidiens, et on conseille une hygiène rigoureuse, voire une antibiothérapie au long cours (*Extencilline* 2,4 millions d'unités en IM toutes les trois semaines).

La vaccination contre le tétanos doit être à jour.

PROTOCOLE D'EXAMEN

PRÉLÈVEMENT BACTÉRIOLOGIQUE D'UNE PUSTULE

Ce prélèvement est effectué avant une éventuelle antibiothérapie et est indiqué devant l'apparition de pustules, qu'elles soient folliculaires ou non folliculaires (non centrées par un poil); il peut selon les suspicions cliniques être demandé à la recherche de champignons (*Candida* ou dermatophyte).

Matériel

- Aiguille sous-cutanée stérile.
- Seringue stérile 2 mL.
- Bon de demande d'examen bactériologique.
- Étiquettes au nom du patient.

Réalisation

- Expliquer au patient l'intérêt et le déroulement de l'examen.
- Installer le patient confortablement.
- Se laver les mains.
- Adapter stérilement l'aiguille sur la seringue.
- Prélever le contenu d'une pustule **sans toucher la peau alentour**, en perçant une pustule avec l'aiguille et en aspirant le contenu avec la seringue.
- Ne pas désadapter l'aiguille de la seringue.
- Désinfecter la lésion.
- Identifier le prélèvement.
- Remplir le bon de laboratoire en précisant l'identité du patient, le service d'origine, le lieu, la nature, la date et l'heure des prélèvements, ainsi que le traitement reçu par le patient, **et surtout que l'aiguille reste en place en raison de la nature du prélèvement** (l'essentiel du matériel à examiner étant dans l'aiguille et non pas dans la seringue).
- Acheminer sans délai le prélèvement au laboratoire de bactériologie.

Transmissions

- Noter la réalisation du prélèvement sur la pancarte et sur le dossier de soins du patient.
- Résultats obtenus en 1 heure pour l'examen direct, en 24 heures pour la culture et l'identification et en 48 heures pour l'antibiogramme.

Furoncles

Définition

Les furoncles sont des folliculites profondes à staphylocoque doré. Ils atteignent électivement l'adolescent et l'adulte jeune. Ils sont favorisés par le diabète (voir figure 8.1).

Les folliculites ou inflammation des follicules des poils, sont le plus souvent superficielles et banales. Dues au staphylocoque doré, elles se caractérisent par des pustules centrées par un poil; elles peuvent atteindre la barbe, on parle alors de **sycosis** staphylococcique; il existe d'autres germes responsables de folliculites (bacille pyocyanique, dermatophytes et *Candida*, etc.), et des folliculites non infectieuses (accidents médicamenteux, acné ou l'infection est secondaire, maladie de Behçet, etc.).

L'anthrax est un agglomérat de furoncles, réalisant un placard inflammatoire avec des signes généraux fréquents.

Examen clinique

Le furoncle se manifeste par l'apparition d'un nodule rouge, chaud et douloureux, centré par un orifice pilaire qui laisse sourdre du pus et par lequel s'élimine le bourbillon jaunâtre correspondant à la nécrose de tout le follicule pilo-sébacé.

Le furoncle est unique ou multiple et siège surtout sur les zones de frottement : cuisses, fesses, épaules et dos.

Le diagnostic est clinique et ne nécessite aucun examen complémentaire, sauf en cas d'indication à un traitement général où un prélèvement bactériologique local est indiqué pour adapter l'antibiotique aux résultats de l'antibiogramme.

Évolution

Elle est favorable sous traitement antiseptique local et antibiotique par voie générale.

La manipulation d'un furoncle favorise la diffusion de l'infection et peut aboutir au visage à la redoutable et gravissime staphylococcie maligne de la face; il faut donc insister sur le fait que l'on ne doit jamais manipuler (tripoter, tenter d'extraire le bourbillon central) un furoncle du visage.

Les furoncles peuvent récidiver pendant plusieurs mois ou années, on parle alors de **furonculose**.

PROTOCOLE D'EXAMEN

HÉMOCULTURES

Définition

Prélèvement aseptique de sang veineux pour l'ensemencement de milieux de culture spécifiques permettant la mise en évidence et l'identification de germes aérobies ou anaérobies, responsables d'une infection.

Conditions

– Avant toute antibiothérapie par voie générale.
– De façon systématique (3 exemplaires au moins, régulièrement réparties sur plusieurs heures ou sur le nycthémère), ou idéalement au moment des pics fébriles et/ou des frissons, parfois au cours d'hypothermie.
– Asepsie rigoureuse.
– Toujours sur prescription médicale ou selon le protocole du service signé par l'équipe médicale.

Matériel

– Antiseptique du type *Bétadine* dermique, sauf si allergie à l'iode, utiliser alors de la chlorhexidine.
– Sérum physiologique.
– 2 flacons à hémoculture : 1 aérobie, 1 anaérobie.
– Un dispositif de prélèvement à hémoculture : tubulure + clamp + 1 aiguille à chaque extrémité.
– Un garrot.
– Une paire de gants stériles.
– Une protection pour le lit.
– Un masque.
– Un sac poubelle.
– Un container à aiguilles.

Technique

– Prévenir le patient et lui expliquer le principe (comme une prise de sang) et l'intérêt de l'examen.
– Vérifier la température du malade au moment du prélèvement et la noter.
– Se laver les mains.
– Mettre le masque (limite la contamination aéroportée).
– Placer la protection sous le bras du patient.
– Désinfecter la zone à ponctionner et les opercules en caoutchouc des flacons à hémoculture.
– Se laver à nouveau les mains.
– Poser le garrot.
– Mettre les gants.
– Ponctionner la veine choisie, clan en position fermée.

• ***Premier temps*** : prendre le flacon aérobie, traverser l'opercule avec l'aiguille à l'autre extrémité de la tubulure, déclamper et remplir jusqu'à la limite indiquée, puis clamper et retirer l'aiguille du flacon.

• ***Second temps*** : remplir le flacon anaérobie, la tubulure totalement purgée, et clamper.
– Retirer l'aiguille du flacon.
– Desserrer le garrot.
– Retirer l'aiguille et jeter le dispositif à prélèvement dans le container.
– Rincer l'antiseptique avec le sérum physiologique.
– Appuyer quelques instants sur la veine ponctionnée avec une compresse sèche.

Transmissions

• ***Noter les prélèvements*** sur la feuille de température et sur le dossier de soins.
• ***Étiqueter les flacons*** et remplir le bon du laboratoire en indiquant :
– Date et heure du prélèvement.
– Numéro de l'hémoculture.
– Température et symptômes.
– Le cas échéant, le traitement antibiotique déjà pris.

• ***Faire parvenir au laboratoire*** les flacons dans les meilleurs délais.

Résultats

– Résultats des cultures avec identification du germe en 24 à 48 heures.
– Antibiogramme en 48 à 72 heures.

NB :

L'antiseptique utilisé pour les bouchons des flacons ainsi que la chronologie de remplissage des flacons (aérobie, anaérobie) peut varier selon les protocoles des laboratoires.

DÉMARCHE INFIRMIÈRE

FURONCLES

M. L., 30 ans, est hospitalisé pour furoncles multiples récidivants du dos, des épaules et des fesses, associés à une fièvre à 38,5 °C. Des prélèvements bactériologiques de plusieurs furoncles et des gîtes microbiens réservoirs sont demandés, ainsi que des hémocultures avant mise sous antibiothérapie générale antistaphylococcique.

Le patient vous demande ce qu'il a et pourquoi on effectue tous ces prélèvements.

Les furoncles sont des infections bactériennes profondes des follicules des poils.

De nombreux facteurs favorisent leur survenue, notamment les frottements répétés et le manque d'hygiène.

Les furoncles récidivent volontiers, il faut alors rechercher un diabète et un portage chronique du germe (un staphylocoque doré) dans certains gîtes qui sont les fosses nasales, les conduits auditifs externes, les plis axillaires, l'ombilic et l'anus.

Il existe de la fièvre chez ce patient, ce qui justifie l'hospitalisation devant le risque de dissémination par voie sanguine de l'infection, et ce qui motive la réalisation des hémocultures.

On fera préciser au patient s'il prend déjà des médicaments et s'il existe des cas semblables dans sa famille ou dans son entourage.

Traitement

TRAITEMENT LOCAL

- **Ne pas manipuler.**
- **Antisepsie locale,** par exemple chlorhexidine sur les lésions 1 à 2 fois par jour, associée à une toilette avec *Plurexid*.
- **Hygiène correcte fondamentale,** avec lavage des mains pluriquotidien lors des situations de la vie courante et brossage des ongles avec un savon antiseptique.
- **Antibiothérapie locale** dans les gîtes réservoirs de staphylocoque (nez, anus, conduits auditifs externes, creux axillaires) 2 fois par jour pendant 3 semaines en cas de furonculose.

Ne jamais manipuler un furoncle de la face.

TRAITEMENT GÉNÉRAL

- **En présence de fièvre,** l'hospitalisation s'impose.
- **Il est indiqué en cas de furoncles multiples, de furoncle médio-facial, de terrain débilité,** ou en cas de **furonculose**; on choisi un antibiotique antistaphylocoque doré, *Pyostacine* 2 à 3 grammes par jour.
- **En cas de furonculose, on recherchera un diabète associé,** une prise de corticoïdes au long court, un contage familial, un déficit immunitaire chez l'enfant.

La mupirocine est un antibiotique original, antistaphylococcique existant sous 2 noms : Bactroban *à usage exclusivement hospitalier pour éradiquer le portage narinaire du staphylocoque doré, notamment* Méti-R *et* Mupiderm *disponible en ville pour les infections cutanées bactériennes à staphylocoque doré.*

POINTS CLÉS

Infection du follicule pilo-sébacé :
- toujours rechercher un diabète latent;
- ne jamais manipuler car risque de diffusion gravissime surtout au niveau de la face (**staphylococcie maligne**).

Lymphangite

Définition

Infection lymphatique due le plus souvent à un streptocoque bêta-hémolytique.

Examen clinique

Traînée rouge, chaude et sensible, partant d'une porte d'entrée cutanée (perfusion, plaie, etc.) et se prolongeant ou allant dans la direction d'une adénopathie douloureuse; une fièvre et des frissons sont associés.

Examens complémentaires

- **Élévation des globules blancs** avec majorité de polynucléaires neutrophiles (hyperleucocytose à polynucléaires).
- **Prélèvements bactériologiques** de la porte d'entrée.
- **Hémocultures.**

Évolution

Favorable sous traitement; risque de septicémie.

Traitement

- **Traitement de la porte d'entrée cutanée**; s'il s'agit d'une perfusion, il faut déperfuser le patient et envoyer le cathlon au laboratoire pour mise en culture.
- **Antibiothérapie par voie générale.**

Hydrosadénite

Définition

Infections et inflammations à répétition des glandes sudoripares, génito-pubiennes et axillaires, pouvant laisser des cicatrices mutilantes et réalisant dans sa forme complète la maladie de Verneuil.

Examen clinique

Lésions nodulaires inflammatoires sous-cutanées qui confluent en masses indurées et fibreuses, se fistulisant.

Évolution

Chronique, avec des poussées inflammatoires favorisées par les frottements, le rasage des poils avec possible abcédation extrêmement algique, et évolution cicatricielle.

Traitement

Pas de rasage des poils. Éviter les frottements en portant des vêtements amples.

Soins locaux antiseptiques (compresses alcoolisées). Traitements antibiotiques par voie générale peu efficaces, sulfate de zinc à fortes doses, repos +++.

Drainage et méchage, sous antalgiques, en cas d'abcédation.

Enfin, traitement chirurgical avec exérèse à froid de toute la zone cicatricielle, entraînant parfois des délabrements importants.

Dermatoses virales

9

Dermatoses virales vésiculeuses

Varicelle

La varicelle est due à un virus de la famille des herpès-virus ; c'est une maladie contagieuse de l'enfant, plus rarement de l'adulte.

APRÈS UNE INCUBATION DE 14 JOURS, apparaît une éruption maculeuse érythémateuse rapidement surmontée de vésicules, débutant sur le tronc et le cuir chevelu, puis s'étendant sur les membres et enfin au visage. Les signes généraux sont en règle modérés. Le prurit est intense ; les vésicules sont ombiliquées en leur centre ; elles se troublent puis dessèchent et se recouvrent d'une croûte qui tombe en quelques jours. Il y a trois ou quatre poussées de vésicules, ceci explique la coexistence d'éléments d'âge différent ; des cicatrices sont possibles surtout s'il y a eu grattage.
Un cytodiagnostic d'une vésicule montre des effets viro-induits.

LES FORMES GRAVES SONT RARES : pneumopathie surtout chez l'adulte, formes disséminées chez l'immunodéprimé (sujets sous chimiothérapie antitumorale ; sujets au stade Sida déclaré, etc.), complications fœtales chez la femme enceinte, complications neurologiques.

NE PAS DONNER D'ASPIRINE en raison du possible syndrome de Reye décrit par les Américains (syndrome grave, fréquent en Amérique du Nord, associant une encéphalopathie aiguë et une infiltration graisseuse du foie).

LA VARICELLE EST TRÈS CONTAGIEUSE tant que persistent des vésicules ; le patient ne doit pas être en contact avec des sujets immunodéprimés, ni avec des femmes enceintes.

LE TRAITEMENT comprend une antisepsie locale des lésions cutanées et des antihistaminiques sédatifs pour lutter contre le prurit ; l'aciclovir (*Zovirax*) n'est indiqué que chez l'immunodéprimé, la femme enceinte et dans les formes graves de l'adulte.

PRÉVENTION. Elle concerne les sujets à risque de complications graves :

– immunodéprimés : surtout les enfants (leucémies +++) ;

– femmes enceintes non immunisées.

Éviter tout contact avec un sujet ayant une varicelle ou un zona.

En cas de contage, vaccin vivant atténué : contre-indiqué chez la femme enceinte.

Zona

Le zona est dû à une récurrence, généralement unique, du virus de la varicelle resté quiescent dans les ganglions nerveux sensitifs et réactivé sous l'influence de certains facteurs (âge avancé, immunodépression, stress, fatigue).

L'éruption vésiculeuse sur fond érythémateux est précédée par des sensations de brûlures. L'éruption est typiquement unilatérale, localisée à un ou plusieurs dermatomes (territoire du nerf facial dans le zona ophtalmique, zone rétro-auriculaire dépendante du nerf facial, en hémi-ceinture pour le zona thoracique (figure 9.1) ou abdominal, dans le territoire d'une racine du sciatique au membre inférieur

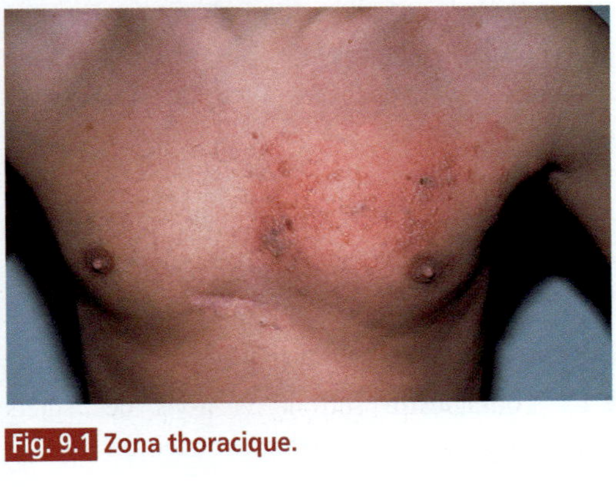

Fig. 9.1 Zona thoracique.

PROTOCOLE DE SOINS

ZONA THORACIQUE

M. A., 70 ans, est hospitalisé en chirurgie viscérale pour une cure de hernie inguinale droite; depuis 3 jours, il ressent une brûlure hémithoracique gauche et a remarqué, depuis 24 heures, l'apparition d'une rougeur et de petites cloques remplies d'un liquide clair; Mme A., en accord avec le chirurgien, a donné a son mari une pommade qui n'a eu aucune efficacité; après avis dermatologique, le diagnostic de zona thoracique gauche est finalement porté et les soins commencés.

OBJECTIFS

- Raccourcir l'évolution de l'éruption.
- Éviter la surinfection locale.
- Diminuer les douleurs.
- Éviter la contagion, notamment des femmes enceintes et des sujets immunodéprimés.

MATÉRIEL

- Antiseptique local type *Chlorhexidine.*
- Nitrate d'argent solution à 1 %.
- Gants non stériles à usage unique.
- Compresses stériles.

TRAITEMENT LOCAL

- Il doit être effectué avec des gants non stériles à usage unique.
- Antisepsie locale avec la chlorhexidine, deux fois par jour.
- Séchage des lésions suintantes avec la solution de nitrate d'argent à 1 %.
- Laisser à l'air.
- Le *Zovirax* crème dermique n'a pas d'intérêt ici.

TRAITEMENT GÉNÉRAL

- Antalgiques standards type *Di-Antalvic* 6 par jour.
- L'aciclovir (*Zovirax*) en comprimés n'a pas d'intérêt chez ce patient immunocompétent; il n'a par ailleurs pas d'intérêt sur l'évolution de l'éruption ni sur la prévention des algies postzostériennes à ce stade de l'éruption.
- Le valaciclovir *(Zelitrex)* a reçu une AMM pour la prévention des douleurs associées au zona chez le sujet immunocompétent de plus de 50 ans; son intérêt essentiel réside dans une meilleure biodisponibilité que l'aciclovir. *Idem* pour le famciclovir *(Oravir)*
- Les antihistaminiques sédatifs type *Atarax* 25 mg le soir peuvent être utiles, en l'absence de contre-indications (obstacle prostatique et glaucome).

Le patient reste contagieux tant qu'il y a des vésicules et ne doit pas entrer en contact avec des femmes enceintes, ni avec des sujets immunodéprimés.

(figure 9.2); les vésicules se troublent en quelques jours puis forment une croûte qui s'élimine en 1 à 3 semaines; le zona peut être purpurique, hémorragique ou nécrotique.

Le zona peut se localiser à l'œil, le recours à un ophtalmologiste est obligatoire pour l'examen de la cornée (voir Cahier n° 23, *Ophtalmologie*, 4e édition, 2007).

LES DEUX PROBLÈMES POSÉS PAR LE ZONA sont :

- **La contagiosité** surtout vis-à-vis des sujets immunodéprimés et des femmes enceintes.

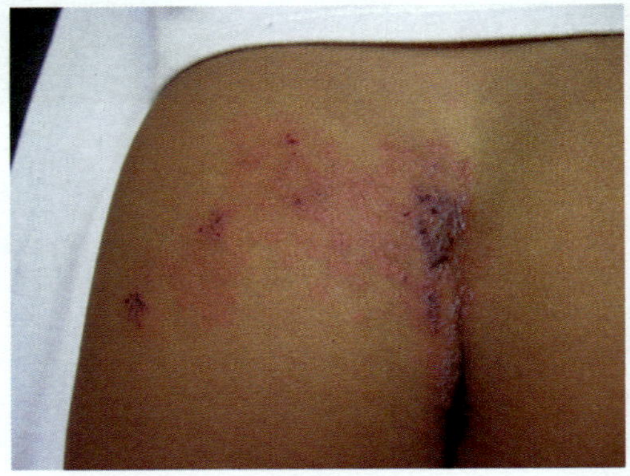

Fig. 9.2 Zona.

- **La survenue de douleurs résiduelles extrêmement invalidantes,** sur lesquelles il n'est pas prouvé que l'aciclovir ou la corticothérapie aient une action préventive. Actuellement deux antiviraux ont l'AMM pour la prévention des douleurs postzostériennes chez l'adulte > 50 ans, le valaciclovir *(Zélitrex)* et le famciclovir *(Oravir)*, à débuter dans les 72 premières heures de l'éruption. Un cytodiagnostic d'une vésicule montre des effets viro-induits; l'examen de référence en cas de doute reste la culture virale, positive en 48 heures.

LE TRAITEMENT comporte une antisepsie locale des lésions, des antihistaminiques sédatifs et des antalgiques; l'aciclovir n'est indiqué que dans les formes diffuses à un stade précoce et chez l'immunodéprimé.

Herpès

L'herpès est dû à un virus (*Herpes simplex virus* ou HSV) dont il existe 2 types; le type 1 (HSV-1) responsable des atteintes labiales et oculaires et le type 2 (HSV-2) responsable des atteintes génitales. La contamination est directe dans la majorité des cas.

LA PREMIÈRE PHASE ou primo-infection passe le plus souvent inaperçue; ailleurs elle réalise une symptomatologie bruyante.

- **HSV-1** provoque une gingivo-stomatite aiguë fébrile très douloureuse accompagnée d'adénopathies cervicales; une localisation oculaire réalisant une kératite est possible; le recours à l'ophtalmologiste est obligatoire pour l'examen de la cornée (voir Cahier n° 23, *Ophtalmologie*).
- **HSV-2** donne un tableau très bruyant chez la femme avec vulvo-vaginite aiguë très douloureuse; chez l'homme le tableau est moins intense

et souvent confondu avec une récurrence; c'est une maladie sexuellement transmissible.

L'HERPÈS EST MARQUÉ PAR SON CARACTÈRE RÉCURRENT, toujours au même endroit (labial le plus souvent, avec éruption vésiculeuse en bouquet sur fond érythémateux). En effet, l'organisme humain ne se débarrasse pas définitivement du virus qui reste quiescent dans les ganglions sensitifs nerveux du territoire cutané initialement atteint (ganglion de Gasser après infection orale, ganglions sacrés après infection génitale) et se réexprime spontanément ou souvent à la faveur de facteurs favorisants bien connus du patient (stress, fièvre, soleil, fatigue, menstruations, etc.).

Chez les sujets immunodéprimés, notamment au stade Sida déclaré, l'herpès peut donner des ulcérations cutanées d'évolution chronique.

Une forme particulière à connaître est l'herpès digital, fréquent chez le personnel paramédical, qui réalise une inflammation douloureuse d'un doigt avec souvent vésiculo-pustules profondes, confondu avec un panaris banal. Cette localisation est fréquemment responsable de dissémination manuportée, par exemple, sur la cicatrice d'un patient lors du soin de pansement.

LES FORMES GRAVES se voient chez les immunodéprimés, chez les atopiques (risque de survenue de la pustulose varioliforme de Kaposi-Juliusberg), chez les nouveau-nés contaminés par HSV-2 pendant l'accouchement lors du passage dans la filière génitale.

Il faut connaître la redoutable encéphalite herpétique, pouvant survenir lors d'une primo-infection, d'une récurrence ou en dehors de toute infection herpétique visible. On doit être attiré par les attitudes bizarres du patient (hallucinations +++) associées à de la fièvre. Le traitement intraveineux par *Zovirax* est une extrême urgence en raison de la rapidité avec laquelle HSV-1 détruit les cellules nerveuses.

Un cytodiagnostic d'une vésicule ou d'une érosion muqueuse postvésiculeuse objective des effets viro-induits; on peut par immunofluorescence directe dire s'il s'agit d'HSV-1 ou 2.

LA CULTURE AVEC TYPAGE DU VIRUS RESTE L'EXAMEN DE RÉFÉRENCE. La sérologie n'a d'intérêt que lors d'une primo-infection.

TRAITEMENT

- **Antisepsie locale** par bains d'*Eludril* trois fois par jour après les repas.
- **Anesthésie** des lésions muqueuses par application de *Xylocaïne visqueuse* sur les lésions ulcérées 1/2 heure avant les repas.
- ***Ulcar*** un comprimé ou un sachet trois fois par jour à distance des repas (2 heures après).
- **Aciclovir** (*Zovirax*) local, *per os* ou intraveineux suivant la gravité du tableau clinique.
- **Valaciclovir ou famciclovir** *per os* en fonction de l'intensité des symptomes.

La sévérité de l'herpès dépend de la qualité des défenses immunitaires (++ immunité cellulaire) du patient.

Syndrome mains, pieds, bouche

Maladie due à un virus Coxsackie, survenant chez l'enfant. Les vésicules siègent sur les mains, les pieds et dans la bouche; l'évolution se fait spontanément vers la guérison en quelques jours.

Herpangine

Angine vésiculeuse due à un virus Coxsackie. L'évolution se fait vers la guérison spontanée en quelques jours.

Dermatoses virales tumorales

Verrues et condylomes

Une tumeur cutanée est une lésion en relief, témoignant d'une prolifération cellulaire; ce terme ne préjuge en rien du caractère bénin ou malin de la lésion. En l'occurrence, les verrues, les condylomes acuminés et les molluscum contagiosum sont des tumeurs bénignes viro-induites.

Définition

Les verrues et les condylomes sont des lésions cutanées et muqueuses bénignes épidermiques associant à des degrés divers végétations et hyperkératose. Ils sont dus à des virus du groupe papillomavirus (HPV), dont il existe plus de 70 types différents.

Toute partenaire d'un homme ayant des condylomes et toute femme ayant des condylomes doivent subir un examen gynécologique avec colposcopie et frottis cervical.

Épidémiologie

Les verrues sont fréquentes chez l'enfant; leur survenue est favorisée par les contacts en atmosphère humide notamment par la fréquentation des piscines; leur extension est favorisée par les microtraumatismes responsables d'une auto-inoculation.

Les condylomes acuminés sont des lésions le plus souvent sexuellement transmises (il existe des contaminations manuportées à partir de verrues vulgaires des doigts). Chez la femme, **un examen gynécologique au spéculum est indispensable** afin de dépister les lésions du col de l'utérus pouvant évoluer vers des dysplasies et un cancer du col de l'utérus. Le risque dépend du type de virus transmis.

Clinique

Les verrues vulgaires sont les plus fréquentes. Elles réalisent de petites tumeurs cornées, sèches, grisâtres, de taille variable, de surface irrégulière, volontiers végétantes. Elles siègent aux membres, en particulier en regard des zones d'extension des articulations.

Les verrues plantaires ou myrmécies siègent aux points d'appui plantaires (figure 9.3). Elles réalisent de petites lésions grisâtres, rugueuses, limitées par un sillon périphérique et très douloureuses. Les verrues plantaires en mosaïque sont plus superficielles, plus étendues et localisées plus volontiers en dehors des zones d'appui. Le grattage des verrues laisse apparaître une zone translucide bien limitée, marquée par des ponctuations noires permettant de faire la différence avec un durillon ou un cor.

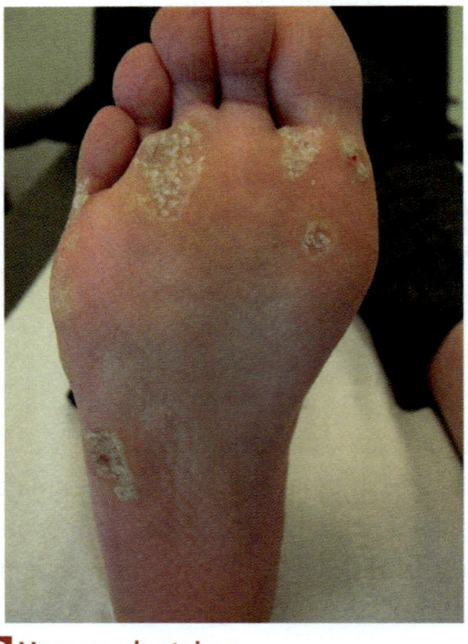

Fig. 9.3 Verrues plantaires.

Les verrues planes siègent volontiers sur le visage, les avant-bras et les mains. Ce sont des petites papules plates, lisses, de la couleur de la peau normale ou jaunâtres, volontiers multiples. Des verrues planes disséminées pouvant évoluer vers des cancers cutanés réalisent l'épidermodysplasie verruciforme, affection héréditaire transmise sur le mode récessif autosomique.

Les condylomes acuminés sont des végétations vénériennes transmises au cours des rapports sexuels; ce sont de petites masses aplaties transversalement « en crête de coq », grenues ou végétantes. Leur siège est habituellement génital et/ou anal. Il faut retenir que ces lésions transmises sexuellement peuvent donner chez la femme des dysplasies du col évoluant vers des cancers du col de l'utérus.

Prévention

Il existe un vaccin contre 4 papillomavirus oncogènes (HPV 6, 11, 16, 18) non remboursé (en 2007) indiqué pour la prévention des dysplasies de haut grade et les cancers du col de l'utérus ainsi que les verrues génitales externes dues à ces virus. Le schéma recommandé est de 3 injections (0, 2 et 6 mois). L'indication est fondée sur la démonstration de l'efficacité du vaccin chez les femmes de 16 à 26 ans et sur l'immunogénicité (la fabrication d'anticorps spécifiques après vaccination) chez les enfants et adolescents de 9 à 15 ans.

Examens complémentaires

Le diagnostic est clinique. Une histologie peut-être réalisée dans les cas douteux.

La biologie moléculaire permet de typer les HPV et de leur donner un numéro (actuellement plus de 70 types différents). Ceci a un intérêt en recherche clinique car certains types d'HPV (HPV 16, 18, 33, 35) sont plus fréquemment associés à l'apparition de cancers surtout pour les lésions du col de l'utérus et pour l'épidermodysplasie verruciforme.

Évolution

L'évolution des verrues vulgaires est imprévisible.

La régression spontanée est fréquente, surtout chez l'enfant, favorisée par la suggestion : les verrues peuvent guérir toutes seules ce qui explique l'étendue des remèdes ayant « prouvé » leur efficacité.

La persistance ou la multiplication sont favorisées par les microtraumatismes responsables d'auto-inoculation.

Traitement

Verrues

L'évolution imprévisible des verrues rend l'interprétation des résultats thérapeutiques difficile ; la **possible régression spontanée** des verrues permet de comprendre la quantité de remèdes décrits comme pouvant guérir les verrues.

Il n'existe pas de drogue spécifique contre les papillomavirus ; le traitement repose sur la destruction des lésions.

Cette destruction s'effectue le plus souvent avec le froid, c'est la cryothérapie. Un coton monté sur un petit bâton de bois est trempé dans l'azote liquide puis appliqué sur la verrue jusqu'à en obtenir le blanchiment complet ; une phlyctène peut apparaître dans les jours qui suivent ; cette bulle doit être découpée stérilement, emportant ainsi la verrue nécrosée. L'azote et le bâtonnet utilisés pour un patient sont jetés après utilisation, en effet le froid ne détruit pas le virus.

L'utilisation d'un *Cryac* est plus hygiénique et se généralise. L'azote liquide est probablement peu efficace sur la plante des pieds.

La cryothérapie est douloureuse. Elle provoque des cicatrices si les applications d'azote ont été trop longues ou trop appuyées.

Une méthode simple consiste à faire un pansement occlusif 24 heures sur 24 avec un ruban adhésif non poreux, pendant plusieurs jours (type *Blenderm*).

On peut s'aider d'un décapage chimique par vaseline salicylée à forte concentration (jusqu'à 50 %) sous pansement la nuit, en protégeant la peau périlésionnelle avec un vernis incolore. Toutes les autres méthodes (homéopathie, « remèdes de grand-mère », etc.) n'ont pas fait la preuve de leur efficacité de façon certaine mais sont évidemment les bienvenues en association aux autres techniques.

Le traitement des verrues plantaires comprend un premier temps de décapage manuel avec une lame (n° 15) de bistouri.

On évitera le plus possible le recours à des thérapeutiques plus invasives et uniquement, en cas de résistance aux autres traitements, de récidives ou de lésions très étendues : électrocoagulation, laser, chirurgie ; il faut se méfier des exérèses trop profondes génératrices de cicatrices et de durillons.

Il semble que plus le dermatologue est expérimenté, plus il est attentiste vis-à-vis des verrues vulgaires.

Condylomes acuminés

Les condylomes génitaux sont toujours traités, soit par topique (podophylline qu'il ne faut pas oublier de rincer quelques heures après l'application, ou podophylotoxine 0,5 % moins irritante, en application biquotidienne pendant 3 à 5 jours), soit le plus souvent par électrocoagulation ou laser ou maintenant par la crème *Aldara*.

Le patient sera revu régulièrement, jusqu'à guérison complète. On s'aide d'acide acétique 5 % en application locale pour dépister les lésions peu ou pas visibles, en effet l'acide acétique fait blanchir les condylomes. Le patient sera prévenu du caractère sexuellement transmissible des lésions. Il devra prévenir sa/son ou ses partenaires qui devront consulter un dermatologue ou un gynécologue. Le patient aura des rapports sexuels protégés jusqu'à guérison affirmée par le dermatologue. On fera les sérologies à la recherche d'une autre maladie sexuellement transmissible et l'on recommandera au patient un dépistage de l'infection VIH.

Molluscum contagiosum

Ce sont de petites tumeurs bénignes dues à un pox-virus et touchant surtout l'enfant et le patient ayant un Sida (figure 9.4) ; les molluscum contagiusum forment de petites papules rosées ou

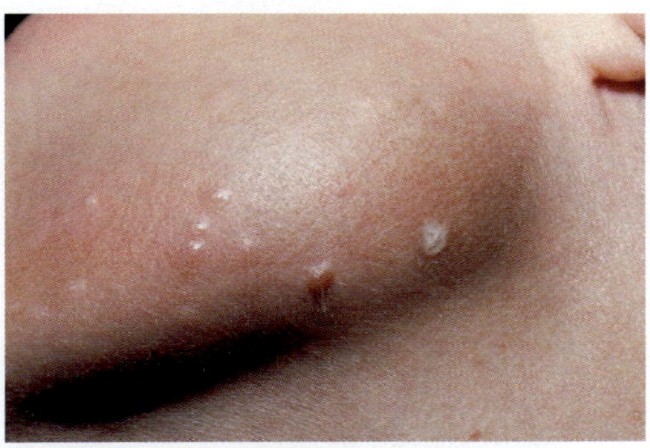

Fig. 9.4 ***Molluscum contagiosum*** **; noter le caractère ombiliqué des vésicules.**

translucides, avec une ombilication centrale caractéristique. Leur topographie est variable (visage chez le patient atteint du Sida, plis, périnée, paupières chez l'enfant), leur disposition régionale par auto-inoculation (rôle du rasage favorisant la dissémination sur le visage).

LE TRAITEMENT se fait soit par destruction par le froid (cryothérapie comme pour les verrues), soit moins souvent par curetage à la curette sous anesthésie locale par crème *Emla* appliquée 2 heures avant le geste, sous occlusion par pansement. Le patient sera revu régulièrement pour s'assurer de la disparition des lésions et de l'absence de récidive. Une abstention est possible chez l'enfant du fait de la régression spontanée des lésions avec le temps.

Mycoses cutanées et muqueuses 10

Candidoses

Les candidoses sont des infections cutanées, voire viscérales, provoquées par des champignons du genre levures du genre *Candida*.

Facteurs favorisants

Candida albicans est quasiment la seule espèce pathogène en dermatologie ; il est normalement présent dans le tube digestif, sur les muqueuses et sur la peau altérée ; **il n'est pas présent sur la peau saine**. *Candida albicans* peut se multiplier et devenir pathogène, c'est-à-dire provoquer une maladie que l'on nomme candidose, sous l'influence de différents facteurs locaux ou généraux.

Les facteurs favorisant le développement de *Candida albicans* sont :

LOCAUX

- **Macération** (plis).
- **Irritation**, pH acide (muqueuses).
- **Sécheresse buccale** (syndrome sec, médicaments anticholinergiques, séquelles de radiothérapie).

GÉNÉRAUX

- **Très jeune âge.**
- **Altération de l'état général.**
- **Influences hormonales** (grossesse, diabète).
- **VIH, immunosuppression.**
- **Médicamenteux** (antibiotiques à large spectre ; œstroprogestatifs, corticoïdes, immunodépresseurs).

Examen clinique

Candidoses muqueuses

BUCCALE ET PÉRIBUCCALE

- **Le muguet** est une atteinte diffuse de la cavité buccale qui est érythémateuse, douloureuse et recouverte de dépôts blancs crémeux « lait caillé », surtout chez le nourrisson.
- **Glossite** : atteinte de la langue qui est rouge, dépapillée, sèche et douloureuse.
- **Perlèche** : érythème fissuraire des coins de la bouche.

ANALE. La candidose est une des causes les plus fréquentes de prurit anal. Une anite douloureuse peut l'accompagner. Elle s'associe souvent à un foyer digestif.

VULVO-VAGINALE. Cause la plus fréquente de prurit vulvaire avec érythème, œdème, dépôts blanchâtres et vaginite douloureuse responsable de leucorrhées. Parfois simple érythème chronique.

GÉNITALE MASCULINE. Atteinte du gland ± du prépuce (balanite ± posthite) qui est rouge vernissé et recouvert d'un enduit blanchâtre ; parfois urétrite associée.

Les atteintes des muqueuses génitales peuvent se transmettre sexuellement mais surviennent le plus souvent sans contage sexuel.

Candidoses cutanées

Elles touchent essentiellement les plis.

GRANDS PLIS. Nappes érythémateuses humides, recouvertes d'un enduit blanchâtre, symétriques de part et d'autre du fond du pli où l'atteinte est maximale, à limites périphériques émiettées, avec semis de pustulettes ; les plis interfessier, sous-mammaires, inguinaux et axillaires peuvent être atteints, surtout chez le vieillard, l'obèse, le diabétique (voir photo 12 des planches couleurs).

PETITS PLIS. Interdigitaux des mains, notamment chez la ménagère (rôle favorisant de l'humidité). Inter-orteils.

Candidose unguéale (onyxis)

La région périunguéale est d'abord atteinte, c'est le *périonyxis*. Un léger décollement grisâtre apparaît sur les bords latéraux ou à la racine de l'ongle, lequel peut être atteint ensuite dans son ensemble.

PROTOCOLE DE SOINS

CANDIDOSE BUCCALE

M. M., 65 ans, est hospitalisé pour équilibre de son diabète insulino-dépendant; il est sous antibiotiques depuis une semaine pour une bronchite aiguë; à l'examen clinique, l'interne du service met en évidence une atteinte de la muqueuse buccale, évocatrice d'une candidose, très invalidante, responsable d'une gène à l'alimentation. M. M. est porteur d'un appareil dentaire. Les soins sont commencés après un prélèvement local pour examen mycologique.

OBJECTIFS

– Supprimer les facteurs favorisant la prolifération locale de *Candida albicans*.
– Traiter l'infection buccale, et le probable foyer digestif dont le développement a été favorisé par l'antibiothérapie.

SOINS

• ***Éradication des facteurs favorisants***
– Équilibre du diabète.
– Arrêt, dans ce cas précis, de l'antibiotique.
– Brossage, avec la suspension buvable de *Fungizone*, de la prothèse dentaire puis rinçage dans de l'eau bicarbonatée (bicarbonate de sodium).

• ***Traitement de la muqueuse buccale***
– Bains de bouche avec *Eludril* 3 à 4 fois par jour;
– *Fungizone* suspension buvable, 1 cuiller à café 3 fois par jour, à distance des repas et à laisser au contact de la muqueuse buccale quelques minutes avant d'avaler. Le traitement sera de 15 jours.

• ***Traitement d'un foyer digestif***
On peut associer *Fungizone* 2 capsules 3 fois par jour.

Folliculites

Surtout chez l'héroïnomane, se traduisant essentiellement par des pustules du cuir chevelu.

Examens complémentaires

Un prélèvement mycologique doit être effectué avant toute application d'antifongique.

LE PRÉLÈVEMENT MYCOLOGIQUE, à l'écouvillon sur les lésions suintantes, par grattage et prélèvement d'un fragment d'ongle pour les atteintes unguéales, est pratiqué avant tout traitement.

L'EXAMEN DIRECT montre la présence de spores.

LA CULTURE SUR MILIEU DE SABOURAUD pousse en 24 à 48 heures et précise le genre *Candida* et le nombre de colonies; l'espèce de *Candida* en cause (*albicans* en pratique) est déterminée secondairement.

Évolution

SOUS TRAITEMENT : elle est le plus souvent favorable.

L'EXISTENCE DE RÉCIDIVES doit faire rechercher outre une cause favorisante un foyer méconnu non traité, en particulier digestif.

Certaines candidoses sont chroniques sur certains terrains.

DANS D'AUTRES CONDITIONS, LES LEVURES DU GENRE *CANDIDA* peuvent donner des septicémies avec localisations viscérales (endocarde surtout si prothèse valvulaire, cerveau, rétine, méninges, etc.) surtout chez les immunodéprimés, les héroïnomanes.

Traitement

LE PRÉALABLE INDISPENSABLE est **la recherche d'une cause favorisante**, avec si possible son exclusion.

- **Les candidoses des plis** seront traitées localement. Application locale d'antiseptique (*Bétadine*) sur une compresse, séchage puis imidazolé local.
- **Les candidoses buccales** nécessitent un traitement oral (*Fungizone*, *Daktarin comprimés* ou *Triflucan* chez l'immunodéprimé).
- **Les candidoses cutanées, unguéales et muqueuses superficielles** sont traitées localement : ovules gynécologiques en cas de vaginite, découpage de toute la tablette unguéale décollée et séchage du lit de l'ongle + antifongique local en cas d'atteinte unguéale.
- **Les candidoses viscérales septicémiques** sont traitées par les antimycosiques par voie générale; le *Triflucan* et le *Sporanox* apportent ici un atout considérable et sont utiles dans toutes les candidoses graves, l'amphotéricine B (*Fungizone*) injectable est de maniement beaucoup plus délicat.

Dermatophyties

Les dermatophyties sont des dermatoses dues à des champignons, les dermatophytes, qui se développent exclusivement dans la couche cornée (peau, poils et ongles).

Contamination

- **Soit interhumaine par contact** (espèces anthropophiles) :
  - direct (petites épidémies familiales ou scolaires) ;
  - indirect (linge, sols des douches, piscines, etc.) ;
- **Soit animale** (espèces zoophiles) : chat, cheval, etc.
- **Soit à partir du sol** (espèces géophiles).

Clinique

Atteinte cutanée

Peau glabre

Le dermatophyte réalise une lésion circinée, en plaque, unique ou multiple, prurigineuse, ronde ou ovalaire, de 1 à plusieurs centimètres de diamètre, avec une bordure rouge, vésiculeuse, extensive, parfaitement limitée et un centre plus pâle, érythémato-squameux, parfois quasi normal (figure 10.1).

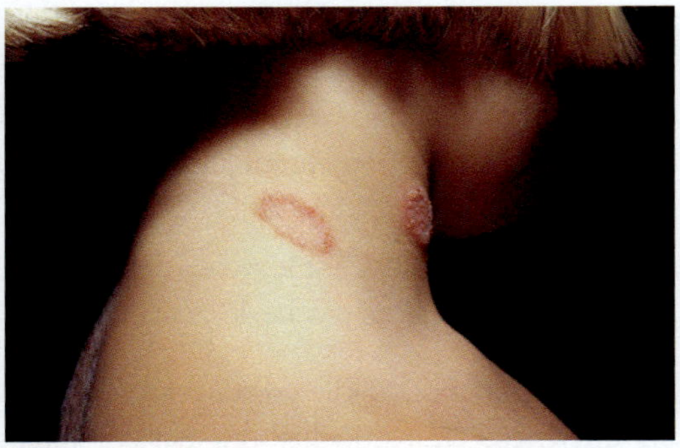

Fig. 10.1 Dermatophytie de la peau glabre (aspect circiné avec bordure vésiculeuse active).

Plis

- **Au pli inguinal** : l'aspect est celui d'une dermatophytie de la peau glabre, avec une bordure nette, vésiculeuse, extensive, et un aspect de guérison centrale.
- **Au pli inter-orteils** : c'est l'intertrigo dermatophytique ou pied d'athlète *(athlete's foot)* : desquamation blanche et sèche des derniers espaces inter-orteils, puis macération blanche et douloureuse. Une atteinte unguéale est fréquemment associée.
- **Puis, peuvent survenir des lésions vésiculeuses** des bords latéraux des orteils, de la plante, des faces latérales et du dos du pied, et plus à distance sur les mains et les doigts, prurigineuses, c'est **la dysidrose.**

Atteinte des poils et des cheveux

- **Teignes du cuir chevelu**

– *Les teignes tondantes* affectent les enfants de 4 à 10 ans et réalisent des plaques d'alopécie de taille variable sur lesquelles les cheveux sont cassés court. Le cuir chevelu est squameux. Elles peuvent guérir spontanément à la puberté. La repousse est constante (figure 10.2).

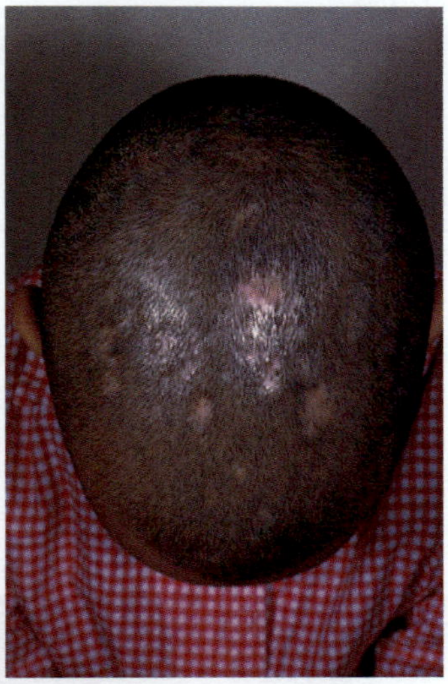

Fig. 10.2 Teigne.

– *Les teignes suppurées* ou *kérions* (+++ dermatophytes d'origine animale) sont plus rares; il s'agit de folliculites dermatophytiques du cuir chevelu qui réalisent un ou plusieurs placards suppurés, croûteux, épais, bien limités, de plusieurs centimètres de diamètre, indolores, sans fièvre, ni adénopathies. Les cheveux s'extraient sans résistance.

PHARMACOLOGIE

ANTIFONGIQUES – I. POLYÈNES

AMPHOTÉRICINE B *Fungizone lotion* (forme locale), capsules et suspension buvable (formes orales), poudre à diluer (forme injectable). NYSTATINE *Mycostatine* comprimés à sucer et comprimés gynécologiques (formes locales), comprimés et suspension buvable (formes orales).	**Indications :** candidoses, mycoses profondes pour la forme injectable. **Traitement :** • *Candidoses buccales et digestives,* stérilisation d'un foyer digestif : forme orale pendant 2 à 3 semaines (3 cuillers à café/j. de *Fungizone* suspension buvable). • *Candidoses cutanées, muqueuses superficielles* (anite, vulvite, balanite), vaginales, unguéales : forme locale pendant 2 à 3 semaines. • *Mycoses profondes, systémiques* à *Candida, Aspergillus*, cryptocoque, etc. : *Fungizone* IV 0,1 mg/kg/j. en perfusion lente, avec augmentation de la posologie par paliers de 0,1 mg/kg jusqu'à un maximum de 1 mg/kg/j.

ACTION

Antimycosiques actifs sur *Candida albicans.*

INDICATIONS

♥♥♥ Candidoses buccales et digestives, stérilisation d'un foyer digestif pouvant entretenir une candidose, notamment buccale ou vaginale.

♥♥♥ Candidoses cutanées, candidoses des muqueuses superficielles, candidoses vaginales, onyxis candidosique.

♥♥♥ Candidoses graves, profondes, septicémiques, et autres mycoses graves, pour la forme injectable.

CONTRE-INDICATIONS

♠♠♠ Pour la forme injectable : grossesse et insuffisance rénale.

PRÉCAUTIONS D'EMPLOI

Dans les formes locales, il faut supprimer les facteurs favorisants et ne pas utiliser de savon à pH acide.

Pour la forme injectable, la poudre est à diluer dans du glucosé à 5 %, et une surveillance stricte, clinique et biologique, s'impose.

EFFETS SECONDAIRES

Les formes orales ne sont pratiquement pas absorbées dans le tube digestif, ne donnant ainsi que de très rares effets secondaires à type d'intolérance digestive.

La forme injectable peut être responsable d'insuffisance rénale, d'hypokaliémie, de toxicité hématologique, de toxicité veineuse et de collapsus.

INTERACTIONS

Avec la forme injectable, sont déconseillés : les médicaments provoquant des torsades de pointes (certains antiarythmiques), les hypokaliémiants, les médicaments néphrotoxiques.

Ces teignes peuvent, en l'absence de traitement, guérir, mais en donnant une alopécie cicatricielle (figure 10.3).

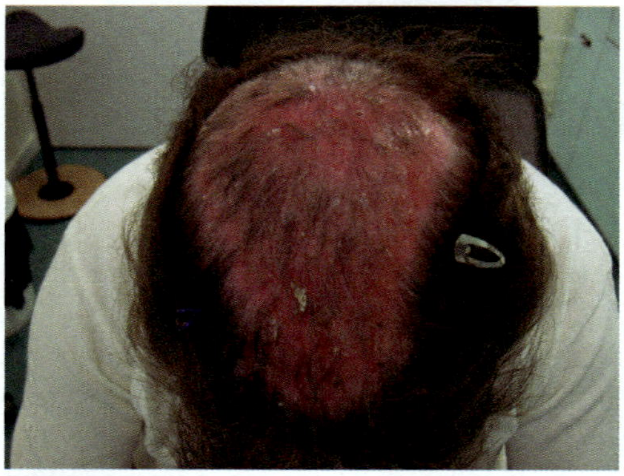

Fig. 10.3 Teigne.

Un prélèvement mycologique doit être effectué avant de traiter une onychomycose par voie générale.

– *Le favus*, s'observe surtout chez des patients originaires d'Afrique du Nord. Il réalise le godet favique, lésion cupuliforme jaunâtre d'un centimètre de diamètre. L'évolution chronique aboutit à une alopécie cicatricielle.

Teignes de la barbe. C'est le sycosis dermatophytique dont l'aspect se rapproche de celui du kérion.

ATTEINTE DES ONGLES. Elle est souvent associée à un intertrigo, en particulier des espaces interorteils.

Elle réalise une atteinte du bord libre de l'ongle, soulevé par un épaississement gris verdâtre qui progresse vers la matrice de l'ongle, lequel devient brun jaune (onyxis) ; puis l'ongle est totalement envahi et devient friable. La peau périunguéale est respectée, il n'y a pas de perionyxis (contrairement aux candidoses).

Examens complémentaires

Prélèvement mycologique par grattage à la curette et **recueil de squames en périphérie des lésions sèches**, à l'écouvillon pour les lésions suintantes, par découpage d'un fragment d'ongle le plus proximal possible pour les lésions unguéales, avec prélèvements de cheveux pour les teignes; examen direct révélant la présence de filaments mycéliens, et culture sur milieu de Sabouraud poussant en 3 semaines.

Traitement

Il est toujours général en cas de teignes.

LOCALEMENT : imidazolés efficaces sur les dermatophytes de la peau glabre; cependant la récidive est fréquente.

GÉNÉRAL : griséofulvine, 1 g/j. pendant 1 à 2 mois dans les teignes, voire 3 à 6 mois en cas d'atteinte unguéale; *Lamisil* 1 comprimé par jour, dans les atteintes unguéales.

Pityriasis versicolor

Le pityriasis versicolor est une mycose cutanée superficielle très fréquente, sans gravité, volontiers récidivante.

La maladie est due à la prolifération de *Malassezia furfur*, champignon saprophyte de la peau; elle se développe essentiellement l'été, favorisée par la chaleur, l'humidité, la macération, les huiles solaires, et est maximum dans les régions séborrhéiques du corps.

Aspects cliniques

De petites taches, de coloration variée, jaune chamois, brunes ou blanches achromiques (**pityriasis achromiant**), rondes, ovalaires, bien limitées, sont recouvertes de petits squames (« pityriasis »), se détachant d'un seul bloc « en copeau ».

Elles siègent sur les régions sternale et interscapulaire, plus dispersées à la base du cou, aux membres supérieurs (régions séborrhéiques).

Elles ne sont pas habituellement prurigineuses.

Examens complémentaires

L'examen à la lumière de Wood montre une fluorescence jaune-verdâtre.

Une bande adhésive transparente (scotch-test) appliquée sur une tache colle les champignons, visibles immédiatement à l'examen, sur verre au microscope, sous forme de grappes de raisin.

La culture mycologique sur huile, rarement nécessaire en pratique, confirme le diagnostic.

Évolution

Les récidives sont dues à la prolifération du champignon chaque fois que les conditions sont favorables.

En cas de forme achromiante, la dépigmentation persiste longtemps après le traitement et la disparition du champignon et la repigmentation se fait avec le temps et les expositions solaires.

Traitement

LA PLACE EST ACTUELLEMENT À UNE THÉRAPEUTIQUE LOCALE permettant de traiter l'ensemble du tégument (*Kétoderm monodose*).

DANS LES FORMES EXTENSIVES ET REBELLES, on peut utiliser une cure brève (10 j.) de *Nizoral*.

PHARMACOLOGIE

ANTIFONGIQUES – II. IMIDAZOLÉS

Formes locales ÉCONAZOLE *Pevaryl* crème, lait, lotion, spray poudre et spray solution. KÉTOCONAZOLE *Kétoderm* crème, gel sachet moussant et gel monodose. MICONAZOLE *Daktarin* gel, lotion et poudre. *Trosyd* crème. OROCONAZOLE *Fongamil* BIFONAZOLE, URÉE *Amycor* *Amycor onychoset* (association) SULFOCONAZOLE *Myk* ISOCONAZOLE *Fazol*	**Indications :** candidoses cutanées et muqueuses superficielles, dermatophyties de la peau glabre, érythrasma, dermatite séborrhéique et pityriasis versicolor pour le *Kétoderm.* **Traitement :** • *Candidoses* : 2 applications/j. pendant 2 à 3 semaines. • *Dermatophyties* : 2 applications/j. pendant 3 semaines. • *Érythrasma* : 2 applications/j. pendant 2 semaines. • *Dermatite séborrhéique* : 2 à 3 fois par semaines en attaque et 1 fois par semaine en entretien avec *Kétoderm* sachet. • *Pityriasis versicolor* : 1 tube de *Kétoderm* monodose à renouveler 15 jours après.
Formes orales MICONAZOLE *Daktarin* comprimés et gel buccal. KÉTOCONAZOLE *Nizoral* comprimés et suspension buvable. FLUCONAZOLE *Triflucan* gélules. ITRACONAZOLE *Sporanox* gélules.	**Indications :** candidoses buccales et digestives pour le *Daktarin,* mycoses, notamment unguéales à dermatophytes, résistantes aux autres traitements pour le *Nizoral,* mycoses profondes des immunodéprimés pour *Triflucan* et *Sporanox.* **Traitement :** • *Candidose digestive* : 6 comp./j. de *Daktarin* pendant 10 jours. • *Onyxis à dermatophyte* : 1 comp./j. de *Nizoral* pendant plusieurs mois, actuellement supplanté par la terbinafine *(Lamisil).*
Formes injectables MICONAZOLE *Daktarin* IV ITRACONAZOLE *Triflucan* IV	**Indications :** mycoses sévères notamment chez l'immunodéprimé.

ACTION
Antimycosiques actifs sur *Candida albicans* et sur les dermatophytes, sauf le *Triflucan* qui est inactif sur les dermatophytes.

INDICATIONS
♥♥♥ Candidoses cutanées et muqueuses, dermatophyties de la peau glabre, érythrasma, dermatite séborrhéique, pityriasis versicolor.
♥♥♥ Candidoses buccales et digestives, onyxis dermatophytique, mycoses profondes des immunodéprimés (candidose digestive, méningite à cryptocoque, etc.).

CONTRE-INDICATIONS
♠♠♠ Association aux AVK et aux sulfamides hypoglycémiants pour le *Daktarin* oral et injectable.
♠♠♠ Grossesse, association à des médicaments hépatotoxiques, à la griséofulvine, pour le *Nizoral.*
♠♠♠ Grossesse et association aux AVK pour le *Triflucan.*
♠♠♠ Grossesse pour le *Sporanox.*

PRÉCAUTIONS D'EMPLOI
Bilan hépatique avant et pendant la durée du traitement par *Nizoral.*

EFFETS SECONDAIRES
Hépatotoxicité du *Nizoral.*

INTERACTIONS
Essentiellement *Daktarin* avec les AVK et les sulfamides hypoglycémiants.

PHARMACOLOGIE

ANTIFONGIQUES – III. GRISÉOFULVINE

GRISÉOFULVINE *Griséfuline* comp. à 250 et 500 mg.	**Indications** : exclusivement les dermatophyties, et principalement les teignes et les onyxis. **Traitement** : • *Teigne* : 1 g/j. chez l'adulte, 10 à 20 mg/kg/j. chez l'enfant, pour 2 mois (durée variable en fonction de l'évolution clinique). • *Onyxis* : même posologie, pour une durée d'au moins 4 mois pour les ongles des mains, et d'au moins 6 à 12 mois pour les ongles des pieds (actuellement supplanté par la terbinafine ou *Lamisil*).

ACTION

Antimycosique, uniquement actif sur les dermatophytes.

INDICATIONS

♥♥♥ Dermatophyties de la peau glabre dont les paumes et les plantes, du cuir chevelu (teignes), de la barbe et des ongles (onyxis).

♥ Utilisation pour ses propriétés vasomotrices et antiinflammatoires dans l'algodystrophie et le syndrome de Raynaud.

CONTRE-INDICATIONS

♠♠♠ Grossesse et allaitement.

♠♠♠ Porphyries.

♠♠♠ Association au kétoconazole et aux autres médicaments hépatotoxiques.

PRÉCAUTIONS D'EMPLOI

Faire une numération sanguine avant et pendant la durée du traitement (uniquement pour les traitements longs), prendre les comprimés au cours d'un repas gras pour en améliorer l'absorption digestive, éviter les expositions solaires et l'ingestion d'alcool.

EFFETS SECONDAIRES

Intolérance digestive, photosensibilisation, troubles hématologiques et risque de déclenchement d'une crise de porphyrie aiguë chez les sujets porphyriques.

INTERACTIONS

La griséofulvine est un inducteur enzymatique, à ce titre elle diminue les taux sanguins de nombreux médicaments, notamment ceux des contraceptifs oraux et des AVK, avec un risque d'inefficacité de ces derniers.

Effet antabuse avec l'alcool.

Toxicité accrue de l'isoniazide.

PHARMACOLOGIE

ANTIFONGIQUES – IV. TERBINAFINE

TERBINAFINE *Lamisil* comprimés. Existe également en crème, spray et en gel.	**Indications :** onychomycose à dermatophytes essentiellement. **Traitement :** 1 comp./j. pendant plusieurs mois (3 à 6 mois, selon la localisation et l'évolution clinique).

ACTION

Antimycosique récent, à large spectre, actif sur les dermatophytes et sur *Candida albicans.*

INDICATIONS

♥♥♥ Onychomycoses documentées à dermatophytes.

CONTRE-INDICATIONS

♠♠♠ Insuffisances rénale ou hépatique.

♠♠♠ Hypersensibilité connue à la terbinafine.

PRÉCAUTIONS D'EMPLOI

Ne pas prescrire en cas de grossesse et chez l'enfant.

EFFETS SECONDAIRES

Intolérance digestive, réactions cutanées graves récemment rapportées (Lyell), élévation des triglycérides.

INTERACTIONS

Digoxine et AVK.

PHARMACOLOGIE

ANTIFONGIQUES – V. VERNIS ANTIFONGIQUES	
CICLOPIROXOLAMINE *Mycoster* 8 % solution filmogène (vernis), existe également en crème à 1 %. AMOROLFINE *Locéryl* 5 % solution filmogène (vernis).	**Indications :** Onychomycoses à *Candida* ou à dermatophytes, sans atteinte de la matrice unguéale. **Traitement :** 1 application/j. pour *Mycoster* vernis, 1 à 2 applications/semaine pour *Locéryl*, pendant 3 à 6 mois selon la localisation et l'évolution clinique de l'onychomycose.

Dermatoses parasitaires 11

Gale humaine

Définition

La gale ou scabiose est une parasitose cutanée due à un acarien : *Sarcoptes scabiei hominis*.

Épidémiologie

La contamination est le plus souvent *directe, interhumaine, par contacts intimes* (mère/enfant, enfants/enfants, rapports sexuels, etc.) ; la contamination indirecte, par la literie ou les vêtements, est beaucoup plus rare.
La gale est une affection fréquente et cosmopolite.

Agent pathogène

La femelle sarcopte adulte mesure environ 300 microns; elle pénètre dans les couches superficielles de l'épiderme où elle creuse un sillon dans lequel elle pond un à deux œufs par jour; les larves naissent en quatre à cinq jours, gagnent la surface de la peau où elles deviennent adultes; le mâle sarcopte, plus petit (200 microns), reste à la surface de la peau, féconde une femelle puis meurt.

Examen clinique

LE PRURIT EST LE SIGNE FONDAMENTAL

– Il est très intense, féroce, maximum le soir.

– Il s'accompagne de lésions spécifiques et de lésions secondaires.

LÉSIONS SPÉCIFIQUES

- **Les sillons :** stries de quelques millimètres de longueur, grisâtres, mieux visibles à la loupe après coloration à l'encre de Chine ; ce sont les lésions initiales, elles correspondent au trajet de la femelle sarcopte dans l'épiderme. Elles siègent surtout aux faces latérales des doigts et à la face antérieure des poignets.
- **Les vésicules perlées :** petites élevures transparentes de la taille d'une tête d'épingle, isolées ou situées à l'extrémité d'un sillon.
- **Les nodules scabieux :** élevures fermes de couleur rouge sombre, très prurigineuses, pouvant persister longtemps après traitement ; ils correspondent à une réaction inflammatoire contre le parasite ; ils siègent préférentiellement dans les plis axillaires, sur les fesses et les organes génitaux externes.

LÉSIONS SECONDAIRES

- **Lésions de grattage**, avec phénomènes d'usure des ongles, témoins de l'importance du prurit.
- **Les chancres scabieux :** papulo-nodules érythémateux, croûteux et excoriés du fourreau de la verge, du gland et du scrotum.
- **Lésions urticariennes.**
- **Eczéma.**
- **Impétigo.**
- **Lichénification.**

LA LOCALISATION DES LÉSIONS ET DU PRURIT est un élément fondamental du diagnostic : faces latérales des doigts, face antérieure des poignets, aisselles, mamelons, ombilic, pubis, organes génitaux externes, fesses et face antéro-interne des cuisses (figure 11.1).

Formes cliniques

Tout prurit, à recrudescence vespérale et nocturne, de topographie antérieure, à caractère familial, est une gale jusqu'à preuve du contraire.

SUJETS À HYGIÈNE CORRECTE : ces lésions peuvent être minimes voire absentes ; *deux signes sont alors importants à considérer :*

- **Le prurit intense** à recrudescence vespérale.
- **Le caractère familial** du prurit.

GALE DU NOURRISSON : des lésions vésiculo-pustuleuses palmo-plantaires et sillons palmo-plantaires s'associent aux signes décrits précédemment. Une atteinte du visage et du cuir chevelu est également possible.

GALE NORVÉGIENNE : forme croûteuse, généralisée, avec atteinte unguéale, peu prurigineuse, survenant chez des sujets immunodéprimés ; c'est une forme extrêmement contagieuse en raison du très grand nombre de sarcoptes, très superficiels, dans l'épiderme du patient; on a rapporté la contamination de tout un service de dermatologie, de l'aide soignante au chef de service, à partir d'un patient atteint de gale norvégienne

La mise en évidence du sarcopte adulte ou de ses œufs est possible après effraction d'un sillon ou d'une vésicule perlée avec une lame de bistouri, raclage, étalement sur lame du matériel recueilli et observation au microscope optique.

Un impétigo du corps, surtout lorsqu'il est prurigineux, doit faire suspecter une gale sous-jacente.

Le diagnostic de gale est clinique. il repose sur :

- **L'existence d'un prurit,** de localisation antérieure, à recrudescence nocturne et à caractère familial.
- **La topographie évocatrice** des lésions.
- **La mise en évidence des sillons.**
- **La mise en évidence du sarcopte** en dermoscopie sous la forme d'un petit delta plane à l'intensité du sillon.
- **Le succès de la thérapeutique,** qui peut être parfois un véritable test diagnostic.

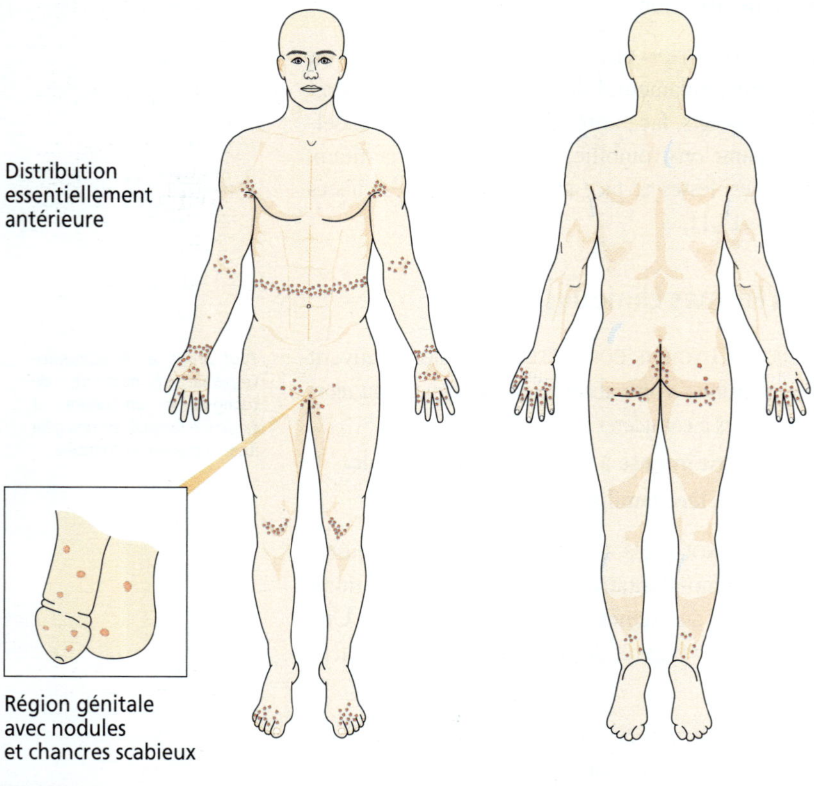

Fig. 11.1 Localisations cutanées des lésions de gale.

Évolution

En l'absence de traitement la gale évolue de façon chronique, indéfiniment.

Les complications sont essentiellement des surinfections cutanées à type **d'impétigo**, favorisées par le grattage; d'exceptionnelles atteintes rénales poststreptococciques ont été décrites.

Un impétigo du corps, surtout lorsqu'il est prugineux, doit faire suspecter une gale sous-jacente.

Après traitement correct, le prurit ne disparaît progressivement qu'en 2 à 4 semaines (il faut en informer le patient).

Si le prurit persiste au-delà de ce délai il peut s'agir :

- **D'une irritation due au traitement** parfois appliqué de manière répétée à la propre initiative du patient.
- **D'une réinfestation** en raison d'un traitement mal conduit.
- **D'une réinfestation** à partir d'un sujet contact non traité.
- **De nodules scabieux** qui peuvent persister plusieurs semaines après traitement et guérison de la gale; ils sont source de prurit; ils disparaissent progressivement, spontanément ou après une corticothérapie locale.
- **D'une acarophobie,** responsable d'un prurit d'origine psychogène, sans lésions spécifiques.

Traitement

Moyens

Ivermectine (Stromectol) : 200 µg/kg en 1 prise orale.

Benzoate de benzyle : *Ascabiol* lotion 10 %. C'est le traitement le plus utilisé et le moins cher.

- **Les effets secondaires** sont essentiellement locaux avec irritation et eczéma.
- **Les effets généraux neurologiques** sont à type de convulsions (rare).

Lindane : *Elénol* crème, *A-Par* aérosol, *Scabécid* crème.

- **Le lindane** est contre-indiqué chez la femme enceinte et le nourrisson.

◗ **Les effets secondaires locaux** sont à type d'irritation et d'eczéma.

◗ **Des effets secondaires neurologiques (convulsions), hématologiques et hépatiques** sont possibles en raison du fort pouvoir de pénétration percutanée du lindane.

Les effets secondaires généraux de ces traitements n'apparaissent que lors du non-respect des temps d'application chez le nourrisson et l'enfant, ou en cas d'application sur une peau lésée, ou lors d'une ingestion accidentelle.

PYRÉTHRINES : *Sprégal* aérosol, *A-Par* aérosol.

◗ **Les effets secondaires sont minimes**; très bonne tolérance mais efficacité probablement inférieure au benzoate de benzyle.

CLOFÉNOMATE OU DDT : *Benzochloryl* lotion.

◗ **Ses effets secondaires généraux** et son efficacité limitée en restreignent l'utilisation.

LES AUTRES PRODUITS (baume du Pérou, vaseline soufrée, crème *Eurax*) sont d'un intérêt secondaire ou tombés en désuétude.

Indications

LE TRAITEMENT doit être appliqué de manière **simultanée à tous les sujets contacts et à toute la famille,** même chez les sujets apparemment indemnes; ces mesures indispensables doivent être expliquées au patient et à son entourage.

◗ **Une hospitalisation** courte s'impose chez les sujets vivant dans des conditions sociales défavorables, ou dans les formes très profuses, ou surinfectées, ou eczématisées.

◗ **Dans les formes surinfectées,** commencer les soins par des bains antiseptiques (*Septivon* ou permanganate de potassium) éventuellement associés à une antibiothérapie générale (pénicilline ou macrolide) pendant environ 48 heures **avant** le traitement antiscabieux.

◗ **Dans les formes eczématisées,** on conseillera l'utilisation d'émollients en bains et de dermocorticoïdes pendant environ 48 heures **avant** de commencer le traitement antiscabieux.

◗ **On conseillera** la prise d'un antihistaminique sédatif (*Atarax*).

◗ **Les ongles** du patient seront coupés court et brossés avec un antiseptique.

◗ **Chez le nourrisson,** on effectue un seul badigeon d'*Ascabiol* rincé au bout de 12 heures de contact.

◗ **Chez l'enfant,** on limitera les temps d'application de l'*Ascabiol* à 12 heures.

ÉVICTION SCOLAIRE JUSQU'À GUÉRISON CLINIQUE des enfants atteints; pas d'éviction pour les sujets contacts.

ON CONSEILLERA L'ISOLEMENT DU PATIENT en chambre seule, et des mesures de prévention élémentaires telles que le port de gants afin d'éviter la contamination du personnel soignant, surtout dans le cas de gales profuses.

PROTOCOLE DE SOINS

TRAITEMENT DE LA GALE

M. H. est hospitalisé pour prurit intense et lésions de grattage localisés aux mains, aux poignets, à la région pubienne et aux fesses. M. H. nous apprend qu'il vit dans des conditions difficiles. L'examen clinique attentif révèle la présence de sillons interdigitaux bien soulignés par la crasse, en raison de l'hygiène défectueuse du patient. Il existe par ailleurs de nombreux nodules sur le fourreau de la verge.
Le diagnostic de gale est posé et le traitement immédiatement entrepris.

J 0 (JOUR DE L'HOSPITALISATION) AU SOIR

• ***Bain tiède antiseptique prolongé***
– *Septivon :* 2 bouchons pour 10 litres d'eau ou permanganate de potassium : 1 sachet de 500 mg pour 5 litres d'eau pour obtenir une coloration rose pâle couleur étiquette d'eau d'Évian.
– Savonnage.
– Surveillance du patient à l'entrée dans le bain car il existe un risque de choc chez les sujets n'ayant pas pris de bain depuis longtemps.

• ***À la sortie du bain*** sur la peau bien rincée et encore humide : 1er badigeon d'Ascabiol lotion 10 % appliquée sur tout le corps ***sans oublier les organes génitaux externes et les plantes des pieds,*** mais en respectant le visage et le cuir chevelu.

• ***Second badigeon*** 10 mn après.

• ***Vêtements propres pour la nuit,*** après séchage des badigeons.

J 1 - LE MATIN

Pas de toilette le matin; en cas de lavage des mains, le patient doit en informer l'équipe soignante pour nouvelle application d'*Ascabiol*.

J 1 - LE SOIR

Nouveau bain suivi d'un 3e badigeon à garder 24 heures.

J 2 - LE SOIR

Bain et rinçage définitif.
Une nouvelle application peut être indiquée une semaine plus tard.

DÉSINFECTION DU LINGE

Linge de corps, linge de toilette et literie seront désinfectés soit par lavage en machine à 60 °C pour ce qui peut l'être, soit par poudrage du linge avec *A-Par* aérosol dans un sac poubelle fermé pendant 48 heures.
On interrogera M. H. pour connaître l'existence de sujets contacts qui devront être traités simultanément.
On signalera le cas de M. H. auprès de l'assistante sociale.

Pédiculoses

Définition

Les pédiculoses sont des parasitoses exclusivement humaines dues à des insectes. Il en existe trois types :

- **La pédiculose du cuir chevelu** due à *Pediculus humanus capitis*.
- **La pédiculose du corps** due à *Pediculus humanus corporis* (figure 11.2).
- **La phtiriase pubienne** due à *Phtirius inguinalis* (figure 11.3).

Épidémiologie

LA PÉDICULOSE DU CUIR CHEVELU est la plus fréquente, elle sévit habituellement chez l'enfant sur un **mode épidémique en milieu scolaire,** mais peut survenir à tout âge et dans tous les milieux. La transmission est strictement interhumaine, le plus souvent directement par contact, ou plus rarement indirectement par l'intermédiaire des peignes, brosses à cheveux, chapeaux, etc.

LA PÉDICULOSE CORPORELLE affecte les **sujets vivant dans des conditions d'hygiène très défectueuses.** Les poux de corps ne se déplacent sur la peau que pour s'alimenter; il se réfugient dans les vêtements où s'effectue la ponte des œufs notamment dans les coutures.

Les poux de corps transmettent le typhus.

LA PHTIRIASE PUBIENNE est transmise directement lors des rapports sexuels, il s'agit d'une maladie sexuellement transmissible (IST).

La prolifération des poux est favorisée par le manque d'hygiène et la promiscuité.

Agent pathogène

Les poux sont des insectes hématophages qui parasitent exclusivement l'espèce humaine et vivent sur le système pileux ou dans les vêtements.

Pediculus h. capitis: long de 3,5 mm et de forme allongée, il parasite les cheveux.

Pediculus h. corporis: long de 4,5 mm et de forme allongée, il parasite les poils du corps et les vêtements.

Phtirius inguinalis: plus communément appelé « morpion ». Plus petit que les *Pediculus*, il mesure 1 à 2 mm de long, il est de forme trapue « en crabe » et il parasite les poils pubiens.

Les lentes, ou œufs des poux, sont fixées aux cheveux ou aux vêtements par un manchon qui les rend très adhérentes à leur support (figure 11.4). Les lentes éclosent en 8 jours et maturent en une quinzaine de jours.

Signes cliniques

PÉDICULOSE DU CUIR CHEVELU : prurit et lésions de grattage plutôt localisés en occipital avec extension à la nuque et derrière les oreilles. **Un impétigo** du cuir chevelu est possible, associé ou non à des adénopathies cervicales notamment postérieures. La mise en évidence de nombreuses lentes +++, petits sacs ovalaires blanc gris à jaunâtre fermement attachés aux cheveux, affirme le diagnostic; les poux adultes sont rares, inférieurs à 10.

Tout impétigo du cuir chevelu est associé à une pédiculose sous-jacente jusqu'à preuve du contraire.

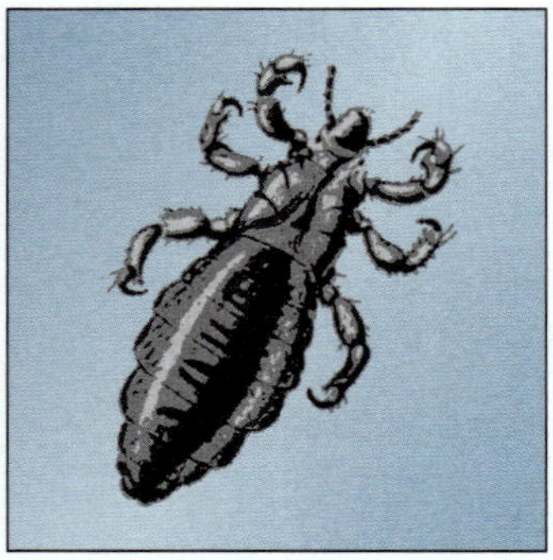

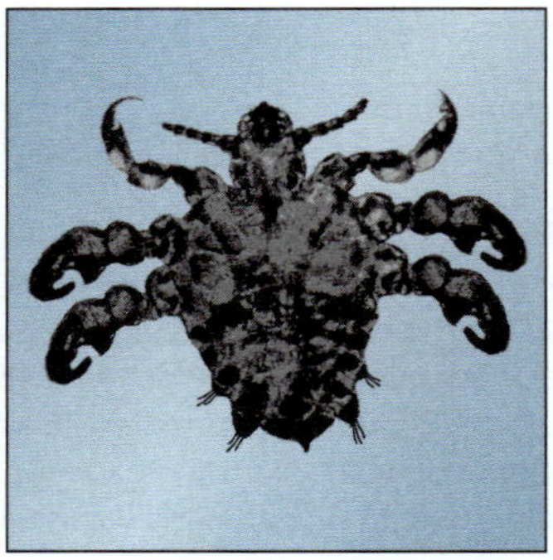

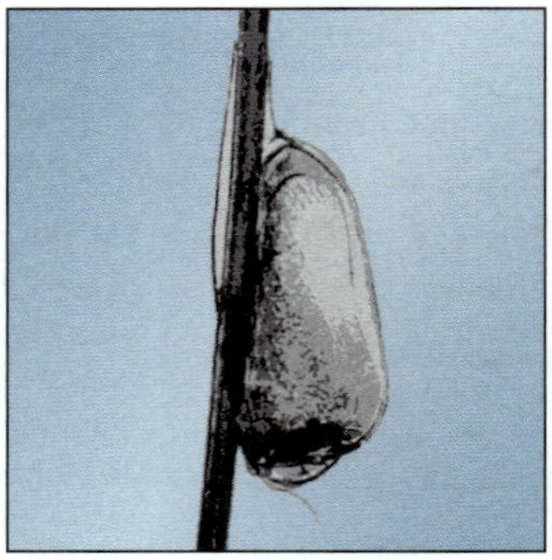

De Gauche à droite :

Fig. 11.2 *Pou de corps* (Pediculus humanus corporis).

Fig. 11.3 *« Morpion »* (Phtirius inguinalis).

Fig. 11.4 *Lente d'un pou de tête.*

PÉDICULOSE DU CORPS : prurit, lésions de grattage et surinfections siègent le plus souvent à la partie haute du dos et peuvent prendre un aspect en pèlerine. Les poux et les lentes sont à rechercher dans les vêtements.

PHTIRIASE INGUINALE : prurit, excoriations, papules urticariennes notamment périombilicales, rares « taches bleues » (macules bleu gris localisées à la partie basse de l'abdomen et aux fesses). Lentes sur les poils pubiens et adultes à la racine des tiges pilaires sont à rechercher à la loupe. D'autres poils peuvent être atteints : dans les creux axillaires, sur la poitrine chez l'homme ; enfin les poils du nez, les poils des oreilles, la barbe, les cils et les sourcils peuvent héberger des parasites.

Traitement

Moyens

LINDANE : *Élénol* crème.

DDT : *Benzochloryl* lotion, *Lentinol* lotion.

Des cas de résistance à ces deux traitements ont été rapportés.

MALATHION : *Prioderm* lotion

- **C'est le traitement le plus actif** sur les poux et les lentes +++.
- **Une seule application** est nécessaire.
- **Effets secondaires cholinergiques** (larmoiement, salivation, diarrhée, convulsions) en cas d'applications répétées chez le jeune enfant ou en cas d'ingestion accidentelle.
- **C'est un produit malodorant.**

PYRÉTHRINES : *Hégor antipoux* shampooing, aérosol, *Heldis* aérosol, *Itax* aérosol, shampooing, *Item antipoux* shampooing, lotion, *Marie-Rose* aérosol, lotion, shampooing, *Nix* crème, *Para Poux* aérosol, shampooing, *Parasidose* aérosol, shampooing, *Pyréflor* lotion, shampooing, *Spray-pax* aérosol.

Produits très utilisés, moins toxiques que les précédents, moins actifs que le malathion, plusieurs applications sont nécessaires. **À n'utiliser qu'après avis médical chez le nourrisson.**

Conduite à tenir

PÉDICULOSE DU CUIR CHEVELU

- **Malathion ou pyréthrine** appliqué raie par raie et gardé 12 heures pendant la nuit sous un bonnet.
- **Le lendemain et les jours suivants** : cheveux peignés soigneusement **de la racine** vers la pointe avec un peigne fin (dont l'espace entre les dents est inférieur au diamètre des lentes), trempé dans de l'eau vinaigrée pour retirer les lentes une à une manuellement ; c'est un travail long et fastidieux mais INDISPENSABLE.
- Les shampooings et répulsifs anti-poux sont inutiles et sources de résistances.
- **Literie, bonnets, écharpes, brosses et peignes, fauteuils, canapés** seront soigneusement lavés ou passés au Spray *A-PAR*.

PEDICULOSE CORPORELLE

Les poux de corps sont à rechercher dans les vêtements du patient.

- **Bain antiseptique et savonnage** (voir précautions dans le paragraphe traitement de la gale).
- **Pyréthrine ou malathion** en lotion 12 heures sur le corps puis bain.
- **Désinfection du linge** +++ soit en machine, soit dans un grand sac pendant 48 heures avec *Aphtiria* poudre.

PHTIRIASE PUBIENNE

- **Port d'un slip poudré** avec *Aphtiria* poudre porté pendant 12 heures.
- **Renouveler** le lendemain et à une semaine.
- **Enlever les lentes** à la pince ou raser les poils (solution la plus simple et la plus efficace).
- **Désinfection du linge** comme précédemment décrit.
- **Recherche et traitement des partenaires sexuels.**
- **Recherche d'une autre maladie sexuellement transmissible** associée.

Dans les formes compliquées de surinfection : soins antiseptiques locaux et discussion d'une antibiothérapie générale (voir traitement de la gale).

PAS D'ÉVICTION SCOLAIRE SI TRAITEMENT. En revanche les élèves au contact d'un sujet contaminé seront tous prévenus, examinés et si nécessaire traités immédiatement afin de rompre la chaîne de contamination.

Piqûres d'arthropodes

Définition

Les arthropodes comprennent essentiellement **les arachnides** (8 pattes) dont font partie les araignées et les acariens (tiques, aoûtats, sarcopte de la gale) et **les insectes** (6 pattes) dont font partie les punaises, les poux, les puces, les moustiques, les mouches, les hyménoptères.

Signes cliniques

Les lésions sont papuleuses ou papulo-vésiculeuses et prurigineuses.

SELON L'INSECTE PIQUEUR ET LE DEGRÉ DE RÉACTION DU SUJET, plusieurs aspects cliniques peuvent se voir :

- **Prurigo.**
- **Papule centrée** par un point de piqûre rouge.
- **Œdème local ou régional,** voire **choc anaphylactique.**

Formes cliniques

- **Réactions allergiques régionales** (œdème de Quincke) ou générales (choc anaphylactique).
- **Surinfections bactériennes** des lésions.
- Transmission d'une maladie infectieuse :
  - la peste par une puce ;
  - le paludisme par un moustique ;
  - les leishmanioses par un moustique ;
  - la fièvre boutonneuse méditerranéenne par une tique ;
  - la maladie de Lyme par une tique.

TOPOGRAPHIE

- **Zones découvertes** pour les moustiques, les taons et les hyménoptères (guêpes, frelons et abeilles).
- **Zones couvertes** pour les puces et les punaises.
- **Plis de flexion et points de striction des vêtements** pour les aoûtats.

DÉMARCHE INFIRMIÈRE

CONDUITE À TENIR DEVANT UNE PIQÛRE D'INSECTE

- Identifier l'insecte piqueur.
- En cas de réaction allergique régionale ou générale : traitement médical urgent.
- Apprécier le risque de transmission d'une maladie infectieuse (piqûre de tique).
- Extraire un éventuel corps étranger (dard, pièce buccale) ou une tique : chauffer le point de piqûre avec une cigarette incandescente.
- Faire une antisepsie locale.
- Un dermocorticoïde et un antihistaminique *per os* sont conseillés après avis médical.
- Vérifier la vaccination antitétanique.
- Rechercher une source de contamination (chien, chat, habitat, nid de guêpes etc.) sur laquelle une action spécifique sera entreprise.

Conduite à tenir en fonction de l'insecte responsable

Les accidents les plus graves sont le fait des piqûres de guêpes, de frelons et d'abeilles.

Guêpes, frelons, abeilles

APPRÉCIER L'INTENSITÉ DE LA RÉACTION

- **Devant des signes de réaction locale** (papule et œdème) :
  - chercher par l'interrogatoire à identifier l'insecte piqueur ;
  - observer la lésion à la recherche du dard dont la présence oriente vers une abeille ; retirer le dard à l'aide d'une pince après avoir désinfecté la peau ;
  - appliquer un antiseptique local ;
  - adresser à un médecin pour une éventuelle prescription d'un antihistaminique *per os* si réaction locale importante.
- **Réaction grave régionale ou générale.**

Prendre le pouls et la tension artérielle.

Savoir reconnaître les signes de gravité :

- urticaire généralisée ;
- gêne respiratoire et gêne à la déglutition témoignant d'un œdème de Quincke ;
- signes de choc.

Mais aussi :

- nombre élevé de piqûres ;
- localisation à la tête et au cou, voire dans la bouche ;
- injection intravasculaire du venin ;
- antécédents allergiques du patient.

EN CAS DE RÉACTION GRAVE, LE TRAITEMENT MÉDICAL EST UNE URGENCE ABSOLUE (*Solumédrol IV*, ou adrénaline +++ en sous-cutanée).

- **La prévention** repose sur des mesures simples : porter des vêtements longs, ne pas manipuler de produits sucrés à l'extérieur, ne pas se vêtir de couleurs vives, ne pas se parfumer.
- **Il existe des trousses d'urgence** en pharmacie contenant des seringues d'adrénaline, antidote de l'anaphylaxie grave, que tous les sujets allergiques au venin d'hyménoptères doivent avoir sur eux dans les situations à risque de piqûres *(Anakit, Anahelp)*.

IL EXISTE DES EXAMENS permettant de confirmer l'allergie au venin d'hyménoptères.

– tests cutanés ;
– dosage sanguin d'Ig E spécifiques (RAST).

IL EXISTE DES TECHNIQUES DE DÉSENSIBILISATION au venin réservées aux patients ayant une allergie prouvée, ces techniques sont effectuées dans des conditions de surveillance stricte en raison des risques d'accidents possibles.

Puces

La puce humaine est un insecte brun rouge de 3 mm de long qui vit dans les planchers et la literie.

Les puces du chat et du chien attaquent facilement l'homme.

Un contact avec un chat ou un chien infecté est donc à rechercher.

Les puces piquent surtout la nuit.

Elles sont exceptionnellement retrouvées sur le corps humain.

Rappelons la transmission possible de la peste à l'homme par une puce de rongeur.

LE TRAITEMENT consiste en une désinfection de l'environnement et en un déparasitage des animaux atteints.

Punaises

Les punaises sont des insectes brun rouge de 5 mm de long.

Les punaises vivent dans la literie, les plinthes, les planchers, une désinfection des locaux contaminés est nécessaire.

Le prurit est, comme pour les puces, surtout nocturne, au contact de la literie.

Araignées

Les variétés présentes en France ne sont pas dangereuses.

Tiques

Ce sont des acariens.

Il ne faut pas arracher une tique car on risque de laisser en place son rostre, entraînant secondairement une réaction inflammatoire à corps étranger. On peut anesthésier la tique en utilisant de l'éther, ou le bout d'une cigarette incandescente qu'il faut laisser agir assez longtemps, puis l'arracher avec une pince à épiler dans le sens de l'axe du corps.

En zone d'endémie, on surveillera l'absence d'apparition dans les jours qui suivent d'un érythème annulaire s'étendant de façon centrifuge autour du point de piqûre et qui signe le 1er stade de la maladie de Lyme. C'est une borréliose transmise par les tiques, nécessitant un traitement antibiotique précoce (*Amoxicilline*).

Larva migrans cutanée

Définition

Dermatose parasitaire due à la migration de larves d'ankylostome (ver rond) dans l'épiderme.

Les larves, présentes sur les sols souillés par les déjections canines, pénètrent activement la peau.

L'homme se contamine en marchant pieds nus ou en s'allongeant sur la plage. Cette parasitose se contracte dans les régions chaudes et humides du globe, principalement en Amérique du Sud et en Amérique centrale (Guyane et Antilles notamment).

Clinique

Les larves ne peuvent pas se développer chez l'homme, elles circulent au sein de l'épiderme et finissent par mourir. Il s'agit d'une impasse parasitaire. La clinique est déterminée par le déplacement des larves dans la peau.

Les larves provoquent des cordons érythémateux, serpigineux, progressant de 3 cm par jour en moyenne. Ces lésions sont très prurigineuses et peuvent être responsables d'insomnie. L'évolution spontanée sans traitement se fait vers la guérison en quelques semaines, plus rarement en quelques mois.

Le caractère très invalidant du prurit et les possibles complications à type de surinfection des lésions, incitent à proposer un traitement.

Traitement

Le meilleur traitement est préventif : ne pas marcher pieds nus et privilégier les endroits des plages tropicales où le sable est nettoyé par le flux des marées ; interposer un matelas mousse entre le sol et le corps car une simple serviette ne suffit pas. L'interdiction aux chiens d'aller sur les plages est bien entendu illusoire.

Traitement curatif.

Il peut être local à base de *Mintezol* ou plus volontiers général notamment en traitement minute avec une seule prise d'ivermectine (*Mectisan*).

Infections sexuellement transmissibles (IST)

12

Depuis 1999, le terme MST est peu à peu remplacé par celui d'IST (infection sexuellement transmissible) car l'expression infection plutôt que maladie prend mieux en compte que le fait que certaines infections sont asymptomatiques.

De nombreuses maladies peuvent être transmises par voie sexuelle, elles ont toutes en commun leur nature infectieuse : l'infection VIH (voir Cahier n° 17, *Maladies infectieuses et infection par le VIH*, 4e édition, 2006) domine ce chapitre en raison de sa gravité ; la syphilis, reste une préoccupation majeure, elle sera envisagée dans ce chapitre, ainsi que les urétrites à gonocoque, à *Chlamydia*, à mycoplasmes et le chancre mou ; les condylomes et l'herpès ont été décrits dans les dermatoses virales.

Syphilis

Maladie infectieuse, due à un tréponème (*Treponema pallidum*) transmis par voie sexuelle et évoluant en plusieurs phases. Le diagnostic précoce et le traitement extrêmement simple par la pénicilline doivent permettre d'éviter les redoutables complications cardiaques et neurologiques de la phase tertiaire.

Clinique

Phase primaire

Elle est marquée, après une incubation de 3 semaines, par l'apparition d'une ulcération : **le chancre.**

LE CHANCRE est une ulcération indolore, superficielle, à fond propre, indurée, unique, de siège génital le plus souvent : gland, sillon balano-prépucial chez l'homme, vulve ou col de l'utérus, passant alors volontiers inaperçu, chez la femme ; il s'accompagne d'un ganglion inguinal unilatéral (« le préfet de l'aine »).

EN L'ABSENCE DE TRAITEMENT l'évolution se fait vers la cicatrisation du chancre, en règle sans cicatrice, et vers la disparition de l'adénopathie, et le passage à la phase secondaire.

Phase secondaire

Elle fait suite à une syphilis primaire non traitée et se caractérise par l'apparition de signes cutanés et muqueux inconstamment associés à des signes généraux (adénopathies, fièvre, etc.). Les signes dermatologiques de la syphilis secondaire sont au premier plan du tableau clinique et sont très polymorphes, ils peuvent mimer quasiment toutes les maladies dermatologiques d'où le surnom de *grande simulatrice* donné à la syphilis secondaire ; ce grand polymorphisme clinique justifie la prescription quasi systématique en hospitalisation d'une sérologie TPHA et VDRL.

La syphilis secondaire peut mimer presque toutes les affections dermatologiques existantes; la réalisation d'une sérologie TPHA-VDRL doit être d'indication très large.

Signes cutanés et muqueux de la 1re floraison

- **La roséole syphilitique** est un érythème maculeux ressemblant à celui de la rubéole, fait de petites macules disséminées, rosées, à la limite de la visibilité, non prurigineuses.
- **Les plaques muqueuses** sont des érosions ou ulcérations buccales et génitales **indolores** et **extrêmement contagieuses**.
- **Une alopécie** en clairière, non cicatricielle et transitoire, peut se voir.

Signes cutanés et muqueux de la 2e floraison

Ces signes sont extrêmement polymorphes et peuvent ressembler à presque toutes les maladies dermatologiques existantes, cependant des éléments sont évocateurs : éléments papuleux, lenticulaires, rouge cuivré avec collerette désquamative en périphérie, non prurigineux, avec atteinte des paumes et des plantes, ce sont les syphilides secondaires (figure 12.1). Ces lésions sont contagieuses.

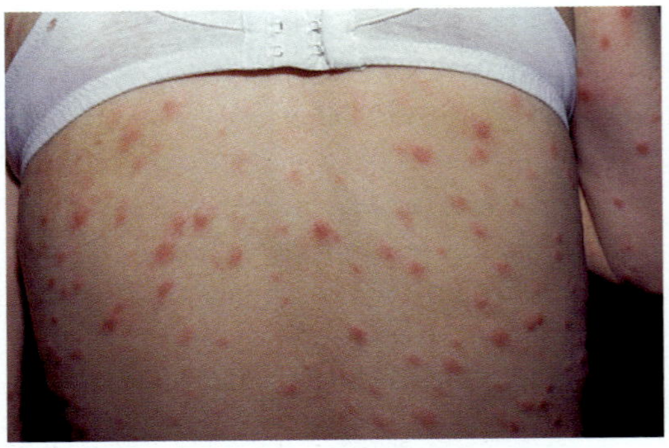

Fig. 12.1 **Lésions lenticulaires, cuivrées, de syphilis secondaire.**

Phase latente

Elle peut durer plusieurs années et est marquée par une absence de signes cliniques et une positivité des sérologies syphilitiques. Elle fait suite à une syphilis primaire ou secondaire non traitée, et précède une possible phase tertiaire.

Phase tertiaire (10 % des syphilis)

C'est le stade ultime de la maladie, émaillé de complications graves cardiaques, aortiques et neurologiques. Elle ne devrait plus être observée si le diagnostic était fait précocement.

Atteinte cardiaque et aortique. Insuffisance de la valve aortique, dilatation de l'aorte ascendante aboutissant un anévrysme.

Atteinte neurologique. Démence avec paralysie générale, méningite, *tabes*, etc.

Manifestations ophtalmologiques : uvéite, signe d'Argyll-Robertson, rétinite.

Manifestations cutanées et muqueuses. Ce sont les gommes syphilitiques : lésions aseptiques profondes, indolores et ulcérées, cutanées et muqueuses.

Examens complémentaires

Prélèvement bactériologique

Il doit se faire au laboratoire sur le chancre et sur les lésions ulcérées de syphilis secondaire pour examen direct au microscope à fond noir à la recherche des tréponèmes pâles mobiles.

Sérologies

Le TPHA et le VDRL sont systématiques; leur positivité dépend de la phase clinique de la syphilis : ils peuvent être négatifs à la phase primaire si l'on est trop proche du début de la maladie, il convient de répéter les sérologies; lors des phases ultérieures TPHA et VDRL sont positifs, sauf le VDRL qui peut être négatif à la phase tertiaire.

Les autres sérologies, FTA et FTA IgM seront demandées au cas par cas.

Traitement

Il est obligatoire (on peut envoyer les autorités de police chercher un patient récalcitrant à se traiter). Il repose sur la pénicilline G en injection intramusculaire (*Extencilline* 2,4 millions d'unités) et est constamment efficace dans les phases primaire et secondaire, peu efficace dans la phase tertiaire. Dans la phase tertiaire on prendra soin lors du traitement par pénicilline de prévenir la réaction d'Herxheimer (fièvre, choc) par une corticothérapie générale.

On associera à toutes ces mesures la recherche et le traitement du ou des partenaires sexuels et la recherche d'autres maladies sexuellement transmissibles.

On surveillera l'évolution des sérologies syphilitiques qui doivent décroître après le traitement.

Points clés

1. ▶ La **syphilis** reste d'actualité avec une augmentation récente de la fréquence.
2. ▶ Les **formes atypiques sont nombreuses** : toute ulcération génitale, toute éruption cutanée, surtout si elle touche les paumes et les plantes, doivent faire rechercher une syphilis.
3. ▶ **Aux stades primaires et secondaires,** la **pénicilline** entraîne rapidement la guérison.

Gonococcie

La gonococcie ou urétrite à gonocoque est la maladie sexuellement transmissible la plus fréquente ; elle est due à une bactérie gram-négatif, le gonocoque.

Clinique

ELLE EST RESPONSABLE D'UNE URÉTRITE s'accompagnant :

- **Chez l'homme,** d'un écoulement purulent jaunâtre et de brûlures mictionnelles.
- **Chez la femme,** d'une vulvo-vaginite, d'une cervicite ; en fait l'infection est le plus souvent **latente**, passant facilement inaperçue et se révélant lors d'une complication.

L'URÉTRITE PEUT ÊTRE LA PORTE D'ENTRÉE D'UNE INFECTION plus étendue et se compliquer :

- **Chez l'homme,** d'une orchi-épididymite avec risque de **stérilité**, d'une prostatite et d'un rétrécissement de l'urètre.
- **Chez la femme,** d'une salpingite avec risque de **stérilité** tubaire, d'une péritonite, d'une périhépatite.
- **Dans les deux sexes, d'une septicémie à gonocoque** avec dissémination du germe notamment à la *peau*, réalisant des pustules sur fond érythémateux, en petit nombre, siégeant surtout aux extrémités (mains, pieds), et aux *articulations*, réalisant une mono, oligo- ou polyarthrite des genoux, des chevilles, des poignets et des doigts.

Examens complémentaires

Mise en évidence du germe par prélèvement local urétral, au mieux directement au laboratoire en raison de la fragilité du gonocoque, pour étude immédiate par examen direct, puis culture avec identification et antibiogramme.

Hémocultures en cas de signes de septicémie, prélèvement bactériologique des pustules cutanées, ponction d'un épanchement articulaire.

RECHERCHE SYSTÉMATIQUE D'UNE AUTRE MALADIE SEXUELLEMENT TRANSMISSIBLE ASSOCIÉE, notamment d'une urétrite non gonococcique ; TPHA, VDRL systématiques, sérologie de l'hépatite B et sérologie VIH proposée.

Traitement

IL REPOSE SUR UNE ANTIBIOTHÉRAPIE, le plus souvent « minute » : une injection intramusculaire de *Rocéphine* 250 mg ; ce traitement permet de diffuser dans les éventuelles localisations pharyngées et anales possiblement associées à l'urétrite et de détruire les gonocoques résistants, problème majeur actuellement.

ON TRAITERA SYSTÉMATIQUEMENT UNE URÉTRITE À *CHLAMYDIA* associée, qu'on ait réussi à en faire la preuve ou non, par cyclines pendant 7 jours.

LES RAPPORTS SEXUELS SERONT ÉVITÉS OU PROTÉGÉS jusqu'à la guérison authentifiée par le dermatologue.

- **Un contrôle clinique** et un nouveau prélèvement bactériologique urétral seront effectués à une semaine pour vérifier la guérison.
- **On recherchera et on traitera le ou les partenaires sexuels du patient.**
- **On rappellera les conseils de prévention vis-à-vis des IST.**

Urétrites non gonococciques

Les urétrites non gonococciques sont des urétrites sexuellement transmissibles dues à d'autres micro-organismes que le gonocoque : *Chlamydia* (*Chlamydia trachomatis*), mycoplasmes (*Ureaplasma urealyticum* et *Mycoplasma genitalum*), *Trichomonas*, etc.

Clinique

CHLAMYDIA TRACHOMATIS est responsable d'une urétrite moins bruyante, notamment chez l'homme, que l'urétrite à gonocoque et souvent asymptomatique, passant inaperçue ; ce caractère peu bruyant et sournois de l'infection à *Chlamydia* explique la fréquence des complications :

- **Orchi-épididymite** avec risque de stérilité et prostatite chez l'homme.
- **Salpingite +++** avec risque de **stérilité tubaire** (70 % des stérilités tubaires sont dues à des infections génitales à *Chlamydia*) et péritonite chez la femme.
- **Syndrome de Fiessinger-Leroy-Reiter,** associant urétrite, conjonctivite et arthrites ; il s'agit d'un syndrome réactionnel à une infection génitale ou à une infection digestive, survenant chez des sujets prédisposés (HLA B 27). Il peut s'accompagner de signes cutanés ressemblant à ceux du psoriasis et de lésions muqueuses à type de balanite érosive.

LES MYCOPLASMES peuvent être responsables d'urétrites chez l'homme (*Ureaplasma urealyticum*).

Examens complémentaires

Le diagnostic repose sur la mise en évidence des bactéries à partir de prélèvements urétraux profonds qui doivent ramener des cellules urétrales ; examen direct des frottis et cultures sur milieux spéciaux. Les sérologies doivent être faites à 15 jours d'intervalle et sont peu rentables (le plus souvent négatives) dans les urétrites non compliquées.

Traitement

- **Il repose sur une antibiothérapie** par azithromycine : 1 gramme en une prise orale.
- **Il comprend le dépistage et le traitement** du ou des partenaires sexuels et le dépistage et le traitement des autres IST.
- **On rappellera les conseils de prévention vis-à-vis des IST.**

Chancre mou

Le chancre mou est une maladie sexuellement transmise due à une bactérie gram-négatif *Haemophilus ducreyi*.

L'INCUBATION est courte et la clinique dominée par l'apparition d'un chancre douloureux, non induré (mou), à fond sale, volontiers multiple, localisé au gland ou au prépuce chez l'homme.

Le chancre s'accompagne d'une adénopathie satellite unilatérale, très inflammatoire, pouvant se fistuliser à la peau (figure 12.2).

LE DIAGNOSTIC de certitude est difficile et repose sur la mise en évidence à l'examen direct et en culture du germe après prélèvement bactériologique de l'ulcération et/ou du ganglion.

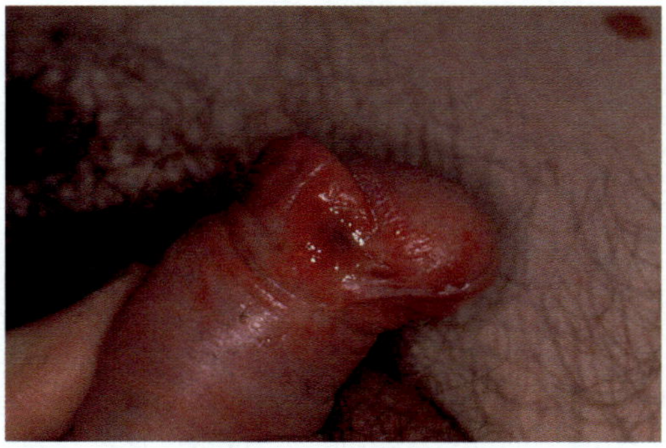

Fig. 12.2 Chancre syphilitique.

LE TRAITEMENT repose entre autres sur l'antibiothérapie par érythromycine 2 grammes par jour pendant 15 jours ; on associe le dépistage et le traitement du ou des partenaires sexuels et le dépistage et le traitement des autres maladies sexuellement transmissibles possiblement associées ainsi que les rappels de prévention vis-à-vis des IST.

Conclusion

De nombreuses autres maladies peuvent être sexuellement transmises, par exemple l'hépatite B, la phtiriase inguinale, la gale, la trichomonase.

LA PRÉVENTION DES IST est fondamentale et passe par une éducation centrée sur les sujets à risque notamment les jeunes.

TOUTE IST PEUT EN CACHER UNE AUTRE ; il convient devant un sujet atteint d'une maladie sexuellement transmise de dépister les autres IST avec toujours en arrière-pensée l'ombre de l'infection VIH demeurant toujours sans traitement curatif à ce jour et presque toujours mortelle, malgré les association d'antirétroviraux.

DÉMARCHE INFIRMIÈRE

CONSEILS DE PRÉVENTION VIS-À-VIS DES IST

Le seconde classe Antoine, 19 ans, appelé du contingent récemment incorporé à l'armée, consulte pour l'apparition récente sur le gland de lésions d'aspect verruqueux; le diagnostic de condylomes génitaux est posé et le médecin explique le caractère sexuellement transmissible de cette affection à papilloma virus, le jeune Antoine se rappelle alors avoir eu des rapports hétérosexuels non protégés dans le mois précédent.

– Les condylomes génitaux sont des lésions virales très contagieuses dues à des papilloma virus (HPV).
– Il s'agit d'une infection sexuellement transmissible (IST); à noter qu'il existe des contaminations manuportées à HPV à partir de verrues des mains par exemple.
– Certains papilloma virus peuvent provoquer des cancers, tout particulièrement **des cancers du col de l'utérus** où ils passent inaperçus; les partenaires sexuelles d'Antoine doivent avoir impérativement un examen gynécologique avec frottis cervical et doivent être suivies régulièrement.
– Il faut rechercher les autres maladies ayant pu être transmises sexuellement et que le jeune Antoine a pu contracter : la syphilis, l'hépatite B, les germes des urétrites (gonocoque, *Chlamydia* et mycoplasmes) et le virus du Sida.
– Expliquer que les condylomes ne sont pas graves pour lui, mais peuvent l'être pour ses partenaires féminines et qu'il a pu contracter une maladie beaucoup plus grave, en ne prenant pas de mesures de prévention.
– L'utilisation du préservatif est impérative tant que la guérison n'a pas été attestée par le dermatologue, et à l'avenir fortement recommandée.
– Les partenaires sexuelles doivent être prévenues par le patient; elles doivent être examinées par un gynécologue à la recherche de lésions du col de l'utérus induites par les HPV et à la recherche des autres IST.

Ulcération muqueuse 13

Ulcération génitale

Une ulcération, ou perte de substance atteignant le derme, ou une érosion de la région génitale sont de fréquents motifs de consultation du dermatologue. La muqueuse génitale masculine peut être le siège de nombreuses affections se manifestant par une balanite (inflammation du gland) ou une balano-posthite (inflammation du gland et du prépuce) érosive ou ulcérée. La muqueuse génitale féminine, du fait de son accessibilité moins grande, est moins volontiers le siège d'ulcération ou d'érosion visibles. Nous envisagerons dans ce chapitre les causes et les premiers soins et examens à réaliser devant une érosion ou une ulcération génitale masculine.

Anatomie et physiologie

La demi-muqueuse du gland, recouverte par le prépuce chez les sujets non circoncis, est le siège d'une production sébacée permanente appelée le **smegma.**

Cette région du gland et du prépuce peut être l'objet d'inquiétudes injustifiées (**irritation** par des toilettes obsessionnelles, **hypertrophie physiologique** des excroissances papillaires de la couronne de gland), mais peut également être le siège d'authentiques pathologies se manifestant souvent par des érosions ou des ulcérations.

Clinique

Les signes cliniques vont d'un simple érythème à une perte de substance plus ou moins profonde du gland, du prépuce ou du sillon balano-prépucial.

LE PREMIER DIAGNOSTIC qui vient à l'esprit devant une ulcération génitale masculine est celui de maladie sexuellement transmissible; de nombreuses autres affections peuvent être responsables :

- traumatisme, brûlure chimique;
- candidose;
- aphtes;
- érythème pigmenté fixe;
- maladie bulleuse auto-immune;
- Stevens-Johnson;
- cancers épithéliaux;
- médicaments (*Foscavir*);
- etc.

PROTOCOLE DE SOINS

ULCÉRATIONS GÉNITALES

M. R., patient sidéen de 50 ans, est atteint d'un lymphome digestif et d'une rétinite à CMV pour laquelle un traitement par Foscavir *a été entrepris. Le patient se plaint d'une irritation à la miction et de brûlures urétrales; il a également une incontinence urinaire occasionnelle surtout nocturne. L'examen clinique met en évidence des ulcérations du méat urétral débordant sur le gland; vous expliquez à M. R. la responsabilité directe du* Foscavir *dans la survenue de ces ulcérations et vous lui expliquez les soins à effectuer.*

MATÉRIEL

- Eau non stérile.
- Compresses non stériles.
- Nitrate d'argent 0,5 %.
- Sac poubelle.
- Étui pénien pour la nuit.
- Pommade grasse type *Vaseline officinale* ou *Mitosyl*.

SOINS

- Rincer à l'eau le gland après chaque miction.
- Sécher à l'aide des compresses.
- Tamponner les ulcérations avec le nitrate d'argent à 0,5 %, plusieurs fois par jour.
- Placer une noix de pommade dans l'étui pénien avant de le poser pour la nuit (la pommade isole la muqueuse de l'urine).

ÉVALUATION

- Diminution de l'œdème, de l'érythème et des brûlures.
- Cicatrisation des ulcérations.

La prévention de telles ulcérations est impérative chez tous les patients ayant du *Foscavir*, dès le début du traitement, en rinçant abondamment la muqueuse génitale après chaque miction et en séchant avec des compresses.

Conduite à tenir

Il convient devant toute érosion ou ulcération génitale de consulter un dermatologue.

Il faut éviter certaines erreurs en attendant cette consultation :

– éviter les toilettes intempestives sources d'irritations;

– ne pas appliquer de topiques sans avis médical;

– ne pas nettoyer les lésions avec un antiseptique de la famille des ammoniums quaternaires (*Biocidan*, *Cétavlon*, etc.) générateurs d'ulcérations muqueuses;

– en cas de suspicion de maladie infectieuse sexuellement transmissible ne pas appliquer de topique risquant de négativer les prélèvements bactériologiques locaux;

– pas de rapports sexuels non protégés.

Ulcération buccale

Une ulcération est une perte de substance atteignant le derme; la cavité buccale peut être le siège de très nombreuses pathologies dermatologiques se manifestant par une ou plusieurs ulcérations buccales. Plusieurs de ces affections sont décrites dans d'autres chapitres; il ne s'agit pas ici de dresser une liste exhaustive des différentes causes d'ulcération de la muqueuse buccale mais d'insister particulièrement sur l'une d'entre elle, les aphtes, et de décrire les soins à effectuer.

Stomatite : inflammation de la cavité buccale ne préjugeant pas de sa cause.

PROTOCOLE DE SOINS

APHTES BUCCAUX

Une femme de 37 ans est hospitalisée pour une poussée de sa maladie de Behçet comprenant une aphtose bipolaire, buccale très invalidante et génitale peu symptomatique, des lésions cutanées de pseudo-folliculites, et des arthralgies. Un traitement de fond de son aphtose par colchicine est discuté et des soins locaux de l'aphtose buccale sont commencés.

Objectifs

– Traitement symptomatique des aphtes buccaux visant à améliorer le confort de la patiente et à permettre une alimentation correcte.

– Instaurer un traitement de fond pour tenter de diminuer la fréquence et l'intensité des poussées (ici, la colchicine est un des traitements de fond possibles).

Soins

– Bains de bouche pluriquotidiens (4 fois par jour) avec un antiseptique, par exemple une solution **aqueuse** de chlorhexidine à 2 %, après les repas, afin de prévenir une surinfection bactérienne des ulcérations.

– Utilisation d'un anesthésique local, *Xylocaïne visqueuse,* sur les aphtes 1/2 heure avant les repas.

– Bains de bouche pluriquotidiens (4 fois par jour, en alternance avec les bains antiseptiques) avec une solution antibiotique de tétracyclines type suspension **aqueuse** de tétracycline à 250 mg pour 5 mL.

– On peut ajouter à ces soins des corticoïdes locaux, *Betnéval* en glossettes 5 à 10 par jour, au début de l'évolution des aphtes, à garder dans la bouche jusqu'à ce que la tablette soit fondue.

Transmissions

– Noter l'évolution de l'état local muqueux (nombre et taille des aphtes, confort de la patiente).

– Noter l'alimentation.

– Noter les soins réalisés et compter le nombre de glossettes de *Betnéval* utilisées.

– Température, pouls et tension artérielle une fois par jour.

Aphtes

Ce sont des ulcérations souvent multiples, bien limitées, recouvertes d'un enduit « beurre frais », entourées d'un halo érythémateux et très douloureuses; les aphtes sont parfois géants. L'évolution se fait spontanément vers la cicatrisation; on connaît des facteurs alimentaires favorisant la survenus des aphtes buccaux (noix, fromage, raisin, etc.), parfois leur survenue est totalement idiopathique bien que souvent à tendance familiale; c'est une affection très fréquente et invalidante.

Le problème essentiel est celui du caractère récidivant des aphtes.

Le diagnostic d'aphte est parfois porté avec excès devant une ulcération buccale. Il ne faut pas méconnaître un herpès et se rappeler que toute ulcération buccale persistante impose un examen histologique et une immunofluorescence directe à la recherche d'une maladie bulleuse, essentiellement un pemphigus.

Parfois, l'aphtose buccale témoigne d'une maladie de Behçet (figure 13.1) ; elle est alors associée à une aphtose génitale, à une uvéite antérieure. D'autres signes cliniques sont possibles : hypersensibilité aux points de piqûre, pseudo-folliculite, érythème noueux, phlébites superficielles et profondes, signes articulaires et neurologiques. Il n'existe aucun examen complémentaire permettant d'affirmer le diagnostic qui est établi sur des critères cliniques. C'est une maladie fréquente chez les sujets méditerranéens et japonais. Son traitement repose sur la corticothérapie générale dans les formes sévères, notamment en cas d'atteinte ophtalmologique.

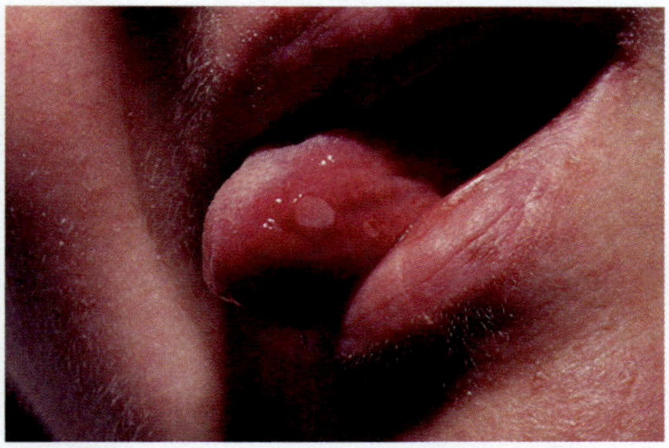

Fig. 13.1 Aphte lingual dans le cadre d'une maladie de Behçet.

Le traitement

Le traitement des aphtes buccaux est difficile et purement symptomatique. Il repose, quelle que soit la cause des aphtes, en premier lieu sur des topiques : anesthésiques locaux, aspirine en bains de bouche, tétracyclines locales, corticoïdes locaux ; en cas de résistance à ces traitements, on peut proposer des traitements généraux au premier plan desquels on trouve la colchicine ; en cas d'échec on propose le thalidomide, très efficace mais tératogène et toxique pour les nerfs périphériques.

Autres causes

Infections virales

- **Herpès.**
- **Zona.**

Maladies bulleuses

- **Pemphigus vulgaire.**
- **Stevens-Johnson et Lyell.**
- **Pemphigoïde cicatricielle.**
- **Pemphigoïde bulleuse.**

Infections bactériennes

- **Syphilis.**
- **Angine de Vincent.**

Causes hématologiques

- **Anémies (Biermer).**
- **Neutropénie.**
- **Leucémies.**

Autres

- **Carcinome épidermoïde.**
- **Lupus érythémateux.**
- **Lichen plan.**
- **Méthotrexate.**

Dermatoses bulleuses

14

Définition

LES BULLES, élevures circonscrites d'un diamètre supérieur à 5 mm et contenant un liquide clair, se forment :

- **Soit par atteinte de la cohésion entre les kératinocytes de l'épiderme ;** ce sont alors des bulles superficielles, facilement rompues, laissant place à des érosions bien limitées.
- **Soit par atteinte de la cohésion entre le derme et l'épiderme** au niveau de la jonction dermo-épidermique ; ce sont alors des bulles plus profondes que les précédentes, moins fragiles, ayant un aspect typique de bulle tendue.

Les systèmes de cohésion de la peau peuvent être lésés par des facteurs traumatiques (le frottement responsable des phlyctènes ou ampoules des mains ou des pieds), par des facteurs chimiques ou thermiques (brûlures), par des facteurs immunologiques (auto-anticorps de la pemphigoïde bulleuse et des pemphigus), par des facteurs médicamenteux, infectieux, etc.

LES BULLES LOCO-RÉGIONALES peuvent être secondaires à :

- **Un traumatisme** (frottements répétés entraînant l'apparition d'une phlyctène).
- **Une brûlure** chimique, électrique, thermique ou par radiations ionisantes.
- **Une infection,** notamment à *Staphylocoque doré* (impétigo, épidermolyse staphylococcique aiguë de l'enfant).
- **Une photosensibilisation,** avec atteinte des régions photo-exposées : médicaments par voie générale ou topique, dermite des prés, porphyries, carences vitaminiques (pellagre par carence en vitamine PP), maladies héréditaires (*Xeroderma pigmentosum*).

Certaines de ces maladies peuvent se généraliser.

PATHOLOGIES POUVANT S'ACCOMPAGNER DE BULLES. Des maladies non habituellement bulleuses peuvent, dans certaines formes cliniques ou au cours de leur évolution, prendre un aspect bulleux ; c'est le cas des maladies suivantes :

- **Eczéma.**
- **Érysipèle.**
- **Herpès, varicelle et zona.**
- **Lichen plan.**
- **Lupus érythémateux.**
- **Diabète (bullose des diabétiques).**
- **Insuffisance veineuse et insuffisance lymphatique.**

LES GRANDES MALADIES BULLEUSES ACQUISES ET GÉNÉRALISÉES, souvent graves par leur retentissement général et imposant une hospitalisation pour des soins spécialisés, sont détaillées maintenant.

Dermatoses bulleuses auto-immunes

Elles sont caractérisées par l'existence d'anticorps dirigés contre les systèmes de cohésion de la peau ; on distingue :

- **Le groupe des pemphigus** dans lequel les anticorps sont dirigés contre les systèmes d'attache des kératinocytes (desmosomes, figure 14.1) qui provoquent des bulles très superficielles.
- **Le groupe des maladies bulleuses sous-épidermiques.**

Dans ce groupe, les anticorps sont dirigés contre la jonction dermo-épidermique, région séparant l'épiderme du derme et provoquent des bulles plus profondes, donc plus solides, que celles des pemphigus.

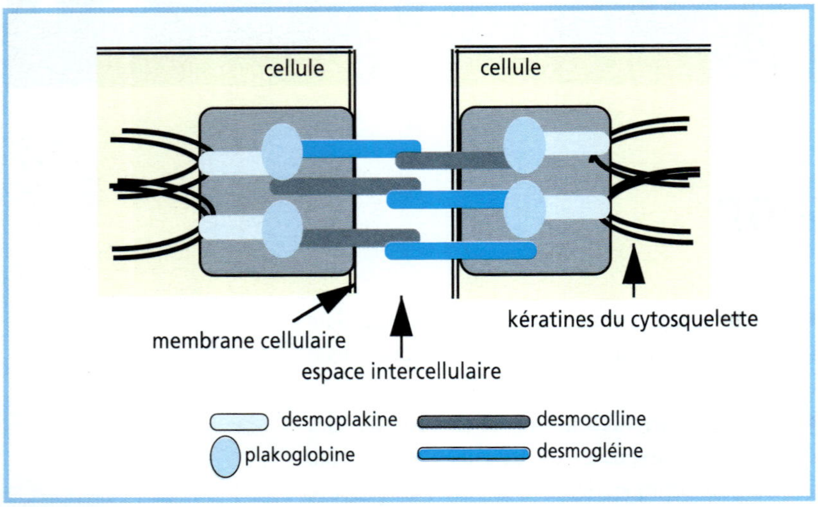

Fig. 14.1 Représentation schématique d'un desmosome illustrant les différents composants transmembranaires (desmogléines et desmocolines) et les composants cytoplasmiques (plakoglobine, la desmoplakine).

Le lien cellule-cellule est médié par le domaine extracellulaire des desmogléines et des desmocolines. L'adhésion intercellulaire pourrait impliquer une interaction entre une desmogléine et une desmocoline (adhésion hétérophilique). Les composants cytoplasmiques assurent le lien avec le cytosquelette (cytokératines). (D'après J.-H. Saurat et coll., Dermatologie et IST (3e éd.), Masson, 1999.)

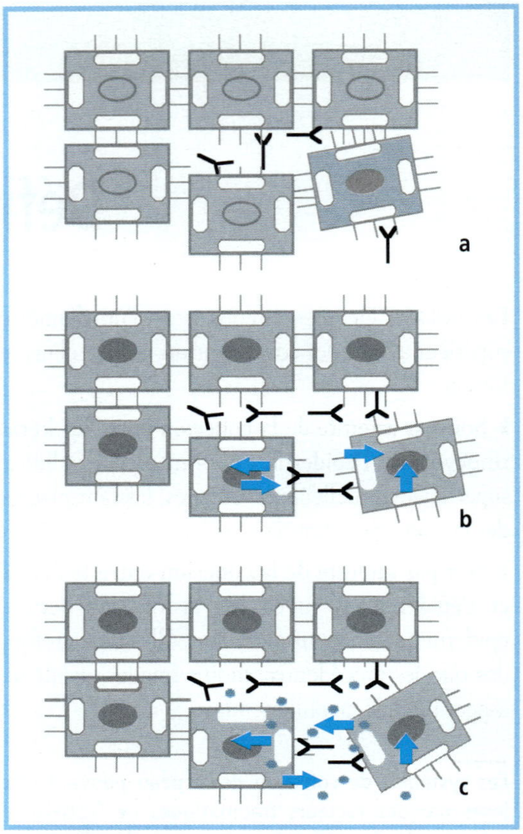

Fig. 14.2 Mécanismes potentiels de formation des bulles dans le pemphigus vulgaire. (D'après J.-H. Saurat et coll., Dermatologie et IST (3e éd.), Masson, 1999.)

a. Interférence directe des anticorps avec la fonction adhésive des desmogléines.

b. Activations de voies intracellulaires de signalisation régulant la fonction adhésive des desmosomes.

c. Libération de protéases avec dissolution des desmosomes.

Groupe des pemphigus

Il comprend :

- **Le pemphigus vulgaire**, forme la plus fréquente.
- **Le pemphigus végétant**, variante du précédent, mais comportant des lésions végétantes, des plis notamment.
- **Le pemphigus érythémateux ou séborrhéique**, très superficiel, érythémato-squameux et croûteux, localisé aux régions séborrhéiques du corps.
- **Le pemphigus foliacé**, sorte de forme généralisée du précédent.
- **Le pemphigus paranéoplasique**, témoignant d'une tumeur maligne interne.
- **Le pemphigus induit** par des médicaments (D pénicillamine).

Tous les pemphigus ont en commun la production par le patient lui-même d'anticorps dirigés contre les systèmes d'attache entre les kératinocytes (desmosomes, figure 14.1) provoquant ainsi une perte de cohésion entre les cellules de l'épiderme (acantholyse) et la formation de bulles intra-épidermiques.

Pemphigus vulgaire

Définition. Le pemphigus vulgaire est une maladie bulleuse auto-immune cutanée et muqueuse.

La survenue des bulles est due à la présence d'anticorps dirigés contre les systèmes d'attache interkératinocytaires (figure 14.2) entraînant une perte de cohésion entre les cellules (c'est le phénomène d'**acantholyse**).

Les causes de la survenue de tels anticorps chez les patients sont inconnues.

Aspects cliniques

- **Le début** est marqué par l'apparition de quelques bulles sur la peau ou les muqueuses; elles peuvent y rester longtemps isolées.

▸ **Puis le pemphigus se généralise** avec apparition de nombreuses bulles en peau saine ou sur base érythémateuse, souvent rompues (figure 14.3), laissant des érosions volontiers douloureuses, facilement surinfectées ; il existe un signe de Nikolsky.

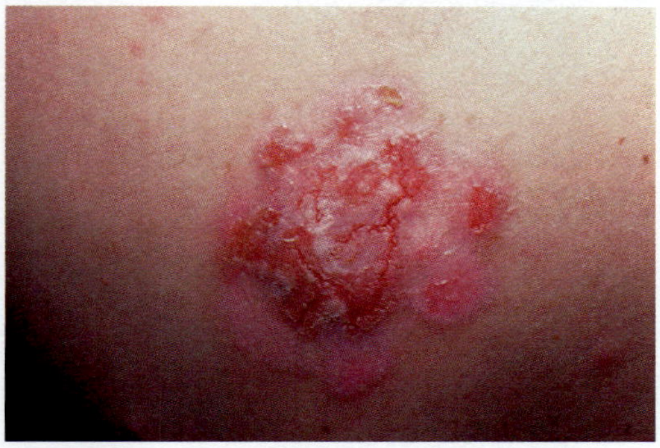

Fig. 14.3 Pemphigus vulgaire.

▸ **De nombreuses érosions buccales,** voire de toute la sphère ORL, douloureuses, gênant l'alimentation, s'associent à l'atteinte cutanée.

EXAMENS COMPLÉMENTAIRES. Ils sont indispensables :

▸ **Cytodiagnostic** : le frottis du plancher d'une bulle montre des images caractéristiques d'acantholyse.

▸ **Histologie d'une bulle** : bulle intra-épidermique avec acantholyse, caractéristique.

▸ **Immunofluorescence directe** en peau péribulleuse montrant la présence d'anticorps réalisant un aspect en maille entre les kératinocytes.

▸ **Immunofluorescence indirecte** : présence d'auto-anticorps circulants (anticorps anti-épiderme).

ÉVOLUTION

▸ **En l'absence de traitement.** L'évolution est presque constamment mortelle en 6 à 18 mois, par cachexie et septicémie à point de départ cutané.

▸ **Sous traitement.** L'évolution est moins défavorable mais reste préoccupante, en particulier du fait des effets secondaires des traitements lourds nécessaires (corticoïdes à fortes doses et immunosuppresseurs).

TRAITEMENT. Il repose sur la corticothérapie générale à forte dose, de l'ordre de 2 mg/kg/j. de prednisone (*Cortancyl*), associée ou non aux immunosuppresseurs (azathioprine : *Imurel* ; cyclophosphamide : *Endoxan*, ciclosporine).

Groupe des maladies bulleuses sous-épidermiques

Il comprend :

▸ **La pemphigoïde bulleuse**, forme la plus fréquente détaillée plus loin.

▸ **La pemphigoïde gestationnelle**, c'est une pemphigoïde bulleuse de la femme enceinte.

▸ **La pemphigoïde cicatricielle**, atteignant essentiellement les muqueuses et dont le pronostic est oculaire avec possibilité de cécité par accolement des conjonctives palpébrale et bulbaire et opacification de la cornée.

▸ **La dermatose à IgA linéaire**, caractérisée par un dépôt d'immunoglobulines A le long de la membrane basale et une remarquable sensibilité à la *Disulone*.

▸ **L'épidermolyse bulleuse acquise**, avec une forme clinique proche de la pemphigoïde bulleuse et une forme clinique avec atteinte des zones de frottement proche des formes d'épidermolyses bulleuses héréditaires dystrophiques.

▸ **La dermatite herpétiforme**, caractérisée par un groupement herpétiforme de vésiculo-bulles et son association constante à une intolérance digestive au gluten.

***Signe de Nikolsky** : apparition d'un décollement bulleux ou d'une érosion après une forte pression sur la peau saine de sujets atteints de maladies bulleuses, notamment de pemphigus et de syndrome de Lyell.*

PROTOCOLE D'EXAMEN

DIAGNOSTIC DES MALADIES BULLEUSES

PRÉLÈVEMENT BACTÉRIOLOGIQUE

- Prélever à l'écouvillon ou, mieux, à la seringue une bulle récente.
- Acheminer immédiatement le prélèvement au laboratoire avec demande d'examen direct, de culture et d'un antibiogramme.

PRISE DE SANG

- Examens sanguins standard.
- Recherche d'auto-anticorps circulants ; la demande doit être remplie par le médecin.

AIDE À LA RÉALISATION D'UN CYTODIAGNOSTIC

- En cas de suspicion de pemphigus.
- Raclage du plancher d'une bulle.

AIDE À LA RÉALISATION D'UNE HISTOLOGIE STANDARD

- Servir la biopsie cutanée.
- La biopsie est faite sur une bulle récente.

AIDE À LA RÉALISATION D'UNE IMMUNOFLUORESCENCE DIRECTE

- Servir la biopsie cutanée.
- La biopsie est faite en peau péribulleuse.
- Le prélèvement est immédiatement congelé et acheminé sans délai au laboratoire.

Toutes les dermatoses bulleuses auto-immunes sous-épidermiques ont en commun la production par le patient lui même d'anticorps dirigés contre la jonction dermo-épidermique provoquant ainsi la perte de la cohésion entre le derme et l'épiderme, et la formation de bulles sous-épidermiques (figure 14.4).

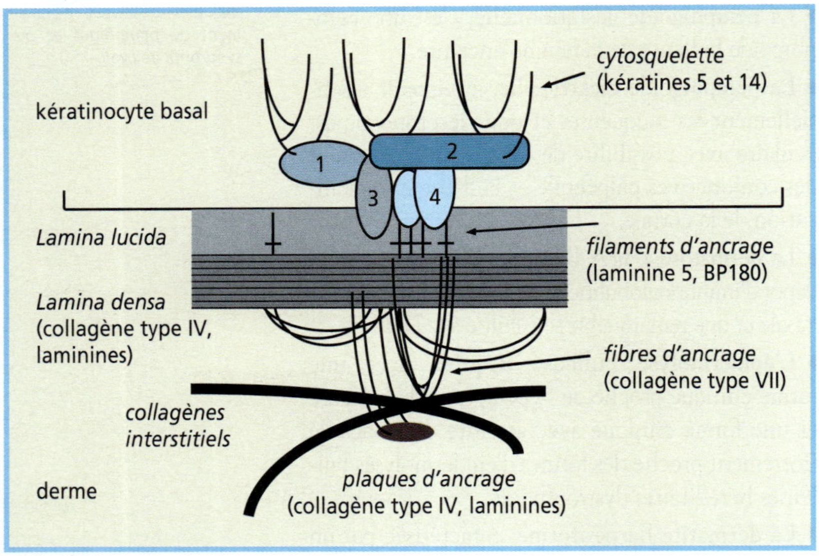

Fig. 14.4 ***Jonction dermo-épidermique.*** **(D'après J.-H. Saurat, et coll., Dermatologie et IST, *(3e éd.), 1999, Masson*).**
Représentation schématique du complexe d'ancrage et de différentes structures morphologiques de la membrane basale : plaque cytoplasmique hémidesmosomale, filaments d'ancrage, lamina lucida, lamina densa et fibres d'ancrage. Les composants moléculaires les plus importants du complexes sont indiqués. 1 : BP230 ; 2 : plectine ; 3 : BP180 ; 4 : $\alpha 6 \beta 4$ intégrine.

Pemphigoïde bulleuse

Le traitement par dermocorticoïde dans les pemphigoïdes bulleuses localisées sera maintenu au long cours, avec un respect scrupuleux de la prescription du dermatologue.

DÉFINITION. La pemphigoïde bulleuse est une dermatose bulleuse auto-immune du sujet âgé.

Les bulles sont dues à un clivage dermo-épidermique provoqué par le dépôt d'anticorps fabriqués par le patient.

Les causes de la survenue de tels anticorps chez les patients sont inconnues.

CLINIQUE. Le début est rapide, marqué par un prurit d'abord isolé puis rapidement associé à des placards eczématiformes, urticariens et bulleux : les bulles sont claires, tendues, de taille variable, souvent grosses, reposant sur une base érythémateuse (figure 14.5). L'atteinte muqueuse est possible mais rare.

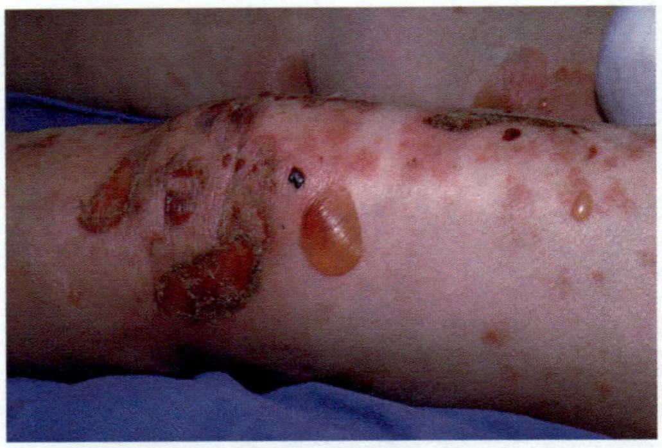

Fig. 14.5 Pemphigoïde bulleuse.

EXAMENS COMPLÉMENTAIRES

- **La numération sanguine** montre une hyperéosinophilie.
- **La biopsie cutanée** doit porter sur une bulle récente, l'image histologique est celle d'une bulle sous-épidermique par clivage de la jonction dermo-épidermique, à toit épidermique intact, avec un infiltrat dermique riche en éosinophiles.
- **L'immunofluorescence directe,** réalisée à partir d'une biopsie en peau péribulleuse, montre des dépôts linéaires à la jonction dermo-épidermique, d'Ig G et de complément.
- **L'immunofluorescence indirecte** révèle souvent la présence d'anticorps antimembrane basale.

ÉVOLUTION. Elle se fait par poussées en l'absence de traitement.

La corticothérapie permet de suspendre l'évolution de la maladie mais expose aux effets secondaires d'une corticothérapie prolongée chez des sujets âgés.

TRAITEMENT. Il repose le plus souvent sur la corticothérapie locale, associée à des soins antiseptiques locaux.

Un traitement immunosuppresseur (*Imurel*, *Endoxan*) est parfois associé dans les formes rebelles.

Dans toute maladie bulleuse cutanée, il faut :
- **compter**,
- **percer** et **découper**,
- **nitrater** les bulles.

PROTOCOLE DE SOINS

MALADIE BULLEUSE ÉTENDUE

Mme E., 76 ans, semi-autonome, est suivie en HAD pour une pemphigoïde bulleuse traitée par dermocorticoïdes; elle est adressée à l'hôpital pour aggravation de son état cutané, avec atteinte bulleuse et érosive étendue localisée aux membres supérieurs, au tronc et aux cuisses. Pas d'atteinte muqueuse à l'entrée dans le service.

Après examen médical, les soins sont entrepris.

Objectifs

- Favoriser la cicatrisation.
- Prévenir les complications septiques liées à l'atteinte de la barrière cutanée.
- Prévenir les complications de décubitus et les complications hydro-électrolytiques.
- Prévenir l'apparition de nouvelles bulles.
- Surveiller l'apparition d'une atteinte muqueuse notamment oculaire.
- Surveiller les effets des traitements.

Matériel

- Antiseptique type *Septivon* ou $KMnO_4$ dilué au 1/10 000.
- Aiguille sous-cutanée stérile.
- Compresses stériles.
- Solution aqueuse de nitrate d'argent à 1 %.
- Scalpel n° 15.
- Pince à griffes.
- Sac poubelle.
- Gants non stériles.
- Linge.

Les soins ne sont pas effectués dans de strictes conditions de stérilité.

En cas d'atteinte très étendue avec multiples érosions cutanées et muqueuses, l'hospitalisation en unité spécialisée est souhaitable (c'est une éventualité très rare); les soins sont alors comparables à ceux effectués chez les patients brûlés ou ayant un syndrome de Lyell.

Soins

- Faire un prélèvement bactériologique d'une bulle récente.
- Compter et noter sur la pancarte le nombre de nouvelles bulles.
- Bain antiseptique tiède.
- Rincer à l'eau tiède et sécher en tamponnant.
- Percer les bulles avec l'aiguille sous-cutanée.
- Découper les fragments cutanés à l'aide du scalpel et de la pince à griffes.
- Appliquer à l'aide des compresses stériles la solution aqueuse de nitrate d'argent à 1 % sur les érosions en tamponnant.
- Appliquer le dermocorticoïde.
- Vêtir la patiente avec une blouse ample en coton.
- Évaluer la douleur au cours des soins.

Transmissions

- Pouls, tension, température deux fois par jour.
- Poids bihebdomadaire.
- Diurèse des 24 heures.
- Compter et noter le nombre de bulles à chaque pansement.
- Bain et pansement deux fois par jour.
- Changer de linge aussi souvent que nécessaire.
- Évaluer la douleur sur 24 heures.
- Si perfusion, elle sera posée en peau saine.

PROTOCOLE DE SOINS

PEMPHIGUS BUCCAL

Mme A, 54 ans, est hospitalisée pour un pemphigus avec atteinte de la muqueuse buccale douloureuse entravant l'alimentation; outre son traitement général comprenant 90 mg de prednisone (Cortancyl) *par jour, le médecin prescrit des soins de bouche pluriquotidiens.*

Alimentation

- Liquide ou semi-liquide, hypercalorique, hyperprotidique, avec compléments nutritifs à voir avec la diététicienne.
- Éviter les aliments acides agressifs pour la muqueuse buccale érodée.

Avant les repas

- Avant l'alimentation, application au doigt d'un anesthésique local *(Xylocaïne visqueuse 2 %)*.
- Attention au risque de fausse route en cas d'application très postérieure.

Après les repas

- Un sachet d'*Ulcar* à la fin de chaque repas.

Entre les repas

- Bain de bouche avec solution aqueuse de chlorhexidine : *Éludril*.
- Diluer 3 cuillers à café dans un demi-verre d'eau.
- À répéter 3 à 4 fois par jour.

DÉMARCHE INFIRMIÈRE

ÉDUCATION D'UNE PATIENTE ATTEINTE DE PEMPHIGOÏDE BULLEUSE

L'aide-soignant(e) qui prend en charge Mme E., 76 ans, atteinte d'une pemphigoïde bulleuse, vous demande de lui expliquer les différents soins à effectuer et les précautions à prendre pour cette patiente.

SOINS D'HYGIÈNE

– Soins oculaires avec collyres antiseptiques (*Vitabact*), une goutte dans chaque œil 4 à 6 fois par jour.
– Soins de bouche.
– Toilette antiseptique (*Septivon* dilué, 1 bouchon pour 1 litre d'eau).
– Change du linge fréquent.

MOBILITÉ

– Prévention d'escarre (changements de position, matelas à eau, massage en l'absence de fragilité cutanée).
– Cerceau pour éviter le contact des draps avec la peau de la patiente.
– Mobilisation prudente de la patiente lors des changes et du lever en raison des risques de décollements bulleux.

ÉLIMINATION

– Proposer le bassin toutes les 2 heures.
– Recueillir les urines pour établir la diurèse des 24 heures.
– Évaluer le nombre de changes nécessaires.

ALIMENTATION

– Faire boire (environ un verre d'eau par heure).
– Stimuler pour l'alimentation (régime hypercalorique, hyperprotidique sur prescription).
– Noter les apports alimentaires et hydriques sur une pancarte.

Épidermolyses bulleuses héréditaires

DÉFINITION

Les épidermolyses bulleuses héréditaires sont des maladies génétiques et congénitales, dues à un défaut permanent de cohésion entre l'épiderme et le derme. Ce défaut entraîne la formation de décollements cutanés ou de bulles survenant au moindre traumatisme ou spontanément, mais également de décollements des muqueuses buccales, œsophagiennes et anales.

État cutané DU PATIENT

Il est semblable à celui d'un grand brûlé puisque la peau n'assure plus son rôle de barrière, mais à la différence d'une brûlure qui va cicatriser définitivement, les décollements cutanés des épidermolyses héréditaires vont persister tout au long de la vie.

Les soins infirmiers sont la pierre d'angle de la prise en charge médicale de ces patients pour lesquels il n'existe pas actuellement de traitement spécifique.

OBJECTIFS MULTIPLES des soins infirmiers :

- **Prévention des surinfections cutanées** aiguës (risque de lymphangite, de septicémie, d'endocardite, de glomérulonéphrite) ou chroniques (risque d'amylose rénale et hépatique).
- **Surveillance de l'état nutritionnel du patient** (dénutrition par pertes cutanées, cicatrisation et sténose de l'œsophage).
- **Surveillance de l'évolution des plaies** (risque de carcinome spino-cellulaire).
- **Conservation des fonctions de la main** et prévention des rétractions tendineuses aux membres supérieurs et inférieurs.
- **Maintien d'une qualité de vie** au patient, lui offrant la possibilité de s'intégrer sur le plan familial, social, scolaire et professionnel.

ÉPIDERMOLYSE BULLEUSE HÉRÉDITAIRE

Environnement

– Salle de bains avec baignoire, chauffage et éclairage suffisant (avec rhéostat).
– Linge de toilette : serviettes éponge très nombreuses.
– Pèse-personne.
– Tabouret avec coussin anti-escarres.
– Miroir en pied.
– Poubelle avec sac poubelle.
– Asepsie baignoire + lavabo + sol.

Matériel

– Gants stériles.
– Blouse.
– Table à langer éventuellement.
– Savon antiseptique pour le bain.
– Boîte à instruments stérile.
– Plateau stérile.
– Compresses tissées (TIPS, *Tarif interministériel des prestations sociales = remboursement par la Sécurité sociale au tarif du TIPS*) et non tissées (non TIPS).
– Pansements interface non adhérents (TIPS variable).
– Bandes extensibles (TIPS).
– Filet tubulaire ou jersey tubulaire (non TIPS).
– Ruban adhésif pour maintenir les bandes.
– Antiseptiques locaux.
– Crèmes antibiotiques.
– Crèmes émollientes.
– Aiguilles stériles.
– Collyre prescrit.

Déroulement du soin

– Installer le patient dans la baignoire avec une serviette éponge tapissant le fond.
– Décoller dans l'eau du bain les pansements qui ont adhéré aux plaies.
– Inspecter les pansements (couleur, odeur, aspect des plaies, saignements).
– Estimer le nombre de nouvelles bulles.
– Surveiller le patient (douleur, malaise, état général).
– Sortir le patient du bain.
– Sécher le patient en le tamponnant avec douceur.
– L'installer sur le coussin antiescarres.
– Réévaluer la surinfection (de cette réévaluation découlera l'application de topiques antibiotiques ou l'appel du médecin traitant).
– Examiner chaque plaie pour dépister un retard de cicatrisation ou un bourgeonnement qui nécessiterait une consultation chez un dermatologue pour faire une biopsie à la recherche d'un carcinome spinocellulaire.
– Examiner les extrémités à la recherche de cornes cutanées qui devront également être biopsiées par un dermatologue à la recherche d'un carcinome spinocellulaire.
– Percer les petites bulles avec des aiguilles stériles et des compresses stériles.
– Entailler le toit des bulles plus grosses avec des ciseaux stériles très fins (inciser la base de la bulle sans en enlever le toit).
– Antisepsie des plaies (*Diaseptyl* non remboursé, etc.).

• ***Surveillance de l'état cutané global (érythème ou non, prurit, car risque de toxidermie chez ces patients polymédicamentés).***

– Enlever les croûtes délicatement et appliquer de la vaseline sur celles qui résistent à un décapage manuel.
– Appliquer une crème antibiotique suivant les directives du médecin.
– Appliquer des crèmes émollientes sur toutes les zones squameuses.

• ***Application des pansements dans un ordre précis***

Les pansements comprennent :
– Un interface non adhérent type *Tulle gras* (AMM), compresses vaselinées ou siliconées.
– Un recouvrement par compresses stériles et filet ou jersey tubulaire ou bandes.

Cette application de pansements doit se faire dans un ordre topographique précis :
– Fesses, pour avoir la possibilité d'asseoir le patient et de continuer le soin.
– Pieds, genoux, cuisses, hanches, abdomen, épaules, bras, coudes, avant-bras, mains.

• ***Soins plus spécifiques :***

1. *Mains* :
– Prévention des synéchies commissurales en appliquant du tulle et des bandes de gaze dans les commissures en rattachant le tout au poignet.
– Après chirurgie de la main, les pansements se font selon les recommandations du chirurgien.

2. *Pieds* :
– Désépaissir les hyperkératoses à l'aide d'une lame de bistouri.
– Appeler le médecin traitant qui sollicitera l'intervention d'un podologue.

3. *Yeux* :
– Dépister une rougeur oculaire ou une photophobie.
– Appliquer un collyre ou une pommade ophtalmologique à la vitamine A suivant la prescription de l'ophtalmologiste.

– Vérifier avec le patient que les bandes ne sont pas trop serrées, qu'il a la possibilité d'enfiler ses chaussures et que la mobilité reste correcte.
– Vérifier l'absence de douleur, qui peut être un signe d'appel d'une bulle non percée (en particulier sous une hyperkératose) et qui nécessitera sa cure immédiate.
– Habiller le patient.
– Nettoyer et ranger le matériel.
– Prévoir la stérilisation des instruments et l'élimination des déchets.
– Se laver les mains.

Tenue du dossier de soins

– Ordonnances du médecin.
– État général, poids, état dépressif ou non.
– Température.
– Résultats mensuels des analyses d'urines par bandelettes.
– Résultats trimestriels des examens sanguins et bactériologiques.
– État des plaies préoccupantes (hyperbourgeonnantes, ne cicatrisant pas, creusées, infectées).
– Évaluation des rétractions des membres supérieurs et inférieurs.
– Notification de tout événement intercurrent (arrêt de l'alimentation orale, constipation, etc.).
– Soins locaux effectués du jour (sous antalgiques ou non).
– Bain.
– Réfection complète des pansements ou non.
– Application de crème antibiotique.
– Prélèvement sanguin et/ou bactériologique en attente.

POINTS CLÉS

1. ▶ Les **dermatoses bulleuses** sont caractérisées cliniquement par la formation de bulles :
– superficielles, comme dans le pemphigus (grec *pemphix* : bulle) ;
– profondes comme dans la pemphigoïde bulleuse.

2. ▶ Les dermatoses bulleuses sont dues à un **processus auto-immun**, d'**étiologie inconnue**, touchant les systèmes de cohésion de la peau.

DÉMARCHE INFIRMIÈRE

ÉPIDERMOLYSE BULLEUSE HÉRÉDITAIRE

Les comportements décrits précèdent et accompagnent les soins aux patients atteints d'épidermolyse bulleuse héréditaire.

Contrôles préalables aux soins

– Téléphoner au patient afin de lui donner la possibilité de prendre un antalgique 30 min avant l'arrivée de l'infirmier(e).
– Prendre connaissance de sa forme physique et morale et gérer le stress éventuel. Ce sont des soins douloureux qui peuvent s'adresser également à des enfants qui ne comprennent pas toujours le bien-fondé d'un soin journalier.
– Interroger le patient et sa famille sur les phénomènes survenus depuis le dernier soin (douleurs, malaises, blocage œsophagien, problèmes ophtalmologiques, constipation, problèmes bucco-dentaires, etc.).
– Vérifier la température du patient.
– Effectuer une fois par mois sur prescription médicale une analyse des urines par bandelette.

Préparation du patient et de l'environnement avant le bain

– Préparer le matériel à proximité.
– Dédramatiser le soin, mettre le patient en confiance et gérer son stress pendant le soin.
– Aider au déshabillage.
– Installer le patient sur un siège recouvert d'un coussin anti-escarres.
– Se laver les mains.
– Repérer les bandages trop serrés.
– Inspecter les pansements en place (degré de souillure).
– Retirer les pansements les plus superficiels lorsque cela est possible.
– Découper le contour des pansements incrustés aux plaies (ils se décolleront dans le bain).
– Estimer le prurit.
– Effectuer un prélèvement bactériologique ou une carte bactérienne si nécessaire.
– Préparer un bain à bonne température (37 °C) en diluant un savon antiseptique.

Relation d'aide thérapeutique et éducation de l'entourage

– Elle sera fonction du type d'épidermolyse bulleuse.
– Rappeler l'utilité du soin et des règles d'hygiène.
– Répondre aux questions du patient et de la famille sur les suites du soin (suivi et recueil des résultats bactériologiques afin de dépister une surinfection qui devra être traitée avec des antibiotiques par voie générale).
– Alerter le patient et sa famille sur une cassure de la courbe de poids pour que l'apport calorique soit éventuellement réajusté.
– Vérifier que les orthèses pour les mains sont toujours adaptées pour la nuit.
– Signaler au médecin traitant la nécessité de la kinésithérapie et des orthèses pour les mains.
– Surveiller les résultats des examens sanguins effectués tous les trois mois.

Érythème polymorphe

DÉFINITION. L'érythème polymorphe est un syndrome éruptif aigu, représentant un mode de réaction de l'organisme vis-à-vis d'agressions variées, non retrouvées dans la moitié des cas.

ÉTIOLOGIE

- **Infectieuse** : herpès récurrent surtout, qui peut précéder chaque poussée d'érythème polymorphe, pneumopathie à *Mycoplasma pneumoniae*.
- **Médicamenteuse** : à toujours rechercher dans les jours qui précèdent la poussée (antibiotiques, anti-inflammatoires).

ASPECTS CLINIQUES. La lésion élémentaire typique est *en cible* ou *en cocarde* : lésion arrondie bien limitée, inférieure à 3 cm de diamètre, comportant trois zones distinctes, c'est-à-dire deux cercles concentriques autour d'un disque central. Le disque central est érythémateux ou purpurique, le premier cercle est œdémateux et plus pâle que le disque central, le cercle externe est érythémateux.

- **Il existe des formes avec des lésions en cible atypiques** car incomplètes, comprenant deux zones, et mal limitées.
- **Il n'y a que peu ou pas d'atteinte muqueuse** dans les formes typiques d'érythème polymorphe.
- **Les lésions sont réparties de façon symétrique,** préférentiellement aux extrémités (figure 14.6) (mains, pieds, avant-bras, coudes, jambes et genoux).
- **L'érythème polymorphe bulleux** est défini par l'association de lésions en cible typiques ou atypiques et d'un décollement bulleux inférieur à 10 % de la surface corporelle. Dans cette forme, l'atteinte muqueuse est fréquente.

ÉVOLUTION

- **Elle est spontanément régressive** en deux à trois semaines.

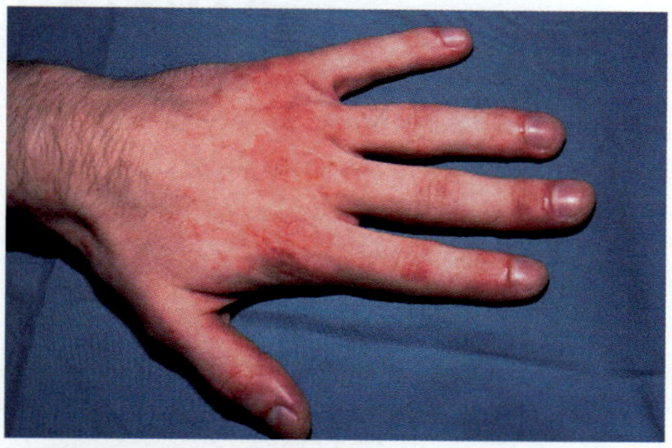

Fig. 14.6 Érythème polymorphe.

- **Il existe des formes récidivantes,** notamment en cas d'herpès récurrent faisant discuter un traitement au long cours par aciclovir *(Zovirax)* en comprimés.

En fait il existe une forme typique d'érythème polymorphe comportant des lésions en cible typiques localisées aux extrémités des membres, post-herpétique, dans laquelle il ne serait jamais observé de grands décollements cutanés bulleux.

À coté de cette forme typique, il existe des formes comportant des lésions en cible atypiques avec des décollements bulleux, formes frontières avec *les syndromes de Stevens-Johnson et de Lyell.*

TRAITEMENT. Lorsqu'une cause est identifiée elle doit être traitée (antibiothérapie d'une infection pulmonaire à mycoplasme par exemple, arrêt d'un médicament).

Dans tous les cas, des soins locaux sont entrepris à visée symptomatique.

Il n'y a pas de traitement spécifique de l'érythème polymorphe de cause inconnue.

Syndrome de Stevens-Johnson, syndrome de Lyell

DÉFINITIONS. Le syndrome de Stevens-Johnson et le syndrome de Lyell associent à des degrés divers un décollement cutané plus ou moins extensif et des érosions muqueuses.

LA CLASSIFICATION ACTUELLEMENT UTILISÉE définit le syndrome de Stevens-Johnson par l'association d'un décollement cutané inférieur à 10 % de la surface corporelle et de lésions en cibles atypiques, et le syndrome de Lyell par l'association d'un décollement cutané supérieur à 30 % de la surface cutanée et de lésions en cibles atypiques. Cette classification rappelle que la seule constatation d'un décollement épidermique en larges lambeaux sur plus de 10 % de la surface cutanée suffit à définir un Lyell.

IL EXISTE DES FORMES DE PASSAGE entre le Stevens-Johnson et le Lyell.

- **Le syndrome de Stevens-Johnson** réalise un tableau clinique sévère avec altération de l'état général, fièvre élevée, lésions cutanées et surtout muqueuses. Elles sont à type d'érosions et d'ulcérations, buccales, pharyngo-laryngées et oculaires avec risque de synéchies ultérieures et d'atteinte de la cornée.
- **Le syndrome de Lyell** réalise un tableau gravissime de nécrose épidermique totale, en nappes plus ou moins diffuses, réalisant un aspect de linge mouillé laissant le derme à nu (figure 14.7). Le pronostic sévère de la maladie est dû aux pertes hydroélectrolytiques, à la dénutrition et à la surinfection. Le transfert en milieu spécialisé de réanimation dermatologique s'impose en urgence.

LES MÉCANISMES en cause dans ces affections sont inconnus ; on met en évidence dans la majorité des cas un médicament responsable (anti-inflammatoires, antibiotiques, etc.).

LE TRAITEMENT du syndrome de Lyell ne s'envisage actuellement que dans une unité spécialisée de réanimation dermatologique et s'apparente aux soins apportés aux grands brûlés ; il associe :

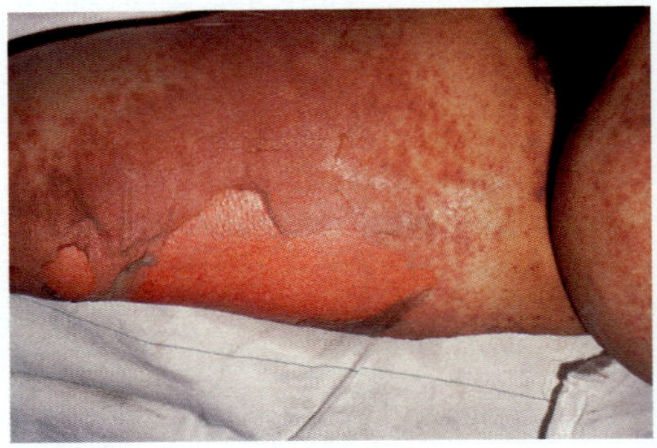

Fig. 14.7 Syndrome de Lyell (aspect de linge mouillé).

- **Lutte antibactérienne** basée sur l'étude qualitative et quantitative quotidienne de la flore microbienne par des prélèvements sur de nombreuses zones ; antisepsie rigoureuse avec bains de permanganate de potassium ou de chlorhexidine, application de nitrate d'argent à 0,5 % après excision des zones décollées, nettoyage encore plus attentif de la région périnéale, des muqueuses buccales et nasales et instillations de collyres antiseptiques toutes les heures dans les yeux. L'antibiothérapie est adaptée aux résultats bactériologiques et n'est pas systématique.
- **Compensation des pertes** en utilisant la voie entérale, nutripompe au maximum. Les voies veineuses périphériques obligatoires au début pour la compensation des pertes et pour apporter de l'albumine et des macromolécules, ne doivent être laissées en place que le minimum de temps nécessaire car elles sont une porte d'entrée directe pour les infections systémiques.
- **Détection et compensation régulière** des facteurs de risque internes et généraux (risque cardiaque, risque respiratoire par décollement de la muqueuse bronchique, risque thrombo-embolique, etc.).

La qualité des soins locaux et la compétence de l'équipe médico-infirmière conditionnent pour beaucoup le pronostic fonctionnel et vital de cette affection très grave.

Dermatoses faciales 15

Acné

L'acné est une affection très fréquente, touchant préférentiellement le visage (voir photo 23 des planches couleurs) et le dos des adolescents. Bénigne, elle évolue spontanément vers la guérison, parfois après plusieurs années d'évolution. Le seul risque est celui de l'évolution cicatricielle locale dans les formes graves (visage « grêlé »).

Causes et mécanismes

L'acné affecte la racine du poil et la glande sébacée attenante : c'est le follicule pilo-sébacé sur lequel vont intervenir plusieurs facteurs :

GÉNÉTIQUE : transmission héréditaire sur un mode mal éclairci.

SÉCRÉTION : « Le sébum est le fuel de l'inflammation de l'acné. ».

HORMONAUX : essentiellement les androgènes, chez l'homme comme chez la femme.

BACTÉRIENS, en particulier *Propionibacterium acnes*, retrouvé en abondance dans le follicule pilo-sébacé.

INDUCTEURS OU AGGRAVANT (à toujours rechercher) :

- **Certains médicaments** (**corticoïdes** par voie générale ou dermocorticoïdes, vitamine B_{12}, androgènes, contraceptifs à activité androgénique, *Rimifon*, *Dyhidan*, *Survector*, barbituriques, etc.).
- **Certaines professions exposées** (goudron, chlore, etc.).
- **Rebond après une exposition solaire.**
- **Pathologie endocrinienne** (hypercortisolisme, tumeurs virilisantes).

Clinique

L'ACNÉ ASSOCIE, à des degrés variables :

- **Les comédons ouverts** : sébum et kératine s'accumulent dans un follicule pilo-sébacé ouvert sur l'extérieur : ce sont les points noirs.
- **Les comédons fermés** : sébum et kératine s'accumulent dans un follicule pilo-sébacé fermé : ce sont les microkystes ou points blancs.
- **Les papules,** élevures rouges, traduisant l'inflammation autour de ce follicule obstrué.
- **Les pustules,** traduisant la destruction puriforme du follicule pilo-sébacé.
- **Les nodules,** très inflammatoires, pouvant laisser une cicatrice inesthétique, sont développés à partir de kystes profonds, inflammatoires et rompus.

L'ACNÉ DÉBUTANTE se limite aux comédons et aux microkystes.

L'ACNÉ JUVÉNILE est dite « polymorphe » car elle associe ces diverses lésions (figure 15.1).

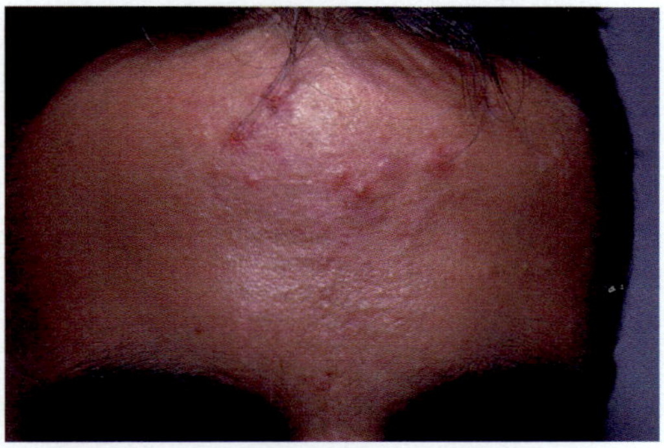

Fig. 15.1 Acné polymorphe du front.

L'ATTEINTE DU VISAGE EST PRÉDOMINANTE et peut s'accompagner de lésions du dos, des épaules et de la région présternale.

Évolution

Elle se fait par poussées à partir de la puberté jusqu'à 25-30 ans où l'acné disparaît habituellement.

Traitement

Bien que bénigne, l'acné doit être traitée pour éviter :

- **Un retentissement psychologique.**
- **La constitution de cicatrices inesthétiques.**

Le traitement a trois cibles :

AGIR SUR LA COMPOSANTE RÉTENTIONNELLE en vidant les comédons et en empêchant leur formation :

- **Par des nettoyages de peau** avec extraction mécanique des kystes et des comédons.
- **Associés à la vitamine A acide locale** (*Aberel, Effederm, etc.* voir Fiche pharmacologique sur les rétinoïdes).

AGIR SUR LES COMPOSANTES INFECTIEUSE ET INFLAMMATOIRE

- **Par une action locale** en utilisant le peroxyde de benzoyle (*Cutacnyl, Eclaran*), ou un antibiotique (*Eryfluid, Erythrogel, Dalacine T Topic, Stimycine*) ;
- **Par une antibiothérapie générale** : cyclines à faibles doses en cures prolongées (*Spanor, Tolexine, Mynocine, Mestacine*, etc.).

RÉDUIRE LA SÉBORRHÉE. Un traitement antiandrogénique est utilisable seulement chez la femme et en l'absence de contre-indications ; c'est l'acétate de cyprotérone (*Androcur*).

Schématiquement, on utilise la vitamine A acide dans les acnés débutantes rétentionnelles comédoniennes et microkystiques et l'antibiothérapie générale associée au peroxyde de benzoyle dans les acnés polymorphes ou nodulaires.

DANS LES FORMES SÉVÈRES et rebelles aux traitements cités, on utilise des dérivés synthétiques de la vitamine A (*Roaccutane*), de la famille des rétinoïdes de synthèse, avec de très bons résultats.

POINTS CLÉS

1. ▶ L'acné est une affection **fréquente bénigne** du sujet jeune.
2. ▶ L'usage de **dérivés synthétiques** de la **vitamine A** dans les formes sévères nécessite chez la femme des **précautions drastiques** car risque tératogène majeur.

Autres dermatoses faciales

Dermatite séborrhéique

Il s'agit d'une dermatose très fréquente d'étiologie inconnue ; elle touche l'adulte, surtout de sexe masculin. Elle réalise des plaques rouges, recouvertes de squames grasses (« séborrhéiques »), parfois prurigineuses, caractéristiques par leur distribution symétrique sur les zones séborrhéiques (figure 15.2).

- **Le visage**, avec des lésions médio-faciales (régions intersourcillières, ailes du nez, menton).
- **Le cuir chevelu**, avec un érythème squameux et gras, qui peut déborder sur la lisière du cuir chevelu, en particulier sur le front, volontiers prurigineux.
- **La région présternale**, avec un aspect en médaillon.
- **La gouttière dorsale**, plus rarement.

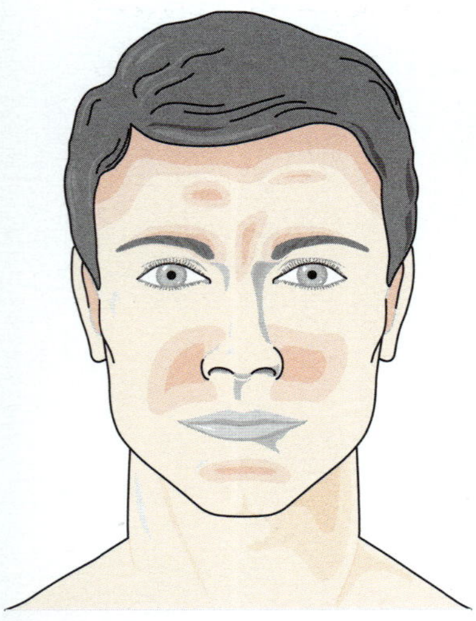

Fig. 15.2 Localisations faciales de la dermatite séborrhéique (d'après J.-H. Saurat et coll., Dermatologie et IST (3e éd.), Masson, 1999.).

Causes

FACTEURS LOCAUX AGGRAVANTS

- **Toilette « agressive »** avec des savons ou des shampooings trop détersifs.
- **« Tics » de grattage** du visage.
- **Une levure locale** pourrait jouer un rôle (*Pityrosporum ovale*).

FACTEURS GÉNÉRAUX AGGRAVANTS

- **Rôle de l'environnement.**
- **Terrain neurotonique, anxiété, surmenage professionnel et stress** : ainsi, une amélioration spontanée est souvent observée pendant les vacances même en l'absence d'exposition solaire par ailleurs bénéfique.
- **Maladies neurologiques** (Parkinson).
- **Infection par le VIH.**

Traitement

IL N'Y A PAS DE TRAITEMENT SPÉCIFIQUE dans l'ignorance des causes exactes de cette affection ; les produits utilisés ont des résultats intéressants, mais purement suspensifs, ce qui impose de conserver un traitement d'entretien.

PHARMACOLOGIE

ISOTRÉTINOÏNE

ISOTRÉTINOÏNE *Roaccutane Curacné*	**Indications :** d'emblée dans les acnés sévères, en seconde intention dans les acnés résistantes aux autres traitements. **Traitement :** 0,5 mg/kg/j. en 1 ou 2 prises aux repas. Le traitement est poursuivi jusqu'à l'obtention d'une dose totale cumulative de 100 à 120 mg/kg.

ACTION

Dérivé de la vitamine A, l'isotrétinoïne a une action asséchante, grâce a une puissante activité antiséborrhéïque, et dans une moindre mesure, une action anti-inflammatoire.

INDICATIONS

♥♥♥ Acnés sévères : acné nodulo-kystique, acné conglobata, acné féminine sévère.

♥♥ Acnés ayant résisté aux autres traitements bien conduits, ou ayant récidivé rapidement à l'arrêt de ces derniers.

♥ Hidrosadénite suppurée à un stade peu avancé, folliculite disséquante du cuir chevelu.

CONTRE-INDICATIONS

♠♠♠ **Femmes en âge de procréer sans contraception efficace, grossesse** et allaitement.

♠♠ Dyslipidémie, hypervitaminose A, insuffisance hépatique ou rénale.

PRÉCAUTIONS D'EMPLOI

Contraception efficace chez la femme en période d'activité génitale, commencée un mois avant le début du traitement par rétinoïde et poursuivie **deux mois après la fin du traitement.**

Contrôle avant le début du traitement et surveillance régulière des enzymes hépatiques et des lipides sanguins pendant toute la durée du traitement.

Réalisation obligatoire d'un test qualificatif de grossesse chez la jeune fille et la femme à chaque consultation et signature d'un consentement éclairé avant le traitement.

Recherche d'anomalies osseuses lors des traitements prolongés (surtout avec l'acitrétine).

EFFETS SECONDAIRES

Tératogènes +++.

Cutanéo-muqueux : chéilite, xérose, sécheresse buccale, desquamation palmo-plantaire, érythème facial, chute de cheveux, fragilité des ongles, poussée transitoire de l'acné dans le 1er mois.

Osseux : douleurs osseuses, arthralgies, hyperostoses, soudure prématurée des cartilages de conjugaison chez l'enfant.

Ophtalmologiques : sécheresse oculaire, intolérance au port des lentilles cornéennes, conjonctivite, opacités cornéenne, myopie.

Divers : myalgies, céphalées par hypertension intracrânienne, élévation des phosphatases alcalines et des transaminases, hépatites, élévation du cholestérol total et des triglycérides.

INTERACTIONS

Les tétracyclines sont contre-indiquées en raison du risque d'hypertension intracrânienne, association avec la phénytoïne à surveiller; attention aux contraceptifs progestatifs microdosés, en raison du risque de leur inefficacité contraceptive on leur préférera un œstro-progestatif.

- **Les shampooings réducteurs** à base de goudrons.
- **Les antifongiques locaux** (*Kétoderm*), voire généraux.
- **Les dermocorticoïdes de classe 3.** Ils sont toutefois à éviter au maximum en raison des effets rebonds à l'arrêt du traitement, et du risque de dépendance vis-à-vis de ce traitement.

ON S'AIDERA DE DIVERSES MESURES COMPLÉMENTAIRES

- **Thérapeutiques anxiolytiques.**
- **Une exposition solaire modérée** peut être conseillée en été.

Rosacée

Dermatose chronique du visage caractérisée par l'association d'un érythème de la face avec ou sans couperose, et de lésions inflammatoires à type de papulo-pustules.

Causes et mécanismes

Ils sont mal connus, le rôle de facteurs infectieux, alimentaires (épices, alcool), psychologiques, climatiques (froid, vent, soleil, chaleur) est discuté; on incrimine une anomalie du flux sanguin facial.

PHARMACOLOGIE

RÉTINOÏDES LOCAUX

VITAMINE A ACIDE OU TRÉTINOÏNE
Spécialités à 0,025 % :
Aberel gel, *Retacnyl* crème 0,025 %
Spécialités à 0,05 % :
Aberel tampons, *Retacnyl* crème 0,05 %, *Ketrel* crème, *Effederm* crème et lotion, *Locacid* crème, *Retin A* crème, *Retitop* crème, *Tretinoïne* gel
Spécialités fortement dosées :
Aberel solution à 0,1 %, 0,2 % et 0,3 %,
Locacid solution à 0,1 %.
ISOTRÉTINOÏNE TOPIQUE
Roaccutane gel, *Isotrex*
ADAPALÈNE (dérivé de la vitamine A)
Differine crème et gel

Indications : acné, verrues planes, lichen plan buccal, langue noire villeuse, troubles localisés de la kératinisation, photovieillissement, chloasma et kératoses actiniques en association avec d'autres traitements.

Traitement : utilisation essentiellement sous forme de crème, de gel ou de tampons dans les acnés de type rétentionnel, en ne faisant que trois applications par semaine en début de traitement pour limiter les effets irritants; on passera à une application quotidienne au bout d'un mois de traitement.

ACTION
Les effets des rétinoïdes locaux sont nettement moins importants que ceux des rétinoïdes oraux, ils se limitent à une action kératolytique.

INDICATIONS
♥♥♥ Acnés de type rétentionnel.
♥♥ Prévention du photovieillissement.

PRÉCAUTIONS D'EMPLOI
Application prudente en début de traitement (touche d'essai sur une petite partie du visage), éviter les expositions solaires, laver les mains après les applications, espacer les applications et réduire la concentration du topique en cas d'irritation.

EFFETS SECONDAIRES
Irritation locale fréquente, poussée transitoire de l'acné.

Clinique

La rosacée survient entre 30 et 60 ans, et est plus fréquente chez la femme; les lésions sont distribuées de façon symétrique sur le visage (figure 15.3).

L'ÉRYTHÈME siège sur les joues, le nez, plus rarement sur le menton et le front. Il est aggravé par des poussées congestives, notamment postprandiales.

LES TÉLANGIECTASIES forment la couperose.

SUR CE FOND ÉRYTHÉMATEUX SURVIENNENT

- **Des papules rouges.**
- **Des pustules.**
- **Des nodules.**

LE STADE ULTIME de la maladie est réalisé par l'apparition d'un rhinophyma.

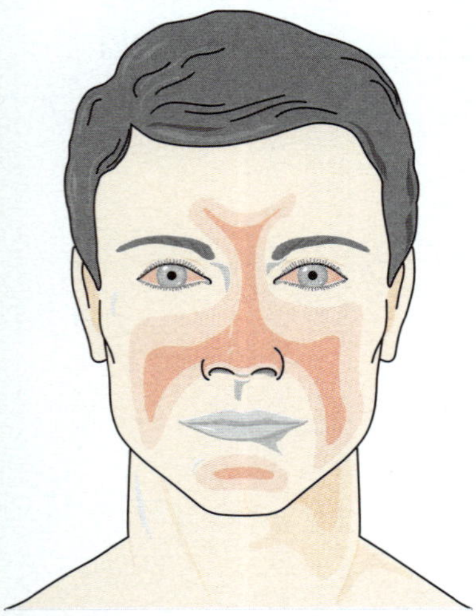

Fig. 15.3 Localisations de la rosacée (d'après J.-H. Saurat et coll., Dermatologie et IST (3e éd.), Masson, 1999.)

Examens complémentaires

Le diagnostic est clinique. L'examen histologique, rarement pratiqué, ne montre pas de lésions spécifiques.

Évolution

ELLE EST CHRONIQUE, ponctuée de poussées inflammatoires et de rémissions; il existe des guérisons spontanées.

ELLE PEUT ÊTRE AGGRAVÉE par :

- **L'apparition d'un rhinophyma,** le plus souvent chez l'homme : rosacée intense du nez.
- **L'apparition de lésions oculaires :** conjonctivite, blépharite, **kératite.**
- **Une corticothérapie locale,** à éviter absolument.

Traitement

GÉNÉRAL

- **Suppression d'un éventuel facteur favorisant** : boissons chaudes, alcool.
- **Traitement des flushs** *par Catapressan*.
- **Antibiothérapie prolongée** au stade des papulopustules par tétracyclines ou *Flagyl*.

LOCAL

- **Préparations à base de métronidazole.**
- **Électrocoagulation fine ou laser pour la couperose.**

Pertes de substances 16

Ulcères de jambes

Définition

Les ulcères de jambe sont des pertes de substance cutanée, de profondeur variable, pouvant atteindre l'os.

Causes et mécanismes

LE PLUS SOUVENT, il s'agit de l'ultime complication de troubles trophiques, dus à des difficultés circulatoires, locales, artérielles ou veineuses.

- **Veineux,** dans un contexte d'insuffisance veineuse chronique (figures 16.1 et 16.2) :
  - ulcère variqueux ;
  - ulcère postphlébitique.
- **Artériel,** dans un contexte d'artérite des membres inférieurs (figure 16.3).

D'AUTRES CAUSES SONT PLUS RARES

- **Traumatiques, infectieuses** (streptocoques, staphylocoques).
- **Ulcère des vascularites nécrosantes,** débutant par une plaque de purpura infiltré.

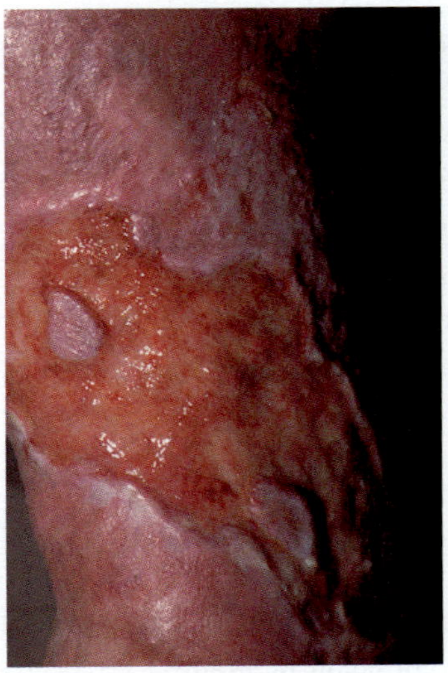

Fig. 16.1 Ulcère veineux de jambe.

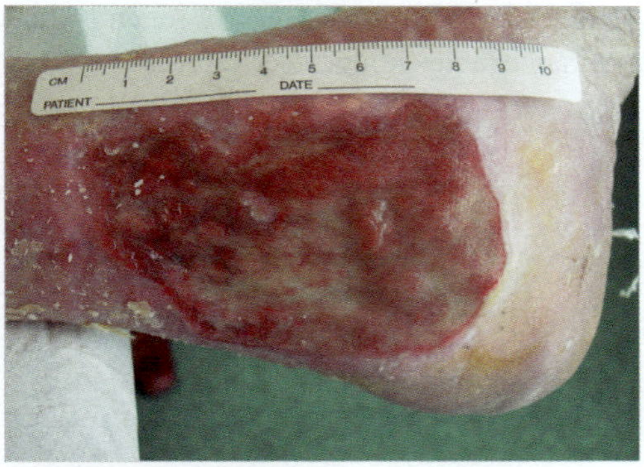

Fig. 16.2 Ulcère veineux.

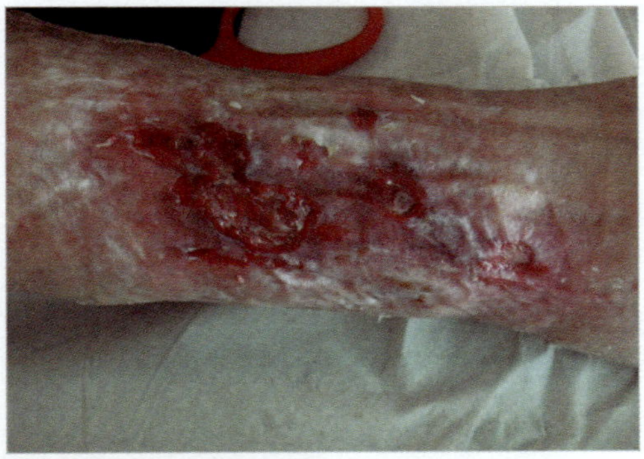

Fig. 16.3 Ulcères artériels.

- **Angiodermite nécrotique,** variété particulièrement douloureuse d'ulcères de jambe d'origine artérielle (figure 16.4), due à une hypertension artérielle, un diabète, chez une femme âgée.

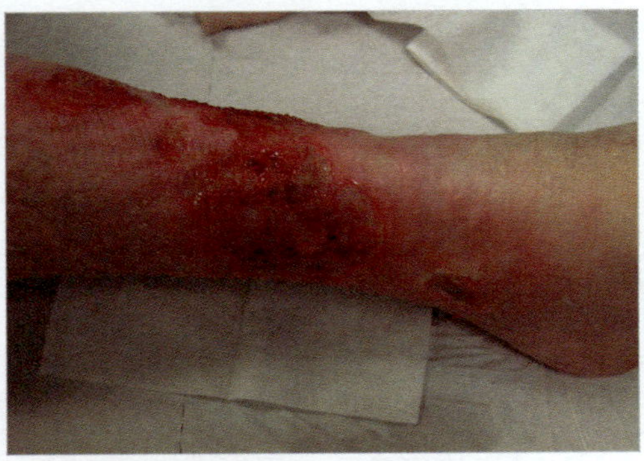

Fig. 16.4 Angiodermite nécrotique.

▸ **Escarres de décubitus et maux perforants plantaires** (pertes de substances cutanées, particulières par leur siège en regard des zones d'appui).

Aspects cliniques

Un certain nombre d'éléments cliniques caractérisent un ulcère et permettent de suspecter son origine veineuse ou artérielle, ou souvent en pratique son origine mixte, artérielle et veineuse.

DÉMARCHE INFIRMIÈRE

INSUFFISANCE VEINEUSE DES MEMBRES INFÉRIEURS

Mme S., 40 ans, coiffeuse et mère de 2 enfants, consulte en dermatologie pour un œdème des membres inférieurs apparaissant en fin de journée; cette patiente a un surpoids. À l'issue de la consultation, le diagnostic d'insuffisance veineuse est posé, un écho-Doppler des troncs veineux superficiels et profonds des membres inférieurs est demandé et un traitement par veinotoniques et contention veineuse est prescrit. Mme S. vous demande quelques précisions sur la prescription et vous en profitez pour lui donner des conseils d'hygiène de vie.

SONT À ÉVITER

- La station debout prolongée.
- Le port de sous-vêtements et de vêtements trop serrés, le port de mi-bas.
- Le surpoids.
- Le chauffage par le sol.

SONT À CONSEILLER

- Surélever les pieds du lit de quelques centimètres à l'aide de cales (expliquer au malade qu'il faut avoir les membres inférieurs plus hauts que la cage thoracique).
- Pratiquer la natation, la marche.
- Bain ou douche tiède (la chaleur vasodilate).
- Aspersion d'eau froide en remontant du pied à la cuisse.
- Réduire l'excès pondéral (rendez-vous avec une diététicienne).
- Le port d'une contention veineuse est indispensable.

LES DIFFÉRENTES CONTENTIONS EN PRATIQUE

Il s'agit en pratique de bas à varices jarret, dont il convient d'adapter la force de contention à la pathologie du patient :

1. *force 1* : insuffisance veineuse fonctionnelle (station debout prolongée, avion, etc.);
2. *force 2* : varices;
3. *force 3* : antécédent de phlébite ou phlébite évolutive lors de la reprise de la marche;
4. *force 4* : lymphœdème.

Il peut s'agir de bas remontant jusqu'à mi-cuisse ou de collants.

Les bandes à varices sont indiquées en cas d'ulcère de jambe : par exemple bande *Dupraflex* grade 3 étalonnées correspondant à une contention moyenne.

La contention veineuse doit être installée le matin avant le lever, en position allongée (si le patient s'est levé, il devra s'allonger les jambes surélevées pendant 10 minutes avant de poser la contention). Elle doit être portée tous les jours. Elle ne sera enlevée que le soir au coucher.

LE SIÈGE, volontiers malléolaire, le plus souvent tiers inférieur de jambe dans les insuffisances veineuses; hauts situés en plein mollet, suspendus, ou sur le pied, dans les artérites.

LA TAILLE, grande pour les ulcères veineux, petite pour les ulcères artériels.

LA PROFONDEUR, les ulcères artériels sont très creusants au contraire des ulcères veineux.

L'ASPECT DES BORDS, réguliers pour l'ulcère veineux, déchiquetés, irréguliers pour l'ulcère artériel.

L'ASPECT DU FOND

▸ **Jaune fibrineux.**
▸ **Vert suintant.**
▸ **Atone ou bourgeonnant.**
▸ **Rouge sec.**
▸ **Noir nécrotique**

LE NOMBRE D'ULCÈRES

▸ **Unique (veineux) ou multiple (artériel).**
▸ **Uni ou bilatéral.**

LES SIGNES LOCAUX ASSOCIÉS

▸ **Signes d'insuffisance veineuse :**
- varices;
- œdèmes;
- dermite ocre;
- botte scléreuse;
- atrophie blanche.

▸ **Signes d'artérite :**
- douleurs à la marche, douleurs de décubitus;
- pâleur et froideur de la peau;
- disparition des pouls;
- allongement du temps de recoloration cutanée.

LES SIGNES GÉNÉRAUX ASSOCIÉS

▸ **Insuffisance veineuse :**
- surcharge pondérale;
- antécédents de phlébite.

▸ **Artérite :**
- facteurs de risque cardio-vasculaire : tabac, hypertension artérielle, diabète, dyslipidémie;
- insuffisance coronarienne, accident vasculaire cérébral.

Examens complémentaires

BIOLOGIE STANDARD à la recherche d'une anomalie pouvant entretenir ou aggraver les ulcères, et à la recherche de facteurs de risque cardio-vasculaire :

PROTOCOLE DE SOINS

ULCÈRE VEINEUX

Une femme de 82 ans entre dans le service pour aggravation de son ulcère veineux de la jambe gauche; il s'agit d'une patiente ayant une insuffisance veineuse des membres inférieurs.

Objectif

Améliorer l'ulcère afin de permettre le retour de Mme B. dans sa structure habituelle de vie où elle bénéficie de soins infirmiers.

Diagnostic

À l'ouverture du pansement on constate :
– Une zone périulcéreuse œdématiée, brillante, suintante et inflammatoire.
– Un ulcère quasi circulaire du tiers inférieur de jambe gauche, peu profond, au fond sale et fibrineux.
– Des berges atones et irrégulières.
– Une sensibilité au toucher.
Après évaluation et selon la prescription médicale, on prépare le matériel nécessaire.

Matériel

- ***Bain de jambe***

– Bassine.
– Antiseptique (*Septivon* 1 bouchon dans 1 litre d'eau).

- ***Plateau à pansement***

– Une pince à disséquer.
– Une pince type Kocher ou Péan.
– 10 compresses stériles tissées, 10 fois 10.
– Une compresse 50 fois 50.

- ***Prévoir en plus***

– Une curette.
– Un bistouri lame n° 23.

- ***Produits utilisés***

– *Xylocaïne Visqueuse*.
– Sérum physiologique.
– Pâte à l'eau (*Aloplastine*).
– 1 flacon de nitrate d'argent à 1 %.
– 1 tube de vaseline officinale.

- ***Autre matériel***

– 1 pansement américain 20 fois 40.
– Des compresses stériles supplémentaires 10 fois 10 et 7,5 fois 7,5.
– *Surgifix* n° 7.
– Bande de contention (*Dupraflex* grade 3 étalonnées).

Technique du pansement

– Ouvrir délicatement le pansement, en imbibant les compresses de sérum physiologique ou en s'aidant d'un bain antiseptique tiède.
– Installer confortablement la patiente au fauteuil, jambe gauche surélevée sur un tabouret recouvert d'une protection jetable.
– *Xylocaïne Visqueuse* recouverte d'une compresse à laisser 1/2 heure.
– Rincer l'ulcère et sa périphérie au sérum physiologique.
– Effectuer une détersion manuelle avec la curette et si besoin le bistouri, en partant des berges vers le centre afin de libérer la bordure de l'ulcère et permettre sa réépithélialisation.
– Nettoyer à nouveau au sérum physiologique.
– Sécher.
– Tanner la peau périulcéreuse avec la solution de nitrate d'argent à 1 %.
– Appliquer l'*Aloplastine* en couche épaisse.
– Utiliser le pansement choisi en concertation avec le médecin. Par exemple, ici : un hydrogel recouvert d'un hydrocolloïde, favorisant la détersion, changé toutes les 48 heures.
– Maintenir le tout pas trop serré avec le *Surgifix.*
– Mettre en place la bande de contention et installer une surélévation de la jambe.

NB : on pourra effectuer des scarifications au bistouri de l'ulcère et de ses berges, après avis médical, en cas de couche fibrineuse importante. Cette technique aide au ramollissement de la fibrine par pénétration de la vaseline.

Transmissions

– Noter l'état de l'ulcère au début des soins.
– Noter la fréquence du pansement (1 fois par jour jusqu'à l'obtention d'une détersion satisfaisante et d'un début de bourgeonnement, puis espacé à 1 jour sur 2 voire plus en cas de pansements aux hydrocolloïdes).
– Vérifier le port de la contention veineuse et apprendre à la patiente à la poser.
– Vérifier l'état de la vaccination antitétanique.
– Vérifier que la surélévation des membres inférieurs est effective.
– Évaluer la douleur, surtout lors des soins.

▸ **NFS plaquettes**, à la recherche d'une anémie, d'une polyglobulie, d'une grande hyperleucocytose au cours de certaines leucémies.

▸ **Électrophorèse des protides sanguins**, à la recherche d'une hypoprotidémie ou au contraire d'une hyperprotidémie, par exemple dans le myélome par augmentation des gamma-globulines.

▸ **Glycémie** à jeun, **cholestérol** total et **triglycérides**, uricémie.

Imagerie, à la recherche d'une participation veineuse et/ou artérielle, et en préopératoire :

▸ **Écho-Doppler veineux** des membres inférieurs avec étude des réseaux veineux superficiel et profond et des perforantes.

▸ **Écho-Doppler artériel** des membres inférieurs.

▸ **Artériographie des membres inférieurs et aortographie**, dans l'optique d'une thérapeutique chirurgicale.

Bactériologie locale, elle n'est en aucun cas systématique et sera réalisée quand il existe des signes objectifs de « surinfection » de l'ulcère (rappelons qu'un ulcère cutané est normalement colonisé par de nombreuses bactéries).

Retentissement de l'atteinte vasculaire en cas d'artérite :

- **ECG.**
- **Fond d'œil.**
- **Urée, créatininémie, protéinurie et cytologie urinaire.**

Évolution

Elle est volontiers chronique et persistante, la mauvaise trophicité locale ne permet pas toujours une cicatrisation définitive.

Certaines complications peuvent survenir

- **La surinfection,** marquée par une fièvre, une lymphangite, une adénopathie inguinale douloureuse;

– un ulcère peut être la porte d'entrée d'un érysipèle;

– les prélèvements bactériologiques avant tout traitements antibiotiques sont impératifs;

– un tétanos peut avoir un ulcère comme porte d'entrée, ce qui **impose une mise à jour de la vaccination antitétanique chez tout sujet ayant un ulcère de jambe.**

La vaccination antitétanique doit être à jour chez tout patient ayant un ulcère cutané, quelle que soit la localisation et quelle que soit l'origine de cet ulcère.

- **L'hémorragie,** en particulier dans les ulcères variqueux.
- **Un eczéma** est fréquent autour de la zone ulcérée.
- **Une dégénérescence maligne** (carcinome spino-cellulaire) peut intervenir dans le cas d'un ulcère chronique évoluant depuis de nombreuses années; un bourgeonnement exubérant doit faire pratiquer une biopsie.

Un bourgeonnement excessif sur un ulcère chronique ancien doit alerter et faire pratiquer une biopsie à la recherche d'un carcinome spino-cellulaire.

Traitement

Il est local et général.

Traitement local

Le but essentiel des soins d'une plaie chronique, principalement de jambe, quelle que soit sa cause, est de favoriser la cicatrisation. Les pansements actuellement disponibles permettent le maintien de la plaie en milieu humide, indispensable à la cicatrisation, en tentant de contrôler l'exsudat, d'éliminer les tissus nécrosés, de contrôler la surinfection, de favoriser le bourgeonnement, de ne pas altérer la peau péri-ulcéreuse et de ne pas adhérer à la plaie. Ils ne sont pas douloureux et n'entravent pas l'épidermisation. C'est pour agir sur ces différents paramètres que le choix de tel ou tel pansement est important.

Les 3 temps de la cicatrisation, parfois intriqués pour une même plaie, doivent être connus. il s'agit :

- de la détersion;
- du bourgeonnement;
- de l'épidermisation.

Détersion. Élimination des tissus nécrotiques et de la fibrine. Étape souvent douloureuse, nécessitant une antalgie, classiquement locale par application de lidocaïne (*Xylocaïne Visqueuse*) sur la plaie. Celle-ci est recouverte d'une compresse pendant une heure. Un traitement antalgique par voie générale pouvant aller jusqu'à 1 ampoule de 1 cg de morphine en sous-cutané est parfois nécessaire.

Le détersion est le plus souvent mécanique à la curette, voire au bistouri en réalisant des scarifications.

Elle est complété par une détersion chimique (papaïne Trouette-Perret ou amitriptyline (*Elase* crème) à laisser 24 heures; *Debrisan* pâte à laisser 48 heures; *Hydrogel* avec pansement secondaire à laisser 48 heures), en protégeant la peau péri-ulcéreuse, avec une pâte à l'eau par exemple.

Bourgeonnement. Souvent intriqué avec la poursuite de la détersion, il vise à ramener le fond de l'ulcère au niveau des plans épidermiques voisins.

Les pansements utilisables à ce stade sont les pansements gras (vaseline, *Jelonet*, etc.), les hydrocolloïdes, les hydrocellulaires et les hydrogels. Les pansements peuvent être changés tous les 3 à 4 jours.

Épidermisation. On utilise des pansements gras, des hydrocolloïdes ou des hydrocellulaires. À ce stade, le meilleur des pansements semble être la greffe de peau mince, en pastilles sur les petits ulcères, en filets sur les ulcère de grande taille.

Dans tous les cas, il faut également veiller à l'état de la peau péri-ulcéreuse qui doit être hydratée à chaque pansement par une cold cream par exemple. En cas d'eczématisation, un traitement par dermocorticoïdes sera entrepris et des tests épicutanés réalisés.

DÉMARCHE INFIRMIÈRE

GREFFE EN PASTILLE

Objectif

Accélérer la cicatrisation et apporter un effet antalgique.

Conditions

L'ulcère doit être bourgeonnant, propre (absence de streptocoque notamment).

Matériel

• ***Plateau***

– Nombreuses compresses stériles.
– 1 pince fine à griffes.
– 1 paire de petits ciseaux pointus.

• ***Accessoires***

– 1 seringue de 20 mL.
– 1 aiguille sous-cutanée.
– 1 aiguille intramusculaire.
– Antiseptique type chlorhexidine.
– Sérum physiologique.
– 1 paire de gants stériles.
– *Jélonet* 10 fois 10.
– Bande *Nylex*.
– *Élastoplaste.*
– *Xylocaïne 2 %* non adrénalinée.
– Sparadrap.
– Vaseline officinale : 2 tubes.

Préparation locale

– Installer le patient confortablement sur le lit.
– Nettoyer la plaie (voir soin d'ulcère) et défibriner au maximum.
– Antalgique (paracétamol, voire morphine 10 mg en sous-cutané, une demi-heure avant).
– Désinfecter la zone donneuse sur la face latérale interne de la cuisse homolatérale.

Réalisation

La greffe est réalisée par le médecin.
– Anesthésie locale de la zone donneuse (crème *Emla* 2 h avant).
– Prise des greffons à l'aide de l'aiguille à intramusculaire recourbée à angle droit; la peau est découpée à l'aide des ciseaux (technique de Reverdin).
– Répartir les greffons sur l'ulcère en les espaçant de 0,5 à 1 cm les uns des autres.
– Les greffons ne doivent pas comporter d'hypoderme.

Pansement

• ***Zone donneuse de la cuisse***

– *Jelonet.*
– Compresses et sparadrap.

• ***Greffe***

– *Idem* avec en plus vaseline officinale, bande *Nylex* et élastoplaste en serrant légèrement de manière à ce que les greffons ne bougent pas.
– Ouverture du pansement en présence du médecin au 5ᵉ jour.

Conseils, surveillance

– Repos strict au lit pendant 3 à 5 jours.
– Évaluer la douleur, la présence d'un écoulement, d'un saignement du pansement.
– Ouverture du pansement d'ulcère au 3ᵉ, 4ᵉ, ou 5ᵉ jour après la greffe, délicatement et en présence du médecin.
– Compter les greffons et défibriner.
– Anticoagulants en préventif sur prescription médicale.

Traitement général

Son but est de traiter le fond de la maladie, c'est-à-dire le trouble circulatoire sous-jacent responsable de l'ulcère.

On traitera également un facteur favorisant le développement de l'ulcère, comme une anémie ou une hypoprotidémie.

Traitement de l'insuffisance veineuse

▸ **Surélévation des membres inférieurs,** le plus souvent possible dans la journée et toute la nuit en surélevant les pieds du lit (aux pieds et non pas à la tête, il faut bien l'expliquer au patient).

▸ **Port indispensable de bas de contention,** aux deux jambes, remontant jusqu'à mi-cuisse, en expliquant au patient les modalités de la pose.

▸ **Système de contention** *Profore* multicouche.

▸ **Veinotoniques** type *Ginkor fort*, *Veinamitol*, *Daflon*.

▸ **Prévention antitétanique** à jour.

▸ **Chirurgie éventuelle,** après avis du chirurgien vasculaire, après écho-Doppler veineux superficiel et profond avec études des communicantes, et seulement après que l'ulcère veineux ait cicatrisé.

Traitement de l'artérite

▸ **Antalgiques** lors des pansements.

▸ **Vaccination antitétanique** à jour.

▸ **Vasodilatateurs et antiagrégants plaquettaires** *per os* type *Torental*, *Fonzylane*, *Aspégic* au long cours, ou bien en cures intraveineuses en urgence de type *Fonzylane* ou *Ilomédine* pour surseoir à un geste chirurgical.

▸ **Correction des facteurs de risque cardio-vasculaires** avec priorité à l'équilibre parfait d'un diabète, d'une hypertension et à ***l'arrêt du tabac***.

▸ **Le seul traitement réellement efficace est un geste chirurgical de revascularisation** après avis du chirurgien vasculaire et aorto-artériographie ; ce traitement n'est envisageable qu'en cas d'atteinte vasculaire artérielle proximale.

Tableau 16.1. Pansements permettant les soins de tous les types de plaies cutanées observées.

Famille	*Pansement (Laboratoires)*	*Indications*	*Fréquence de changement*	*Remboursement*
Alginates	*Algostéril*	Plaies chroniques exsudatives, plaies infectées (exsudatives), plaies hémorragiques	quotidien	Remboursé
Films adhésifs transparents	*Tégaderm*	Protection des plaies ou d'une suture ou pansement secondaire	de 1 à 4 jours selon l'indication	Remboursé
Hydrocolloïdes – pâtes	*DuoDerm* pâte	Tous les stades de la cicatrisation	selon la saturation	Non remboursé
– plaques	*DuoDerm E*	Sauf les plaies cliniquement infectées	jusqu'à 7 jours max.	Remboursé
	DuoDerm E bordé (*sacrum*)			Remboursé
	DuoDerm extramince			Remboursé
	Comfeel plaque transparente			Remboursé
Hydrofibres	*Aquacel*	À tous les stades de la plaie exsudative	tous les 2 à 4 jours	Remboursé
Hydrogels	*Purilon*	Détersion des plaies sèches ou peu exsudatives	quotidien au début du traitement	Remboursé
	Nu-gel			Non remboursé
Hydrocellulaires	*Allevyn Cavity* sphérique	Plaies exsudatives au stade de bourgeonnement jusqu'à épidermisation	de 3 à 6 jours selon le type de plaie et l'exsudat	Non remboursé
	– Tielle *– Biatain* *– Mepilex*			Remboursé
Pansements au charbon	*Carbonet*	Plaies malodorantes, plaies cancéreuses	quotidien selon le type de plaie	Remboursé
Pansements gras – tulles	*– Jelonet* *– Physiotulle* *– Urgotul* *– Mepitel*	Stade d'épidermisation (dermabrasion, plaies postchirurgicales)	toutes les 48 heures	Remboursé
– interfaces	*Adaptic*			Remboursé
Pansements argentiques	*Actisorb Plus* *Urgotul S.Ag* *Aquacel argent* *Biatain argent*	plaies infectées plaies exsudatives	changement /24 h à plusieurs jours	Remboursé

Brûlures

Les brûlures sont des destructions du téguments sous l'effet d'agents thermiques; elles sont essentiellement le fait d'accidents domestiques et d'accidents du travail.

Les brûlures sont thermiques, chimiques, électriques ou par radiation ionisante.

Nous n'envisagerons dans ce chapitre que les brûlures pouvant relever d'un traitement ambulatoire, c'est-à-dire les brûlures non graves.

Apprécier la gravité d'une brûlure

ÉTENDUE. Il existe des tables permettant d'évaluer le % de surface corporelle atteinte (règle des 9 de Wallace, table de Lund et Browder) (figure 16.4). Pour mémoire, l'atteinte de la face palmaire de la main, doigts compris, correspond à une atteinte de 1 %, l'atteinte de tout un membre supérieur correspond à une atteinte de 9 %.

Une atteinte supérieure à 15 % de la surface corporelle chez l'adulte et supérieure à 10 % chez l'enfant est grave et ne peut être envisagée en ambulatoire.

PROFONDEUR. Les brûlures sont classées en brûlures du 1er degré, 2e degré superficiel et intermédiaire et 3e degré (figure 16.5); il est à noter que les brûlures du 1er degré ne sont pas prises en compte pour l'évaluation de la sévérité d'une brûlure.

- **Brûlure du 1er degré** : simple érythème douloureux plus ou moins œdémateux, dont la guérison est obtenue en 4 à 6 jours sans séquelles (un trouble de la pigmentation est toutefois possible).
- **Brûlure du 2e degré superficiel** : bulle, contenant une sérosité claire, sur fond érythémateux, très douloureuse; la cicatrisation est obtenue en deux semaines avec un risque important de séquelle dyschromique (hyperpigmentation) surtout en cas d'exposition prématurée au soleil.
- **Brûlure du 2e degré intermédiaire** : leur aspect clinique n'est pas univoque et c'est souvent l'évolution qui permettra de définir au mieux la profondeur réelle de l'atteinte. Il existe des bulles dont le sous-sol est pâle, mal vascularisé; ces lésions sont plus ou moins sensibles; la cicatrisation ne peut être obtenue avant le 21e jour et peut s'étendre jusqu'à 6 semaines, elle se fait avec un risque esthétique important (cicatrice hypertrophique, cicatrice dépigmentée, cicatrice inflammatoire).

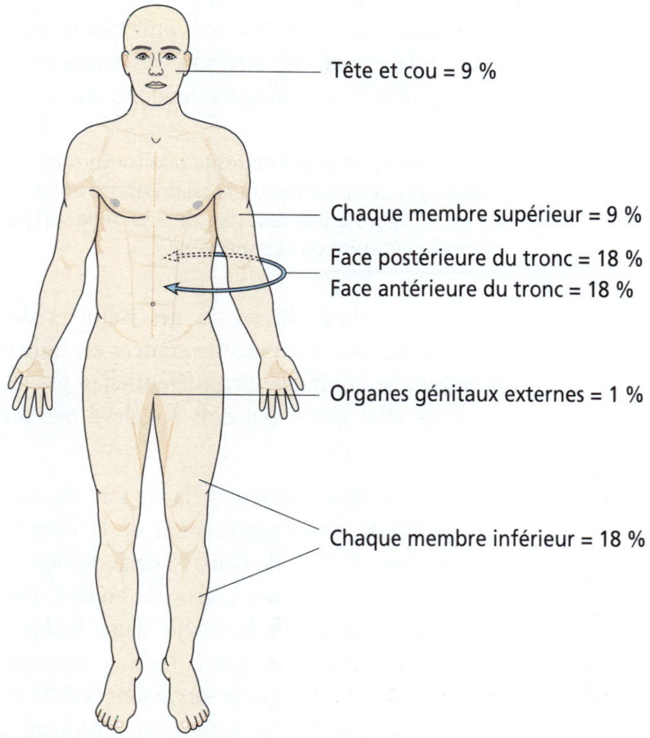

Fig. 16.5 Surface corporelle : règle des 9 de Wallace.

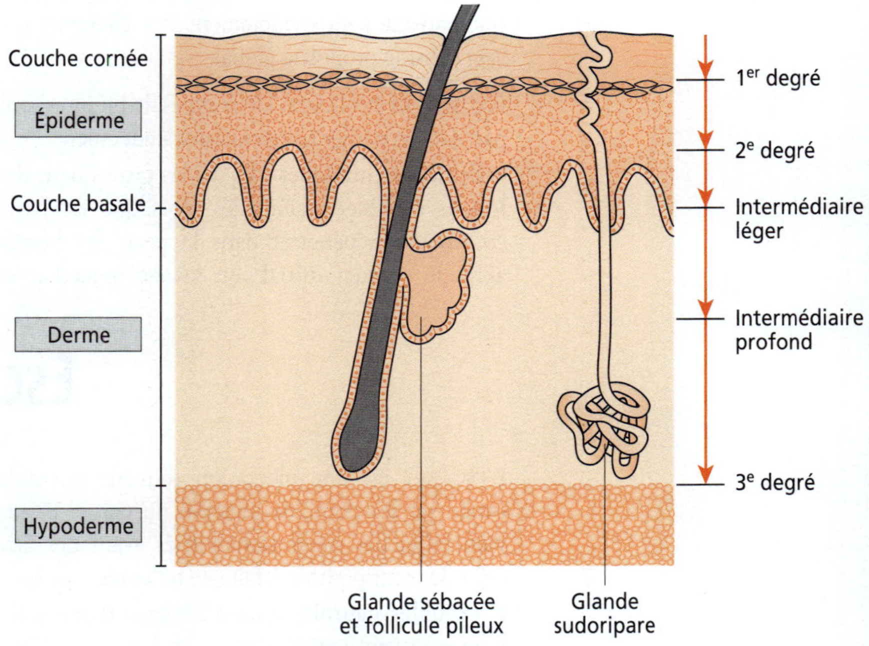

Fig. 16.6 Classification des brûlures en fonction du degré.

◗ **Brûlure du 3e degré** : escarre indolore, sèche, dont la couleur varie du blanc au noir, et à travers laquelle on peut voir des vaisseaux thrombosés ; elle apparaît déprimée par rapport aux tissus voisins œdématiés ; l'atteinte en profondeur peut dépasser la peau pour atteindre les tissus sous-cutanés, aponévroses, muscles, tendons, etc.

Une brûlure du 3e degré nécessite une couverture chirurgicale qui seule permettra la cicatrisation ; une brûlure du 3e degré atteignant plus de 2 % de la surface corporelle nécessite un avis spécialisé.

SIÈGE. Les brûlures du visage, des mains et des pieds, du périnée doivent être traitées en milieu spécialisé ; les brûlures circonférentielles provoquent un effet garrot qui doit être levé par des incisions de décharge.

TERRAIN. Les âges extrêmes de la vie sont des facteurs péjoratifs dans l'appréciation de la sévérité d'une brûlure ; la règle de Baux (somme de l'âge et du pourcentage de surface corporelle brûlée) offre une idée en pratique de la gravité d'une brûlure : quand la somme obtenue par la règle de Baux est inférieure à 50 les chances de survie sont de 100 %, en revanche quand cette somme est supérieure à 100 les chances de survie sont inférieures à 10 %. Toute pathologie sous-jacente existant antérieurement à la brûlure risque de se décompenser.

LÉSIONS ASSOCIÉES. Atteinte respiratoire et polytraumatisme sont évidemment des éléments qui aggravent le pronostic global.

CAUSES DES BRÛLURES. Deux types de brûlures sont particuliers par les soins initiaux à effectuer.

◗ **Brûlures chimiques** : les acides provoquent des lésions d'emblée maximales alors que les bases continuent à pénétrer dans la peau des heures après le contact initial ; un lavage immédiat et abondant à l'eau du robinet est toujours le premier temps du traitement ; on confiera toujours le patient à l'ophtalmologiste devant la moindre suspicion de projection au visage ; on se renseignera sur les risques spécifiques du produit ayant entraîné la brûlure, auprès du centre antipoison.

◗ **Brûlures électriques** : il n'existe pas de parallélisme entre l'importance de l'atteinte cutanée, qui peut être minime, et l'importance de l'atteinte en profondeur, qu'elle soit musculaire, nerveuse, osseuse ou viscérale, qui peut être majeure ; tout patient atteint d'une brûlure électrique doit avoir un électrocardiogramme initial et doit être hospitalisé au moins 48 heures en milieu spécialisé pour observation (surveillance des enzymes musculaires notamment).

Traitement

Les brûlures n'ayant aucun des caractères de gravité que nous venons d'évoquer peuvent être traitées en ambulatoire.

◗ **Nettoyage** de la plaie par lavage à l'eau, ablation des souillures, excision des tissus nécrosés, plus ou moins affaissement des phlyctènes (voir *infra*).

◗ **Désinfection soigneuse de la plaie,** par exemple avec de la chlorhexidine 0,05 %.

◗ **Pansement gras** n'adhérant pas à la plaie, type pansement avec *Biafine* ou *Flammazine*.

◗ **Lorsque les phlyctènes ne sont pas arrachées,** on peut les laisser en place car la cicatrisation sera plus rapide et la brûlure moins douloureuse, mais en sachant qu'il existe un risque de surinfection, la surveillance dans ce cas doit être rapprochée.

◗ **En présence de brûlures du 2e degré intermédiaire,** le *Débrisan* permet une détersion de la plaie sans retarder la cicatrisation.

◗ **Surélévation du membre atteint.**

◗ **Vaccination antitétanique à jour.**

◗ **Antalgiques.**

Escarres

L'ESCARRE est une ulcération souvent profonde située sur les point de pression du corps ; il survient chez des sujets immobilisés ayant des facteurs de prédisposition à faire de telles ulcérations :

◗ **Troubles neurologiques** à l'origine d'une paralysie entravant la mobilisation et d'une anesthésie entraînant une non-perception de la douleur.

◗ **Obésité.**

◗ **Incontinence sphinctérienne.**

◗ **Dénutrition.**

LE MÉCANISME ESSENTIEL DE SURVENUE DES ESCARRES EST VASCULAIRE, par compression des vaisseaux entre l'os sous-jacent à la peau et un point

PROTOCOLE DE SOINS

ESCARRES

M. R., 61 ans, est admis dans le service pour la prise en charge de nombreuses escarres (sacrée, talonnière gauche et malléolaire externe droite) apparues lors d'une hospitalisation en long séjour; l'escarre sacrée mesure 10 cm de diamètre et a un fond verdâtre malodorant; l'escarre du talon est noire, cartonnée; l'escarre de la malléole mesure 3 cm de diamètre et a un fond bourgeonnant sans fibrine. Les prélèvements bactériologiques de l'escarre sacrée révèlent la présence de Pseudomonas aeruginosa *(bacille pyocyanique).*

Objectifs

Permettre une cicatrisation complète des lésions en prévenant la récidive et l'apparition d'autres escarres.

Matériel

• ***Pour le sacrum***

– Plateau à pansement stérile.
– 2 pinces (Kocher et Péan).
– 10 compresses stériles tissées 10 par 10.
– 2 pansements américains 13,5 par 20.
– Ruban adhésif (largeur 10 cm).

• ***Détersion manuelle***

– Bistouri lame 23 (la détersion doit s'effectuer parallèlement à la plaie pour éviter d'endommager les tissus sains).
– Une paire de petits ciseaux.

• ***Irrigation à l'eau boriquée***

– 3 ailettes (épicrâniennes).
– 1 cupule stérile.
– 1 seringue de 20 mL.
– 1 rouleau de sparadrap.

• ***Produits utilisés.***

– Sérum physiologique.
– Eau boriquée.

• ***Pour le talon et la malléole***

– Plateau à pansement stérile.
– 2 pinces (Kocher et Péan).
– 10 compresses stériles tissées 10 par 10.
– 2 pansements américains 13,5 par 20.
– Bande *Nylex* jetable.
– Ruban adhésif (largeur 10 cm).

• ***Détersion manuelle***

– Curette.

• ***Pas d'irrigation***

• ***Produits utilisés***

– Sérum physiologique.
– *Bétadine* solution dermique.
– *Xylocaïne 5 %* non adrénalinée.
– Pansement hydrocolloïdal (*Duoderm* ou *Comfeel*).

Technique du pansement

Installer le patient confortablement et lui expliquer les soins effectués.

• ***Malléole droite***

– Décoller le pansement existant, en l'humidifiant avec du sérum physiologique si nécessaire.
– Nettoyer avec le sérum physiologique.
– Pulvériser la *Xylocaïne* 5 % pour faire l'anesthésie locale (délai d'action de 10 minutes).
– Détersion mécanique à la curette.
– Rincer avec le sérum physiologique et sécher avec les compresses.
– Appliquer le pansement hydrocolloïdal, du centre vers la périphérie de la plaie, en débordant de 2 à 3 cm autour de l'escarre.
– Le pansement sera fait tous les 3 à 4 jours, sauf en cas d'écoulement important, il faudra alors le changer tous les jours.

• ***Talon gauche***

– Décoller le pansement existant, en l'humidifiant avec du sérum physiologique si nécessaire.
– Nettoyer au sérum physiologique puis sécher.
– Se laver les mains, mettre des gants non stériles pour masser la région autour de l'escarre, de l'extérieur vers la plaque de nécrose pendant 5 minutes.
– Appliquer des compresses stériles imbibées de *Bétadine* dermique.
– Mettre des compresses sèches par dessus et fermer avec un pansement américain stérile et une bande *Nylex* jetable.

NB : le but de ce pansement est d'assécher la plaque nécrotique afin de permettre un bourgeonnement et une cicatrisation périphérique, la plaque de nécrose sera secondairement découpée.

• ***Sacrum***

Ce pansement est réalisé en dernier en raison de la colonisation de l'escarre par le pyocyanique.

– Installer le patient en décubitus latéral en plaçant une protection sous ses fesses.
– Se laver les mains et mettre des gants non stériles.
– Enlever le pansement existant, en l'imbibant de sérum physiologique si besoin.
– Nettoyer la plaie au sérum physiologique.
– Découper les tissus nécrosés avec le bistouri lame 23, sans atteindre les tissus sains.
– Nettoyer à l'eau boriquée.

Installer le système d'irrigation :

1. Couper les extrémités des ailettes (ôter les aiguilles).
2. Mettre une épaisseur de compresses stériles sur toute la surface de l'escarre puis fixer les trois tubulures des ailettes à l'aide du sparadrap.
3. Recouvrir d'une couche de compresses stériles sèches puis de deux pansements américains.
4. Fermer le pansement à l'aide du ruban adhésif de 10 cm de large en laissant dépasser les extrémités des tubulures.

Irriguer le pansement :

1. Verser environ 60 mL d'eau boriquée dans la cupule stérile.
2. Remplir la seringue de 20 mL.
3. Déboucher l'embout des 3 tubulures et injecter 20 mL dans chacune.
4. Recapuchonner les 3 tubulures.

L'irrigation est à répéter 3 fois par 24 heures.

NB : en cas de saignement de l'escarre lors de la phase de découpage il est possible d'appliquer alors des compresses imbibées d'eau oxygénée.

de pression extérieur; les endroit les plus fréquemment atteints sont les talons, les régions trochantériennes, les fesses et la région sacrée.

Le début des signes est à connaître, l'escarre débute par un érythème aux points de pression chez un sujet à risque; rapidement, apparaissent l'ulcération et la nécrose qui s'étendent en largeur et en profondeur, pouvant atteindre les muscles et l'os.

Les stades de l'escarre

- **Stade 1** : érythème.
- **Stade 2** : phlyctène évoluant vers une ulcération.
- **Stade 3** : nécrose de l'épiderme, du derme et de l'hypoderme.
- **Stade 4** : extension en profondeur de la nécrose jusqu'à l'os avec risque d'ostéite.

Le traitement est difficile et repose essentiellement sur **la prévention** (changements de position, massage des points d'appui, kinésithérapie, matelas à eau, coussinets pour les talons); en cas d'escarre constituée, il faut renforcer ces mesures, nettoyer la plaie, faire l'excision des tissus nécrosés et se rappeler l'adage : *« on peut mettre ce que l'on veut sur une escarre sauf le malade »* !

(Voir *Protocole de soins* et *Démarche infirmière* sur les escarres, pages suivantes.)

Conférence de Consensus sur « Prévention et traitement des escarres de l'adulte et du sujet âgé » sur le site de l'HAS : www.has-sante.fr

DÉMARCHE INFIRMIÈRE

PRÉVENTION D'ESCARRES

La prévention des escarres s'effectue systématiquement chez tous les sujets ayant une perte transitoire ou définitive de leur autonomie.

Les changements de position

Ils doivent être effectués toutes les 2 à 3 heures; le patient doit être installé au fauteuil quand cela est possible; la kinésithérapie motrice doit être quotidienne.
Indiquer au patient les mouvements à faire pour varier les positions.

Les massages

Les massages des points d'appui ont pour but de rétablir et d'activer la circulation sanguine aux points de pression; ils doivent être suffisamment longs pour être efficaces (au moins 5 minutes); ils sont réalisés lors des changes et des changements de position, sur une peau propre, à mains nues; on utilise des pommades du type *Cérat* ou *Biafine*, on évitera l'alcool qui irrite la peau et modifie les conditions d'équilibre de la flore cutanée.
D'autres techniques de massages utilisent des glaçons et un sèche-cheveux, dans le but de réaliser alternativement une vasoconstriction puis une vasodilatation; on alterne glaçons et sèche-cheveux 4 à 5 fois; cette technique est à proscrire lorsqu'il existe une perte de la sensibilité car il existe un risque de brûlure.

L'alimentation

L'hydratation doit être suffisante (1,5 litre par jour); un régime hypercalorique hyperprotidique est bien sûr idéal.

Matériel

- Le matelas à eau (1 à 3 modules selon la mobilité du patient).
- Le matelas pneumatique alternating.
- Les matelas en mousse.
- Les lits fluidisés.
- Les petits coussins.
- Les poches remplies d'eau.
- Les pansements du type *Comfeel* transparent qui suppriment l'action des frottements et permettent les massages sans entraver la surveillance de la peau.

Sont à proscrire

- L'éosine, qui masque l'érythème.
- Le talc.

Causes rares d'ulcères

CERTAINS ULCÈRES SURVENANT EN DES LOCALISATIONS INHABITUELLES, chez des sujets n'ayant ni insuffisance veineuse, ni artérite, doivent faire évoquer d'autres causes.

- **Maux perforants plantaires** chez des sujets ayant une atteinte neurologique périphérique (diabète +++, lèpre, amylose portugaise, maladie neurologique spécifique), ce sont des ulcérations torpides siégeant aux points d'appui plantaires.
- **Maladie de l'hémoglobine** (drépanocytose).
- **Vascularite.**
- **Hypodermites.**
- **Maladie de Klinefelter.**
- **Leishmanioses.**
- **Pyoderma gangrenosum** (++ maladie intestinale inflammatoire associée).
- **Tumeurs.**
- **Ecthymas.**
- **Déficits enzymatiques** (prolidase).
- **Pathomimie,** qui reste un diagnostic d'exclusion (ulcérations autoprovoquées).

Érythème noueux

17

Définition

L'érythème noueux est une hypodermite nodulaire aiguë, c'est-à-dire une inflammation non spécifique de l'hypoderme, de survenue brusque, répondant à de multiples causes.

Clinique

L'éruption est constituée de nodules **chauds**, rouge violacé, **douloureux**, survenant électivement de façon bilatérale et symétrique **sur les membres inférieurs** (figure 17.1) ; cette éruption est précédée de prodromes à type de fièvre et de douleurs articulaires. Chaque nodule disparaît en quelques jours sans laisser de cicatrice et en passant par les différentes teintes de la biligénie locale (comme un hématome, rouge puis jaune, vert, puis bleu noir). Il y a classiquement plusieurs poussées de nodules avec coexistence d'éléments d'âge différents, le nombre des nodules est variable de quelques-uns à plusieurs dizaines, le tout disparaît en 4 à 8 semaines.

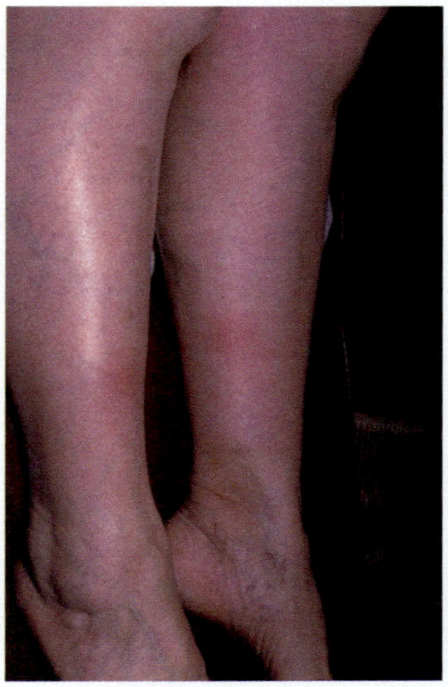

Fig. 17.1 Érythème noueux.

Examens complémentaires

La biopsie est le plus souvent inutile car le diagnostic d'érythème noueux est clinique et l'histologie ne permet pas d'orienter vers une cause précise.

Les examens réalisés servent à rechercher une cause (voir *Protocole d'examen*).

Causes

L'ÉRYTHÈME NOUEUX EST UN SYMPTÔME aux multiples causes.

PROTOCOLE D'EXAMEN

EXPLORATION D'UN ÉRYTHÈME NOUEUX

PRÉLÈVEMENTS SANGUINS À EFFECTUER

- NFS, plaquettes.
- Bilan de l'inflammation : VS, CRP, orosomucoïde, fibrine.
- Bilan hépatique complet.
- Électrophorèse des protides sanguins.
- Calcémie, phosphorémie.
- Ionogramme sanguin, urée sanguine, créatininémie.
- Glycémie à jeun.
- ASLO.
- Enzyme de conversion de l'angiotensine.
- Sérologie des yersinioses.
- LDH, CPK totales.

PRÉLÈVEMENTS URINAIRES À EFFECTUER

- Protéinurie sur échantillon.
- HLM.

RADIOGRAPHIES À PRÉVOIR

Les demandes doivent être remplies par le médecin.

- Radiographie de thorax.
- Radiographie de sinus et panorex.

CONSULTATIONS À PRÉVOIR

Les lettres doivent être écrites par le médecin.

- Consultations ORL et stomatologique.
- Examen ophtalmologique.

AUTRES EXAMENS

- IDR 10 unités de tuberculine à réaliser par le médecin; lecture à 72 heures.
- Coprocultures à la recherche de *Yersinia* en cas de diarrhée.

- **Sarcoïdose**, maladie inflammatoire de cause inconnue, pouvant toucher tous les organes et caractérisée par l'existence à l'examen histologique d'un granulome tuberculoïde; l'érythème noueux est une manifestation non spécifique de la sarcoïdose; les organes les plus fréquemment atteints sont la peau, les poumons, les ganglions lymphatiques et l'œil.
- **Primo-infection tuberculeuse**.
- **Infection streptococcique,** le plus souvent ORL ou dentaire.
- **Yersinioses** : *Yersinia pseudo-tuberculosis* responsable d'un tableau pseudo-appendiculaire et *Yersinia enterocolitica* responsable d'une diarrhée et de douleurs articulaires.
- **Colite ulcéreuse type recto-colite hémorragique ou maladie de Crohn,** maladies inflammatoires chroniques du tube digestif.
- **Maladie de Behçet** associant aphtose bipolaire et uvéite.
- **Une prise médicamenteuse** *(brome et iode)*.
- **Lèpre**.
- **Toute infection** virale, parasitaire, bactérienne ou mycosique (toxoplasmose, *Chlamydia*, etc.).
- **Aucune cause n'est trouvée dans 20 % des cas.**

Traitement

Il repose avant tout sur le repos au lit en évitant le plus possible la station debout qui favorise les poussées et augmente la douleur. Les anti-inflammatoires non stéroïdiens sont utiles lorsque la poussée est très invalidante, très inflammatoire.

Le reste du traitement est évidemment celui de la cause.

La contention veineuse par bas est indispensable.

L'iodure de potassium peut être utile.

POINTS CLÉS

1. ▶ **Nodule inflammatoire de l'hypoderme** dont les causes sont multiples.
2. ▶ Trois causes prédominent : **infection streptococcique, tuberculose** (primo-infection), **sarcoïdose**.

18 Intertrigo

Définition

Dermatose superficielle et érythémateuse d'un ou de plusieurs plis (plis inguinaux, plis axillaires, espaces inter-orteils, etc.) ayant de nombreuses causes.

Causes et mécanismes

Certains **facteurs favorisants** sont communs à de nombreux intertrigos, notamment la macération locale et les frottements des plis.

Un intertrigo peut être dû à :

UNE CANDIDOSE, intertrigo suintant, avec érythème et fissures du fond du pli et pustules en périphérie (figure 18.1) ; ++ diabétique, obèse et antibiothérapie.

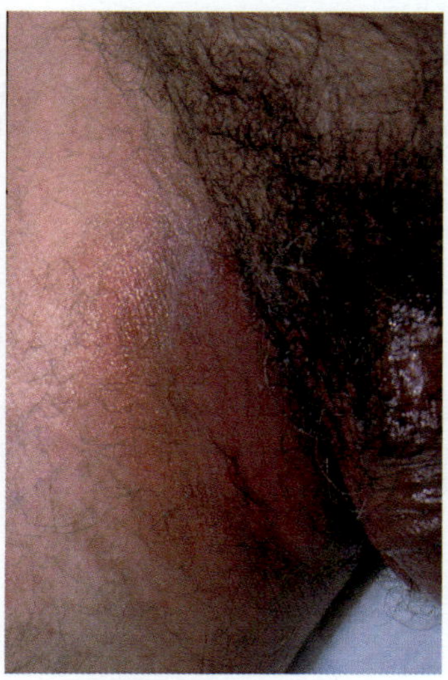

Fig. 18.1 Intertrigo inguinal candidosique (caractère suintant et pustulettes en périphérie).

UNE DERMATOPHYTIE, intertrigo érythémato-squameux avec bordure active vésiculeuse.

UN PSORIASIS, intertrigo érythémateux très bien limité.

UN ECZÉMA, intertrigo suintant, vésiculeux et prurigineux.

UNE INFECTION BACTÉRIENNE, staphylocoques, streptocoques et pyocyanique sont responsables d'intertrigosmacérés.*Corynebacteriumminutissimum* est responsable de l'**érythrasma** :

- **Définition.** L'érythrasma est une infection cutanée superficielle chronique, bénigne, due à une bactérie : *Corynebacterium minutissimum*.

La contagion est faible, souvent indirecte (vêtements de corps, etc.).

- **Clinique.** L'érythrasma réalise une plaque, localisée de façon uni ou bilatérale, à la face supéro-interne des cuisses et dans les plis inguinaux, brune ou bistre, à contours nets, arrondis. La peau y est finement squameuse, non prurigineuse.

L'atteinte des aisselles est possible.

L'évolution est chronique, marquée par un étalement lent des plaques, sans tendance spontanée à la guérison.

EXAMENS COMPLÉMENTAIRES

- **L'examen en lumière de Wood** montre une fluorescence rouge orangé très caractéristique, « corail ».
- **L'examen bactériologique direct** montre la présence d'une bactérie gram-positif.

TRAITEMENT

- **Le traitement local** employé seul peut être suivi de récidives. On utilise un dérivé imidazolé, ou l'érythromycine locale (*Eryfluid*) ; séchage des plis, port de vêtements amples, sont associés.
- **Le traitement général** repose sur une antibiothérapie (érythromycine).

MALADIE DE HAILEY-HAILEY (pemphigus chronique bénin familial), maladie héréditaire se caractérisant par l'apparition à l'âge adulte d'intertrigos fissurés (rhagades) d'évolution chronique.

Conclusion

Au total, il faut retenir qu'intertrigo n'est pas synonyme de mycose ; que devant tout intertrigo,

Toute atteinte des plis cutanés (intertrigo) n'est pas d'origine mycosique et ne requiert pas un traitement par antifongique.

il ne faut pas appliquer d'antifongique (*Pévaryl*, *Amycor*, *Daktarin*, etc.), avant d'avoir fait un prélèvement mycologique pour confirmer l'origine mycosique de l'intertrigo. Il faut comprendre que les antifongiques locaux ne sont pas des produits d'hygiène courante et sont de plus irritants, pouvant pérenniser un intertrigo qui au départ n'était pas mycosique.

PROTOCOLE DE SOINS

INTERTRIGO

Mme Y., 70 ans, est hospitalisée pour l'exploration d'une hypertension artérielle; cette patiente vit seule dans un appartement, elle est obèse, elle néglige par ailleurs quelque peu son hygiène corporelle et vestimentaire; son médecin traitant lui a récemment prescrit de l'Augmentin pour une bronchite; à l'examen il existe un intertrigo des derniers espaces inter-orteils, sans atteinte unguéale, un intertrigo suintant, macéré, non prurigineux, avec des pustulettes en périphérie, des plis sous-mammaires, inguinaux et de la région anale. ***Des prélèvements bactériologiques et mycologiques des plis sont effectués avant le début de toute thérapeutique,*** *puis les soins sont commencés.*

Matériel

- Chemise en coton de l'hôpital.
- Sèche-cheveux.
- Gants non stériles.
- Compresses non stériles 7,5 par 7,5.
- Antiseptique type *Chlorhexidine* aqueuse à 0,5 ou 2 %, permanganate de potassium ou *Bétadine*.
- Antifongique imidazolé en crème pour les espaces inter-orteils, en lait ou en poudre pour les autres plis.
- Sparadrap.
- Haricot.
- Pour les bains de pieds : une bassine, du permanganate de potassium, une alèse pour essuyer.

Soins

• ***Soins de pieds***

- Bain quotidien de 10 minutes avec permanganate de potassium dilué au 1/10 000.
- Séchage à l'aide du sèche-cheveux.
- Appliquer l'antifongique en crème entre tous les orteils des deux pieds.
- Placer une compresse roulée entre tous les orteils à leur extrémité distale, pour permettre au fond du pli inter-orteils d'être bien aéré.
- Mettre des surchaussures.
- Faire ces soins tous les jours.

• ***Soins des autres plis atteints***

- Antisepsie des plis à l'aide de compresses non stériles imbibées de chlorhexidine aqueuse; si les plis sont très suintants, on utilisera *Bétadine* solution dermique, après avis du médecin, pour son caractère asséchant; les colorants (éosine, fluorescéine, *Milian*) n'ont pas de vertu antiseptique majeure.
- Sécher les plis avec des compresses puis avec le sèche-cheveux.
- Laisser en place une compresse sèche dépliée dans les plis.
- L'application d'antifongique type *Amycor* poudre ou *Pevaryl* lait, ne sera effectuée qu'en cas d'intertrigo mycosique prouvé par les prélèvements, ou, dans ce cas précis, effectuée d'emblée devant la présence de pustulettes permettant de suspecter la présence de *Candida albicans*.
- Mettre la chemise propre.

Les soins seront effectués 2 fois par jour en cas d'intertrigo très suintant.

La durée du traitement sera d'au moins 15 jours.

Éviter le port d'un soutien-gorge à ce stade de l'évolution.

Expliquer à la patiente le caractère fondamental du séchage des plis après la toilette.

Recommander à la patiente la décontamination de ses chaussettes (lavage en machine) et de ses chaussures et chaussons avec un spray de *Pevaryl* pulvérisé tous les jours pendant 3 semaines.

Transmissions

- Évaluation des soins.
- Conseils d'hygiène sur la toilette des plis.
- Conseils diététiques à voir avec les médecins et les diététiciens pour perdre du poids.
- Envisager éventuellement une aide à domicile pour la toilette.
- Le traitement par *Augmentin,* favorisant la prolifération de *Candida albicans,* sera interrompu dans ce cas.

Prurit Prurigo

19

Définition

Le prurit est la sensation cutanée conduisant au désir de se gratter. C'est un symptôme très fréquent en dermatologie, il est présent dans de nombreuses dermatoses dont il est parfois un des critères majeurs du diagnostic (gale, eczéma, urticaire, lichen plan, etc.), mais il peut être isolé, sans aucune anomalie cutanée visible autre que des lésions induites par le grattage. Il doit alors faire rechercher une cause interne (choléstase, hémopathie, etc.). Le prurigo est défini par l'existence de papules œdémateuses prurigineuses, la précession du prurit sur les lésions ou des lésions sur le prurit n'est pas clairement établie, ce terme est surtout réservé aux causes parasitaires locales (puces, punaises, etc.) entraînant une hypersensibilité aux points de piqûre.

Étiologies

Il existe deux grands cadres étiologiques.

Dermatoses prurigineuses

- **Eczémas** : l'eczéma de contact et la dermatite atopique.
- **Urticaire** : les papules sont très prurigineuses, on se rappellera qu'une urticaire profonde (ou œdème de Quincke) n'est pas prurigineuse.
- **Lichen plan.**
- **Dermatoses bulleuses auto-immunes** : la pemphigoïde bulleuse dans sa phase prébulleuse peut provoquer un prurit féroce, accompagné de lésions urticariennes et eczématiformes.
- **Mycosis fongoïde** : c'est la forme la plus fréquente de lymphome cutané T.
- **Mastocytose.**
- **Toxidermies.**
- **Prurigo.**
- **Érythrodermies.**
- **Gale, poux.**
- **Piqûres d'insectes et d'acariens**, réalisant le tableau du prurigo.
- **Environnement** : prurit à l'eau, prurit hivernal du sujet atopique, du sujet noir transplanté.

Prurit sans dermatose (prurit *sine materia*)

Il faut rechercher une cause interne responsable du prurit, sans oublier qu'une parasitose cutanée peut ne donner que très peu ou pas de signes cutanés visibles, il faut donc **toujours systématiquement penser à la gale et aux poux** (pédiculose corporelle, pédiculose du cuir chevelu et phtiriase) chez un patient qui se gratte et chez qui il y n'y a pas de maladie dermatologique évidente.

Un prurit intense, à recrudescence vespérale et nocturne, de topographie essentiellement antérieure, surtout s'il est familial, est suspect de gale jusqu'à preuve du contraire.

- **Gale et pédiculoses.**
- **Cholestase**, il faut faire un bilan hépatique ; il peut s'agir d'une choléstase de la grossesse.
- **Insuffisance rénale** avec élévation majeure de l'urée sanguine.
- **Hémopathie maligne**, en particulier la maladie de Hodgkin, la maladie de Vaquez (prurit à l'eau), etc.
- **Cancers,** en particulier digestifs.
- **Médicaments**, notamment les sels d'or utilisés pour le traitement de la polyarthrite rhumatoïde.
- **Mycosis fongoïde** dans sa phase pré-éruptive.
- **Hypothyroïdie et hyperthyroïdie.**
- **Sécheresse cutanée** quelle qu'en soit la cause.
- **Infection VIH.**
- **Parasitoses :** toxocarose, onchocercose, douve, trypanosomiase et bilharzioses.
- **Goutte.**
- **Prurit sénile.**
- **À noter que le diabète** n'est pas en lui-même une cause de prurit.

Enfin lorsqu'aucune des causes ci-dessus n'a pu être mise en évidence, et sur un terrain psychologique particulier, on pourra retenir le diagnostic de prurit psychogène (acarophobie par exemple, névrose obsessionnelle, pathomimie, etc.) ; la névrodermite est une forme localisée de prurit psychogène (figure 19.1).

On aura facilement recours en pratique à un traitement d'épreuve par Ascabiol devant un prurit sans cause évidente, comme test diagnostic de gale.

Certaines localisations sont fréquemment le siège d'un prurit isolé, prurit anal, prurit vulvaire, appelant des causes plus spécifiques à ces régions anatomiques et que nous n'envisagerons pas ici.

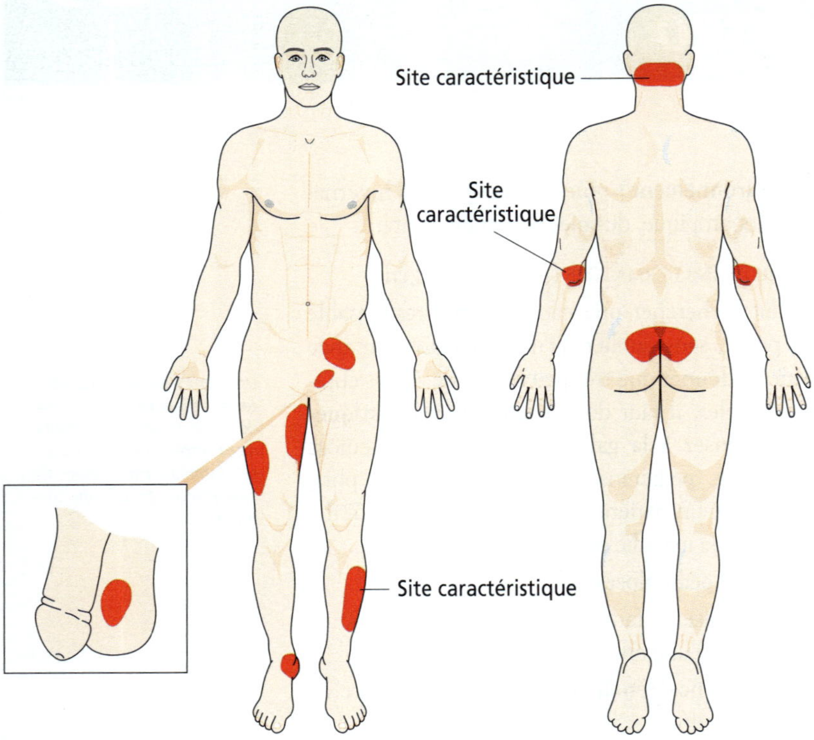

Fig. 19.1 Localisations des névrodermites (remarquer l'atteinte préférentielle des zones cutanées facilement accessibles).

PROTOCOLE DE SOINS

EXPLORATION D'UN PRURIT *SINE MATERIA*

PRÉLÈVEMENTS SANGUINS À RÉALISER

- NFS, plaquettes.
- Bilan de l'inflammation : VS, CRP, fibrine.
- Glycémie à jeun.
- Ionogramme sanguin, urée sanguine, créatininémie.
- Bilan hépatique complet.
- Uricémie.
- Calcémie, phosphorémie.
- Électrophorèse des protides sanguins.
- Ig E totales.
- TSH, T_4.
- Sérologie toxocarose, sérologie VIH après accord du patient.

RADIOGRAPHIES À DEMANDER

La demande doit être remplie par le médecin.
- Radiographie de thorax.

AUTRES EXAMENS SELON LE CONTEXTE

- Échographie abdominale à la recherche d'anomalies hépatiques et d'adénopathies profondes.
- Biopsie cutanée pour immunofluorescence directe en cas de doute sur une pemphigoïde bulleuse débutante.
- Biopsie cutanée exsangue en cas de suspicion d'onchocercose.

Clinique

Il est important de différencier les lésions induites par le grattage des éventuelles lésions primitives.

LÉSIONS DE GRATTAGE

Un érythème, des stries linéaires, des excoriations voire des érosions et des ulcérations, un purpura surtout dans les zones déclives voire des lésions ecchymotiques, une lichénification elle-même prurigineuse, des papules de prurigo dont on ne sait plus si elles précèdent ou si elles sont secondaires au grattage. Ces signes prennent tout leur intérêt lorsque, par exemple, ils siègent électivement dans les zones habituellement atteintes par la gale, apportant un élément décisif en faveur de ce diagnostic.

Traitement

Il repose évidemment sur le traitement de la cause, lorsqu'elle a été identifiée et qu'elle est curable.

Les badigeons d'*Ascabiol* peuvent être utilisés comme test diagnostic d'une gale.

Il faut évaluer l'intensité du prurit sur la vie quotidienne (qualité du sommeil notamment) et ne jamais sous-estimer le retentissement qu'il peut avoir.

Les ongles du patient seront coupés court.

En cas de prurigo parasitaire, on aura recours à un déparasitage des vêtements, de la literie, des tentures, des parquets, et éventuellement des animaux domestiques.

À TITRE SYMPTOMATIQUE, on utilise :

- **La suppression des savons trop détergents et des gels douche,** on recommande l'utilisation de pains surgras.
- **Les émollients,** en bain et locaux (bain d'amidon, *Cérat de Galien*).
- **Des crèmes et des lotions à base de menthol.**
- **Les antihistaminiques généraux.**
- **Les sédatifs, les antidépresseurs.**
- **La corticothérapie locale.**
- **La photothérapie** (UVA-UVB).

Lichen plan

20

Définition

Le lichen plan est une dermatose inflammatoire cutanée et muqueuse, papuleuse, atteignant les deux sexes et présente dans toutes les races ; son évolution est chronique.

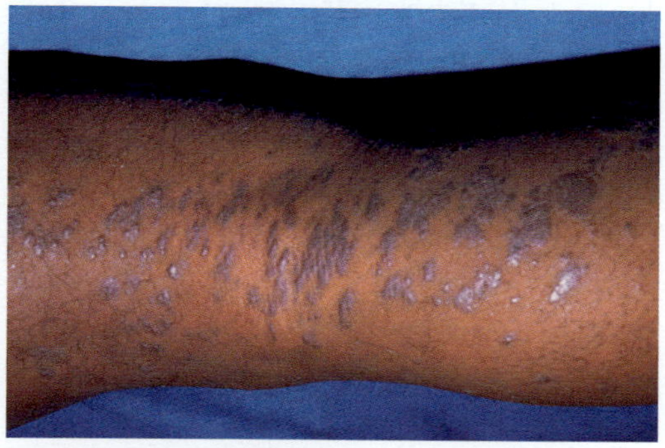

Fig. 20.1 Lichen plan.

Causes et mécanismes

LE LICHEN PLAN est le plus souvent primitif, d'étiologie inconnue ; il peut survenir au décours d'un choc psychoaffectif ; il peut, surtout dans ses formes atypiques érosive ou verruqueuse, être le témoin d'une affection hépatique (hépatite virale chronique, cirrhose biliaire primitive).

LES ÉRUPTIONS LICHÉNOÏDES, non distinguables souvent du lichen plan, peuvent être secondaires à différents facteurs :

- **Médicamenteux** (sels d'or, diurétiques thiazidiques, etc.).
- **Professionnels** (produit de développement des films couleurs).
- **Physiques** (traumatisme : c'est le phénomène de Koebner).
- **Immunologiques** (réaction du greffon contre l'hôte lors de greffes de moelle osseuse allogénique).

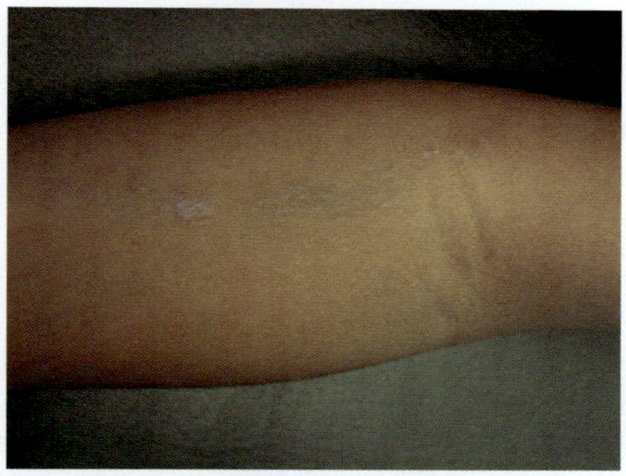

Fig. 20.2 Lichen nitidus.

Aspects cliniques typiques

PEAU. L'éruption est faite de papules violines, à peine saillantes, plates, polygonales, de un à plusieurs millimètres, fermes et sèches, recouvertes d'un réseau de stries blanchâtres, et pouvant confluer en plaques ou rester isolées (figures 20.1, 20.2 et 20.3).

- **Ces lésions ont des sites d'élection** : face antérieure des poignets et des avant-bras, mais peuvent siéger sur tout le corps.
- **Le prurit est constant,** souvent intense.

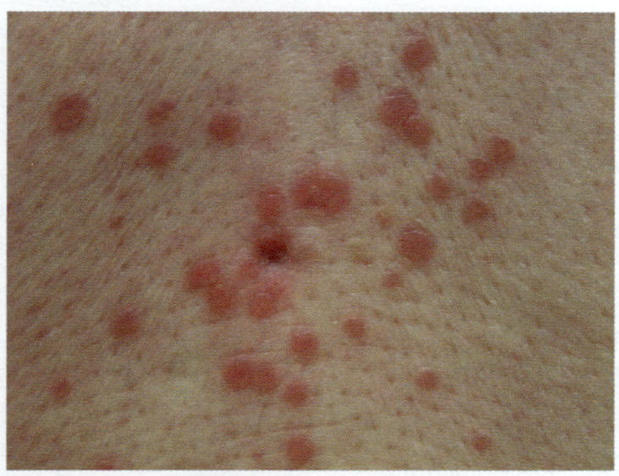

Fig. 20.3 Lichen plan.

MUQUEUSES

- **Dans la bouche,** il s'agit de stries blanches en réseau, « en feuilles de fougère », à la face interne des joues, sur le dos de la langue et sur le bord libre des lèvres, rarement érosives et douloureuses ; elles font la gravité du lichen plan en raison de leur

Phénomène de Koebner : phénomène de mécanisme inconnu par lequel un traumatisme cutané reproduit la dermatose sur la zone traumatisée (psoriasis, lichen plan).

possible dégénérescence en carcinome épidermoïde.

- **Sur les organes génitaux,** papules typiques avec souvent sur la verge un centre déprimé donnant un aspect annulaire. Cet aspect est bien différent de celui du **lichen scléro-atrophique**, maladie d'origine inconnue, atteignant la peau et surtout les muqueuses génitales où elle entraîne une atrophie et une sclérose locales et peut dégénérer en cancer épidermoïde.

CUIR CHEVELU. Le lichen peut y être isolé. Il réalise une alopécie en aire cicatricielle, donc définitive.

ATTEINTE UNGUÉALE. Elle est rare : striation longitudinale sur un ongle épaissi, avec parfois destruction complète et définitive.

Aspects cliniques atypiques

- **Lichen verruqueux.**
- **Lichen érosif.**
- **Lichen vésiculo-bulleux.**

Examens complémentaires

La biopsie confirme le diagnostic en cas de doute : l'image histologique est caractéristique.
Une sérologie de l'hépatite C est à réaliser en cas de lichen profus, érosif ou verruqueux.

Évolution

Elle est lente dans la majorité des cas, spontanément régressive en 12 à 18 mois, laissant une tache pigmentée qui peut persister plusieurs années.

LES RÉCIDIVES sont possibles.

LES FORMES ÉROSIVES BUCCALES sont à surveiller car elles peuvent être le siège de transformation en carcinome épidermoïde (rare).

DÉMARCHE INFIRMIÈRE

LICHEN PLAN

Mme L. est vue en hôpital de jour pour une éruption diffuse atteignant les mains, les poignets, les membres supérieurs, le tronc et les membres inférieurs, faite de papules violines prurigineuses; les premières lésions sont apparues il y a un mois alors que Mme L. était en conflit avec des membres de sa famille, puis se sont rapidement étendues. L'examen met par ailleurs en évidence des lésions blanchâtres des faces internes des joues. Le diagnostic de lichen plan est posé et confirmé par l'histologie.

EXPLICATION DE LA MALADIE

- Le lichen plan est une maladie inflammatoire de la peau, parfaitement bénigne et non contagieuse.
- Les causes en sont inconnues; le lichen plan est le plus souvent primitif, c'est-à-dire isolé, ne témoignant d'aucune maladie interne et n'ayant aucune cause précise.
- Il est classique d'invoquer le rôle favorisant d'un choc affectif ou émotionnel dans le déclenchement du lichen plan.
- Un lichen plan, surtout dans sa forme érosive et verruqueuse, peut révéler une hépatite virale chronique.

PRONOSTIC DE LA MALADIE

- Le lichen plan est une maladie chronique qui évolue habituellement en un à deux ans puis guérit. L'évolution sur les muqueuses est plus longue que sur la peau.
- Les formes localisées en début d'évolution peuvent secondairement se généraliser.
- C'est une maladie bénigne mais qui nécessite une surveillance régulière par un médecin en cas d'atteinte muqueuse érosive car il existe alors un risque de dégénérescence en carcinome.

EXPLICATION DES TRAITEMENTS

- Étant donné les caractères bénin et chronique du lichen plan, des formes cutanées localisées peu affichantes et peu prurigineuses peuvent ne susciter aucun traitement.
- Il s'agit le plus souvent de dermocorticoïdes forts, dans les formes localisées invalidantes.
- Pour les atteintes de la muqueuse buccale, on recommandera :
  - un arrêt du tabac et de l'alcool;
  - une hygiène bucco-dentaire rigoureuse;
  - un traitement local par glossettes de *Betnéval* à laisser fondre au contact des lésions ou par badigeonnage avec une solution de vitamine A acide à 0,1 % (*Aberel*) que l'on recommandera de brosser sur la muqueuse à l'aide d'une brosse à dents pour plus d'efficacité.
- Pour l'atteinte cutanée lorsqu'elle est étendue comme chez Mme L., on peut proposer une photothérapie en l'absence de contre-indication. En cas de lichen aigu sévère, très profus, très prurigineux, une corticothérapie générale est le traitement le plus efficace. On peut également proposer en seconde intention le *Soriatane* seul ou associé à une photothérapie UVA.

Traitement

Il n'existe pas de traitement spécifique du lichen plan.

Il est fonction de l'intensité de l'atteinte cutanée et muqueuse, allant de l'abstention thérapeutique pour un lichen plan cutané peu étendu, jusqu'à des traitements généraux par corticoïdes ou rétinoïdes dans des formes étendues et très invalidantes.

TRAITEMENTS LOCAUX. Corticothérapie locale (dermocorticoïdes) ; vitamine A acide à 0,1 % (*Aberel*) sur la muqueuse buccale.

TRAITEMENTS GÉNÉRAUX

- **Corticothérapie** à réserver aux formes aiguës ou érosives, aux formes unguéales rapidement progressives.
- **Rétinoïdes.**
- **PUVAthérapie.**
- **RéPUVAthérapie.**

Tumeurs cutanées bénignes et cancers cutanés

21

Tumeurs cutanées non pigmentées

Tumeurs bénignes

Elles sont classées d'après le type cellulaire initial.

Tumeurs épithéliales

Verrues séborrhéiques (VS)

Elles sont très fréquentes chez le sujet de race blanche, et d'autant plus fréquentes et importantes en nombre que l'âge est avancé.

DIFFÉRENTS TYPES CLINIQUES sont observés : les verrues séborrhéiques sont toujours bien limitées, de couleur variable (de bistre à noir), de surface régulière et rugueuse, papillomateuses, marquées par la présence de bouchons cornés, plates, comme posées sur la peau (thorax) ou pédiculées (cou, paupières).

L'ÉVOLUTION est lentement extensive. Les verrues séborrhéiques **ne dégénèrent pas.**

LE TRAITEMENT est local et consiste en une cryothérapie par azote liquide ou en une destruction par électrocoagulation superficielle et raclage à la curette.

Kérato-acanthome

Il apparaît chez l'homme d'âge moyen et réalise le plus souvent une lésion unique centrofaciale ou sur les mains. Au début, c'est une papule rosée, dont le centre se déprime puis se comble d'une masse cornée, donnant un *aspect en « tomate farcie »*. La régression s'effectue spontanément en 2 à 3 mois, laissant une cicatrice inesthétique.

L'EXÉRÈSE CHIRURGICALE EST SOUHAITABLE, elle permet :

- **La confirmation histologique** (l'aspect clinique peut faire évoquer parfois un carcinome spinocellulaire).
- **D'éviter la constitution d'une cicatrice** inesthétique.

Tumeurs du follicule pileux

Tricho-épithéliomes

Ce sont de petites papules couleur chair ou rosée, surmontées de fines télangiectasies, siégeant électivement au visage. Il existe des formes uniques (pouvant ressembler à un carcinome basocellulaire) ou multiples survenant alors dans l'enfance et ayant un caractère héréditaire ; le traitement est chirurgical par électrocoagulation ou laser.

Pilomatrixome

La lésion est le plus souvent unique, nodulaire irrégulière et dure à la palpation ; l'enfant est fréquemment atteint ; le traitement est l'exérèse chirurgicale.

Tumeurs de la glande sébacée

Adénomes sébacés

C'est une lésion papuleuse jaunâtre unique ou multiple siégeant sur les régions séborrhéiques de la face. Elle est à différencier du carcinome basocellulaire ce qui n'est pas toujours aisé ; le traitement est l'électrocoagulation.

Hamartome sébacé

Lésion congénitale du cuir chevelu, où elle réalise une plaque jaunâtre alopécique, ou de la face ; l'exérèse prophylactique est recommandée en raison de la possible dégénérescence en carcinome basocellulaire.

Kystes sébacés

Ce terme, abusivement utilisé pour qualifier des lésions qui sont en fait des kystes épidermiques, désigne de petites tuméfactions multiples siégeant à la partie antérieure du thorax et aux plis axillaires essentiellement et réalisant la sébocystomatose, affection héréditaire.

Tumeurs du follicule pilo-sébacé

Kystes épidermiques

Encore appelés kystes épidermoïdes, et improprement qualifiés kystes sébacés, ce sont des lésions arrondies sous-cutanées, surmontées d'un orifice punctiforme, remplies de kératine, siégeant dans les régions séborrhéiques du visage, aux lobes des oreilles, au cou, au tronc et au scrotum, ils peuvent subir des poussées inflammatoires; les kystes épidermiques peuvent être présents dans l'acné; leur traitement est chirurgical à froid, jamais en poussée inflammatoire.

Grains de milium

Ce sont de petits kystes épidermiques superficiels de teinte blanche survenant à tout âge sur le visage. Ils peuvent être secondaires à certaines dermatoses, notamment bulleuses, en phase de cicatrisation. Leur traitement est chirurgical par ouverture des kystes avec une aiguille pour en vider le contenu.

Tumeurs malignes

Les tumeurs épithéliales malignes comprennent :

- **Les carcinomes basocellulaires** à malignité purement locale.
- **Les carcinomes spinocellulaires ou épidermoïdes,** plus graves, éventuellement invasifs et métastatiques.
- **Des lésions, dites précancéreuses,** peuvent faire le lit de ces cancers; elles doivent être connues, reconnues et traitées pour éviter le passage vers un cancer cutané parfois agressif.

Lésions précancéreuses

Kératoses actiniques

Petites lésions multiples survenant chez des sujets âgés de phototype clair, sur les régions exposées aux ultraviolets (visage, crâne des chauves, dos des mains); ces lésions sont brun rouge, bien limitées, avec une surface kératosique rugueuse au toucher; **elles doivent être détruites,** par cryothérapie ou par le 5-fluoro-uracile (5 FU) en application locale *(Efudix)* en raison de leur transformation possible en cancer (le plus souvent en carcinome épidermoïde).

Cornes cutanées

Lésion kératosique formant un bec en relief et dont l'exérèse chirurgicale avec examen histologique est obligatoire en raison de la possibilité d'un carcinome spinocellulaire sous-jacent.

Maladie de Bowen

La maladie de Bowen est un cancer cutané ou muqueux superficiel, d'évolution très lente (figure 21.1).

Non traitée, elle évolue vers un carcinome spinocellulaire.

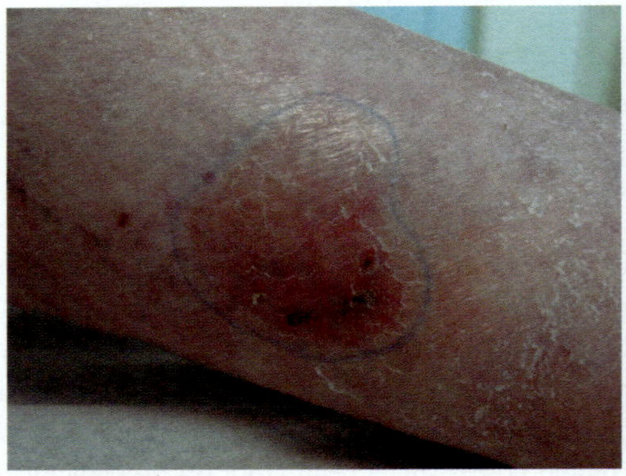

Fig. 21.1 Maladie de Bowen.

La lésion apparaît entre 30 et 60 ans chez l'homme comme chez la femme; en n'importe quel endroit du tégument, apparaît une plaque, petite au début, lentement extensive, avec un bord net, saillante, souple, rouge et croûteuse; elle est unique ou multiple; sur les muqueuses la plaque est rouge vernissé, bien limitée, à contours arrondis, chronique, rebelle aux différents traitements, siégeant sur le gland (*érythroplasie*) ou sur la vulve.

Après 5 à 10 ans, l'évolution, lente jusque-là, se précipite : un nodule bourgeonnant ou une ulcération apparaît sur la plaque initiale : c'est désormais un cancer invasif, de type spinocellulaire, avec un pouvoir métastatique.

Le traitement précoce est donc indispensable, il doit détruire toute la lésion.

- **L'exérèse chirurgicale** est la meilleure technique car elle permet le contrôle histologique.
- **L'électrocoagulation** ou le 5-fluoro-uracile local sont envisageables dans les formes peu évoluées.

Carcinome basocellulaire

C'est une tumeur épithéliale maligne de la peau, épargnant les muqueuses, lentement extensive, **à malignité purement locale** mais pouvant entraîner de grands délabrements (figures 21.2 et 21.3).

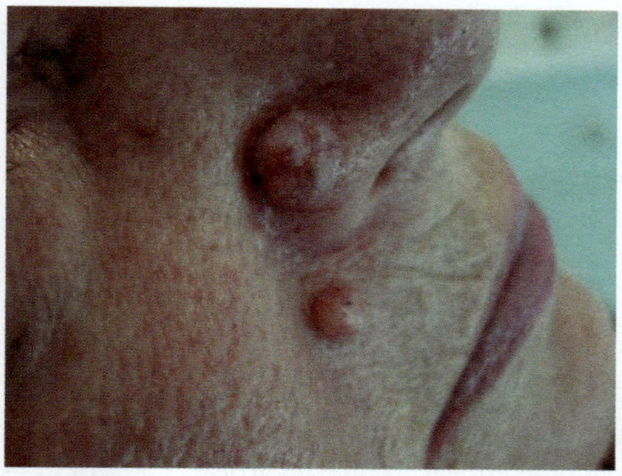

Fig. 21.2 Carcinomes baso-cellulaires.

PLUSIEURS FACTEURS FAVORISANT leur survenue sont connus :

- **Expositions solaires** avec importance de la dose cumulée d'ultraviolets reçus.
- Radiations ionisantes.
- **Grand âge et race blanche.**
- **Préexistence de lésions cutanées dites *précancéreuses***, en particulier les kératoses actiniques (toutefois, celles-ci se transforment surtout en carcinome épidermoïde ou spinocellulaire) : petites plaques rouges sèches fréquemment squameuses sur les surfaces exposées à la lumière (visage, crâne des chauves et dos des mains).
- **Thérapeutiques arsénicales.**

LA LÉSION CLINIQUE ÉLÉMENTAIRE est la perle, petite papule translucide de 1 à 5 mm de diamètre, opaline, ferme, parfois parcourue de télangiectasies ; elle est unique ou le plus souvent retrouvée à la périphérie du carcinome basocellulaire, formant une bordure perlée.

La biopsie cutanée s'impose, l'histologie est caractéristique.

ÉVOLUTION

- **Spontanée** : elle est lentement extensive en surface, avec invasion tardive en profondeur, pouvant entraîner des délabrements importants.
- **Sous traitement** : elle est favorable.
- **Des récidives locales** parfois mutilantes sont le fait de traitements mal conduits n'ayant pas entraînés une disparition complète de la tumeur.

LE TRAITEMENT DOIT ÊTRE PRÉCOCE, l'exérèse chirurgicale complète de la lésion est le traitement de choix, associée ou non à une réparation plastique.

Carcinome spinocellulaire ou carcinome épidermoïde

C'est un cancer cutané épidermoïde (figure 21.3), plus rare que le carcinome basocellulaire mais plus grave en raison de son potentiel métastatique ; il peut atteindre les muqueuses.

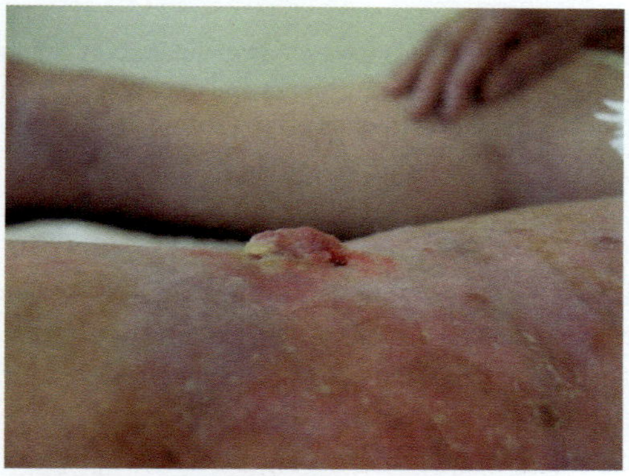

Fig. 21.3 Carcinome spinocellulaire ou épidermoïde.

LES CAUSES ET LES MÉCANISMES sont superposables à ceux des carcinomes basocellulaires, mais des facteurs supplémentaires sont à noter :

- **Succède le plus souvent à une kératose actinique.**
- **Dégénérescence maligne de cicatrices anciennes** (brûlures), de plaies chroniques (ulcères de jambe).
- **Dégénérescence d'une maladie de Bowen.**

IL S'AGIT PARFOIS DE LÉSIONS MANIFESTEMENT MALIGNES par leur aspect bourgeonnant, ulcéré, saignant au contact (voir photo 31 des planches couleurs) ; mais souvent, l'aspect est plus anodin surtout au début ; la biopsie s'impose au moindre doute.

L'ÉVOLUTION est celle d'une tumeur maligne avec extension locale, puis régionale (adénopathies) et enfin générale (métastases à distance).

Traitement

- **L'exérèse chirurgicale** est le traitement de choix, suivie ou non de réparation plastique, et associée si besoin à un curage ganglionnaire.
- **Chimiothérapie** dans les formes métastatiques.

Nævomatose basocellulaire

Il s'agit d'une affection héréditaire autosomique dominante affectant la peau, le squelette et le système neuro-endocrinien.

Dans l'enfance, des papules de teinte blanc rosé apparaissent sur la peau, localisées au visage. Ces lésions, quiescentes pendant l'adolescence, vont évoluer à l'âge adulte vers des carcinomes basocellulaires, d'où la nécessité d'une surveillance biannuelle.

En dehors des carcinomes basocellulaires et spinocellulaires, les tumeurs cutanées malignes non pigmentées sont très rares. Ce sont les suivantes :

Xeroderma pigmentosum

Le *xeroderma pigmentosum* est une dermatose rare, transmise génétiquement sur un mode autosomique récessif, caractérisée par des troubles précoces de la pigmentation avec constitution de cancers cutanés multiples, entraînant la mort, le plus souvent avant l'adolescence.

La maladie est observée principalement au pourtour du bassin méditerranéen; elle est due à une absence de réparation de l'ADN des cellules cutanées, après l'exposition aux rayons ultraviolets.

Association « les enfants de la lune » http ://asso.orpha.net/AxP/debut.htm.

Aspects cliniques

- **Le début** se fait volontiers dès la première année : sur les régions découvertes; après exposition solaire apparaissent des taches brunes et roses qui s'étendent et se multiplient après chaque exposition.
- **À ces taches s'associent** des plaques atrophiques blanches, des télangiectasies : la peau est donc bigarrée (poïkilodermique), sans intervalle de peau saine.
- **L'atteinte oculo-palpébrale** est constante.
- **Puis des cancers cutanés** surviennent sur ces lésions : carcinomes baso- et spino-cellulaires multiples, voire mélanomes malins.

L'évolution est en l'absence de photoprotection mortelle du fait de ces cancers précocement.

Traitement

- **Il est d'abord préventif** par une éviction stricte des ultra-violets nécessitant une adaptation des rythmes de vie, de filtres UV à l'école, sur la voiture, au domicile.
- **Les cancers cutanés** seront dépistés et traités *chirurgicalement*. Une surveillance dermatologique et ophtalmologique sont nécessaires.

Maladie de Paget du sein

La maladie de Paget du sein est le signe visible d'un cancer mammaire sous-jacent.

Une plaque rouge squameuse eczématiforme se constitue progressivement autour de l'aréole d'un sein. Mais les limites très nettes, le caractère un peu infiltré, unilatéral, très localisé, l'évolution chronique rebelle aux thérapeutiques locales symptomatiques, doivent attirer l'attention et imposer la biopsie cutanée.

Les localisations cutanées extramammaires et vulvo-périnéo-anales sont plus rares.

La biopsie, pratiquée au moindre doute, montre une image histologique caractéristique.

Évolution

- **Dans sa localisation mammaire l'évolution spontanée se fait vers la malignité**; le mamelon se rétracte, s'ulcère et saigne, un nodule dur se constitue suivi d'un envahissement ganglionnaire et de métastases.
- **Les localisations cutanées extramammaires ont parfois un meilleur pronostic**; le cancer sous-jacent n'est en effet pas toujours retrouvé. Cette forme est donc vraiment de malignité strictement locale.
- **La localisation vulvaire** évolue à la longue vers un carcinome spinocellulaire.

Les éléments de surveillance sont ceux du cancer sous-jacent (mammographie pour cancer du sein, par exemple).

Traitement

- **La localisation mammaire,** même dans sa phase de début, impose un traitement radical qui est celui du cancer du sein.
- **La localisation cutanée extramammaire** impose une exérèse complète et profonde; le pronostic dépend de la présence ou non d'un cancer sous-jacent.
- **La localisation vulvaire** impose l'exérèse de la lésion.

Tumeurs noires

Tumeurs noires non mélanocytaires

Par définition, ces tumeurs, bien que noires, ne sont pas mélanocytaires, c'est-à-dire qu'elles ne sont pas développées aux dépens des mélanocytes.

Au moindre doute néanmoins, la biopsie cutanée s'impose pour éliminer un mélanome malin.

Les tumeurs noires non mélanocytaires ne peuvent pas donner naissance à un mélanome.

CES TUMEURS NON MÉLANOCYTAIRES SONT NOIRES À CAUSE :

- d'une surcharge passive en mélanine ;
- d'un dépôt d'hémosidérine (réserve de fer) ;
- d'une oxydation de surface de la kératine.

Verrues séborrhéiques

Elles peuvent être pigmentées, elles sont volontiers multiples, d'aspect velouté, comme posées sur la peau ; au visage le problème du diagnostic différentiel avec une mélanose de Dubreuilh se pose souvent.

LE TRAITEMENT est la cryothérapie ou la destruction par électrocoagulation superficielle et raclage à la curette.

Histiocytofibrome

C'est une lésion très ferme enchâssée dans la peau, plus ou moins pigmentée, volontiers multiples sur les membres d'une femme jeune. Dans le cas d'une forme unique très noire, la biopsie ou l'exérèse s'impose.

LE TRAITEMENT est l'abstention, la cryothérapie ou, rarement, l'exérèse chirurgicale selon les désirs du patient.

Carcinome basocellulaire

Certains sont pigmentés et sont dits « tatoués ».

La présence de perles épithéliomateuses en périphérie permet d'établir le diagnostic cliniquement confirmé par l'histologie (voir photo 30 des planches couleurs).

LE TRAITEMENT EST CHIRURGICAL.

Angiome thrombosé

Nodule très noir, volontiers entouré d'un halo inflammatoire, il se constitue très rapidement chez un sujet jeune ; la biopsie élimine un mélanome nodulaire d'emblée.

LE TRAITEMENT est l'exérèse chirurgicale.

Tumeurs noires mélanocytaires

Une lésion noire sur la peau ou sur les muqueuses doit être suspecte de mélanome et montrée sans délai à un dermatologue.

Nævus nævo-cellulaires

Les nævus nævo-cellulaires sont caractérisés par la présence de cellules mélanocytaires regroupées en thèques ; ils sont plus communément appelés *« grains de beauté »*.

Il existe une chronologie dans la survenue des nævus ; absents ou rares à la naissance (se sont les nævus congénitaux) (figure 21.5), ils apparaissent dans l'enfance par poussées favorisées ensuite par la puberté et les grossesses ; ce sont les adultes jeunes qui en présentent le plus grand nombre. Ils disparaissent ensuite avec l'âge. Leur aspect se modifie également avec le temps : plans dans l'enfance, ils ont tendance à se surélever progressivement. Tout nævus qui apparaît chez un adulte doit être montré à un dermatologue.

Nævus plans

Ce sont des nævus en plaques parfois étendues, volontiers recouvertes de poils : cet aspect est évo-

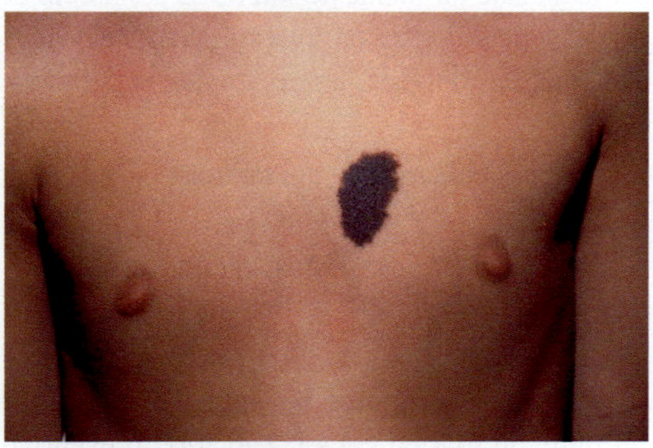

Fig. 21.5 Nævus congénital.

cateur de **nævus congénital,** ***susceptible de se transformer en mélanome***. Ailleurs, il peut s'agir de petites lésions très pigmentées, monochromes, régulières, évocatrices de **nævus jonctionnels,** ***susceptibles de dégénérer en mélanome***.

Nævus surélevés

Nævus en dômes arrondis et sphériques, fréquents en particulier sur le visage et le tronc ; ils peuvent également être pileux, bien limités et de couleur homogène ; ils sont évocateurs de **nævus dermiques**, variété qui ne dégénère pas en mélanome.

Nævus bleu

De teinte bleu très foncé, encre de Chine. La dégénérescence en mélanome ne s'observe pratiquement jamais.

Nævus entouré d'un halo achromique

Nævus de Sutton, à respecter car très souvent il disparaît spontanément en quelques années.

Dermoscopie

Utilisation d'une loupe à immersion permettant de voir le reseau pigmenté dans son épaisseur (3e dimension). Cette technique nécessite un apprentissage des nouveaux critères décrits et permet d'augmenter la sensibilité de l'examen clinique des taches pigmentées.

Nævus dysplasiques

Polychromes, aux bords irréguliers, de grande taille ; ***ce sont des lésions susceptibles de dégénérer en mélanome***.

ON A LE CHOIX ENTRE DEUX ATTITUDES THÉRAPEUTIQUES

- **L'abstention avec une surveillance régulière** par le malade lui-même de son ou de ses nævus et par le dermatologue, en lui expliquant les signes d'alarme, qui doivent faire consulter le dermatologue.
- **L'exérèse chirurgicale** qui s'adresse :

– aux nævus dont on redoute particulièrement la dégénérescence (*nævus dysplasique et nævus congénital géant*) ;

– aux nævus exposés à des irritations multiples (nævus palmo-plantaires, nævus de la barbe, de la ceinture, du soutien-gorge) ; l'ablation préventive peut être encore conseillée, bien que le traumatisme d'un nævus n'ait jamais provoqué sa transformation en mélanome ;

– aux nævus récemment modifiés dans leurs caractères ; c'est l'éventualité clinique la plus fréquente.

Les modifications peuvent porter sur 5 critères que l'ensemble de la population devrait connaître par cœur, c'est l'**abécédaire A B C D E** :

A : L'**A**symétrie du dessin.

B : La **B**ordure est normalement nette, l'apparition d'un caractère déchiqueté, irrégulier, en carte de géographie, doit inquiéter.

C : La **C**ouleur, normalement homogène, brun plus ou moins foncé. L'apparition d'une polychromie est hautement suspecte et doit faire prendre un avis spécialisé.

D et **E** : Les **D**imensions du nævus ; une taille supérieure à 6 mm est suspecte de même qu'une **E**xtension rapide de la taille doit inquiéter.

D'AUTRES SIGNES DOIVENT ÉGALEMENT ALERTER. Une disparition des striations normales de la peau peut être un signe de transformation maligne, de même que l'apparition d'un nodule sur un nævus préexistant ; une sensation locale de prurit, de douleur, doit également faire consulter.

TOUTE EXÉRÈSE CHIRURGICALE DE NÆVUS EST SUIVIE D'UN EXAMEN ANATOMOPATHOLOGIQUE DE LA PIÈCE OPÉRATOIRE, c'est une règle absolue.

Au total, les modifications rapides des nævus dans leur taille, leur couleur ou leur dessin doivent être dépistées. L'exérèse dès lors est indispensable pour dépister la survenue éventuelle d'un mélanome malin : ici, en effet, seule l'exérèse précoce permet l'amélioration d'un pronostic qui reste très sombre dès lors que le mélanome malin est à stade avancé.

Mélanome cutané

(figures 21.6 à 21.10)

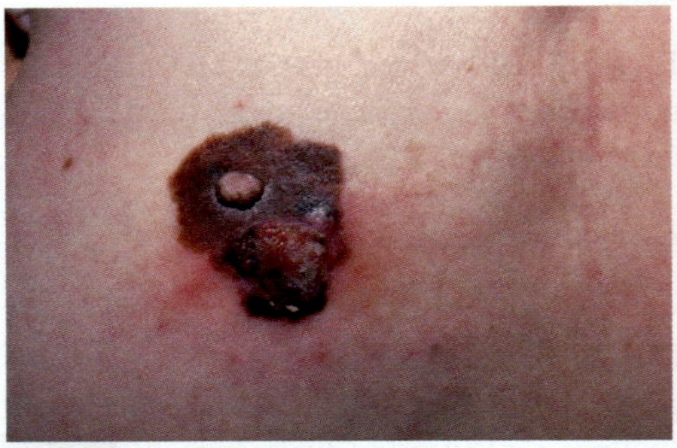

Fig. 21.6 Mélanome (dos).

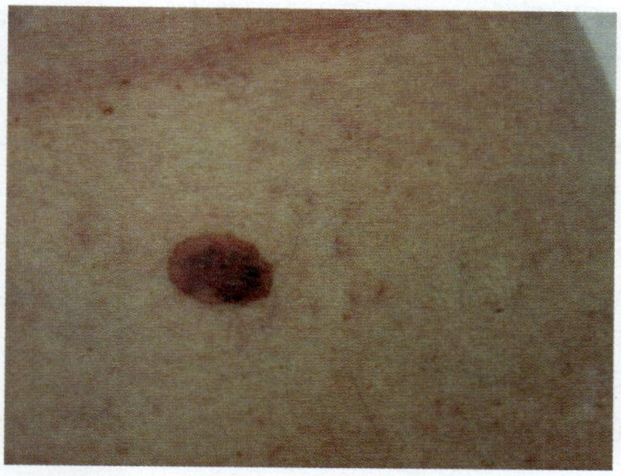

Fig. 21.7 **Melanome (jambe).**

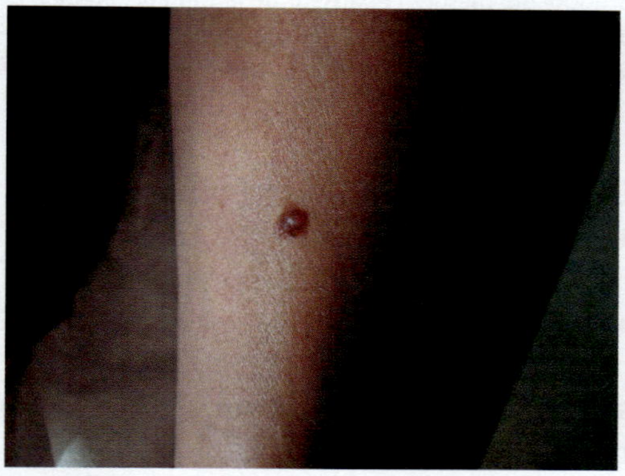

Fig. 21.8 **Melanome (avant-bras).**

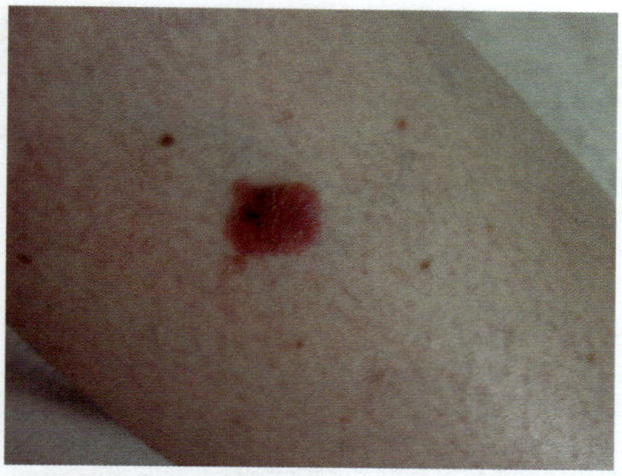

Fig. 21.9 **Melanome (jambe).**

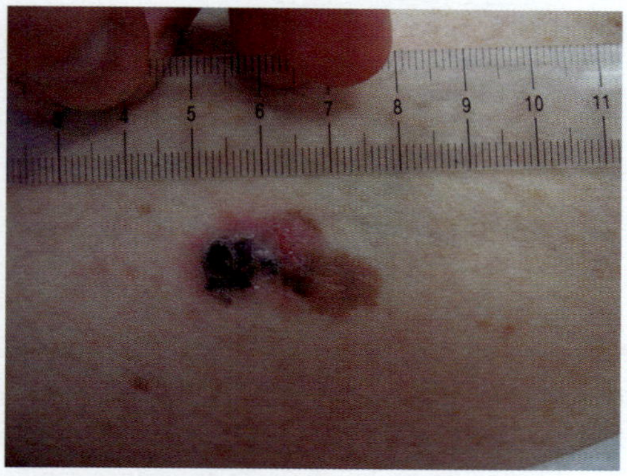

Fig. 21.10 **Melanome (jambe).**

Le mélanome est une tumeur maligne développée à partir des mélanocytes. **La malignité peut y être une des plus agressives de tous les cancers. Le traitement à une phase initiale de l'évolution peut néanmoins guérir le patient.**

Les causes et les mécanismes sont mal connus.

On retient la notion de sujets a risque de mélanome cutané

- **Antécédent familial** de mélanome malin.
- **Phototype 1, 2 ou 3** (peau claire, bronzant mal).
- **Expositions solaires** surtout dans l'enfance.
- **Existence de nombreux nævus** (plus de 20).
- **Nævus dysplasiques et congénitaux.** Le mélanome malin survient dans 80 % des cas en peau saine et dans seulement 20 % des cas sur un nævus préexistant.

Trois principaux aspects cliniques

- **Le melanome de Dubreuilh**; c'est la forme la moins grave, elle touche le sujet âgé; un placard pigmenté, volontiers du visage, s'étend très lentement : la malignité y est alors purement locale; après une dizaine d'années, un nodule peut se constituer, c'est le signe d'une invasion en profondeur du mélanome.
- **Le mélanome à extension superficielle**; il touche le sujet jeune dans une zone non habituellement exposée à la lumière. Il est trop souvent confondu avec un nævus pigmentaire bénin alors que certains caractères cliniques devraient inquiéter : transformation ou extension récente remarquée par le patient, irrégularité des bords, polychromie de la lésion.

Le stade de la malignité locale est beaucoup plus court dans ce type de mélanome que dans le mélanome de Dubreuilh, avant l'envahissement en profondeur de la prolifération mélanocytaire.

Chaque individu doit s'identifier comme sujet à risque ou non de mélanome cutané.

Il existe d'autres formes de mélanome cutané : les formes acrales atteignant les extrémités et les formes achromiques, ces dernières étant de redoutables pièges pour le diagnostic car le mélanome a perdu sa caractéristique essentielle qui est sa pigmentation.

DÉMARCHE INFIRMIÈRE

PRÉVENTION DU MÉLANOME CUTANÉ

M. Z., 45 ans, consulte pour un avis dermatologique sur ses nombreux « grains de beauté »; après examen, le médecin propose à M. Z. l'exérèse d'un nævus; l'intervention chirurgicale terminée, le patient vous demande lors du pansement de lui expliquer à nouveau les différentes mesures de surveillance de ses nævus.

– Surveillance des nævus par le patient et par son entourage suivant les critères ABCDE.
– Examen annuel par le même dermatologue.
– S'identifier comme sujet à risque ou non de mélanome cutané (phototype, antécédent familial, capital soleil, nombre et type des nævus).
– Se protéger du soleil en ne s'exposant pas, en portant des vêtements, en appliquant régulièrement des écrans solaires (anti-UVA, UVB et infrarouges avec un indice de protection au moins égal à 25) sur les régions découvertes.
– Les expositions solaires, surtout les expositions estivales intenses dans l'enfance, sont un facteur de risque certain de mélanome malin; à ce titre, les enfants doivent être protégés du soleil par des vêtements et des écrans solaires d'indice au moins égal à 25.
– Les préparations au bronzage ne protègent pas du risque d'apparition de cancers de la peau.

***Définition.** Indice de Breslow: épaisseur en mm de la tumeur mesurée à l'examen histologique. C'est l'élément pronostique fondamental.*

- **Le mélanome nodulaire d'emblée**; c'est la forme la plus grave (invasive d'emblée en profondeur avec métastases précoces). Survenant à tout âge, il forme un nodule noir de croissance rapide, devenant bourgeonnant et hémorragique; le pronostic est des plus sombres.

L'EXÉRÈSE de toute lésion soupçonnée d'être un mélanome s'impose pour un examen anatomopathologique.

SI LE DIAGNOSTIC EST CONFIRMÉ, une reprise chirurgicale systématique, avec marges d'exérèse, et un bilan d'extension en fonction du stade du mélanome, sont entrepris :

- **Cliniquement :** recherche d'adénopathies, de métastases (cutanées, pulmonaires, hépatiques, cérébrales, etc.).
- **Par imagerie :** radiographie pulmonaire, biologie et échographie hépatiques.

POUR LES MÉLANOMES DONT LE BRESLOW EST > 1,5 MM, un traitement par interféron α2a peut être proposé après bilan d'extension et recherche du ganglion sentinelle.

ÉVOLUTION

Moins le mélanome s'enfonce dans le derme, moins il est épais, plus le pronostic est favorable (c'est l'indice de Breslow qui mesure l'épaisseur de la tumeur; **au-delà de 0,75 mm, le pronostic est réservé et d'autant plus mauvais que l'on s'éloigne de ce chiffre**). L'indice de Breslow conditionne les marges d'exérèse à 1, 2 voire 3 cm.

LES ÉLÉMENTS DE SURVEILLANCE concernent :

- **Le dépistage de métastases** par des examens cliniques et complémentaires répétés.
- **Le dépistage et la prévention** de la survenue d'un second mélanome malin.
- **La surveillance de la tolérance des éventuels traitements** entrepris.

TRAITEMENT. L'exérèse chirurgicale large de la lésion initiale est le véritable traitement du mélanome malin cutané; ce traitement peut guérir le patient à condition que le mélanome soit à un stade précoce c'est-à-dire qu'il ait été diagnostiqué tôt; aucun protocole thérapeutique n'a encore fait la preuve de son efficacité à un stade avancé de la maladie (chimiothérapie, immunothérapie, voire radiothérapie), **c'est dire toute l'importance que revêt la prévention et les campagnes d'information et de dépistage du mélanome cutané.**

POINTS CLÉS

1. ▶ **Le mélanome est le plus malin de tous les cancers cutanés.**
2. ▶ **Les facteurs de risque** sont :
   – l'exposition solaire;
   – des antécédents familiaux de mélanome;
   – les peaux peu pigmentées;
   – l'existence de nombreux nævus, notamment atypiques.
3. ▶ **Surveillance attentive de tous les nævi** selon les critères ABCDE (voir page 132).
4. ▶ Importance des **campagnes d'information** et de **dépistage**.
5. ▶ **Si l'on ne retient qu'une chose c'est: « quelque chose sur ma peau qui bouge (taille, couleur, contours, forme etc...) et qui ne ressemble pas au reste = je montre au dermatologue ».**

Autres tumeurs cutanées

Angiokératomes

Ce sont de petites dilatations vasculaires (angiomes) qui se recouvrent d'une épaisse couche cornée (kératose) d'où le nom d'angiokératome.

Les angiokératomes sont isolés ou associés à une maladie de Fabry.

Angiokératomes isolés

Angiokératome de Mibelli

Le rôle du froid y paraît net, de même qu'un facteur familial; les lésions apparaissent entre 10 et 15 ans et forment de petites élevures rouges et kératosiques sur les mains et les pieds souvent cyanosés. Le traitement est local et fait appel à l'électrocoagulation ou au laser.

Angiokératomes des organes génitaux externes

Ils sont très fréquents chez l'homme, sur le scrotum.

Angiokératome næviforme

Il est présent dès la naissance; il est formé d'un semis d'angiokératomes sur fond d'angiome plan.

Angiokératomes marqueurs d'une affection dysmétabolique

Il s'agit de la maladie de Fabry, affection héréditaire grave liée à l'X. Les angiokératomes sont disposés en caleçon, à partir de l'adolescence. Ils s'associent à une anomalie du métabolisme des lipides, responsable d'atteintes rénales et neurologiques. Il n'y a pas de traitement étiologique.

Angiomes

Les angiomes sont des proliférations ou des malformations des petits vaisseaux cutanés, voire cutanéo-viscéraux.

Angiomes cutanés

Angiomes plans

Les angiomes plans **sont des taches rouges ou violacées, existant dès la naissance.**

ANGIOMES MÉDIANS. Ils touchent le front essentiellement, ils régressent spontanément dans les premières années de la vie; ils ne doivent donc pas être traités. Se méfier d'une anomalie médiane chez un nouveau né ou un nourisson (angiome ou autre) qui pourrait témoigner d'un dysraphisme.

ANGIOMES NON SYMÉTRIQUES. Ils sont plus foncés, « tache de vin »; ils ne sont pas spontanément régressifs. On pourra organiser à l'âge adulte un traitement par les lasers pulsés à colorant.

Hémangiomes

Angiomes en relief, apparaissant rapidement après la naissance (figure 21.11), framboisés sur la peau ou bleutés en sous-cutané, ils disparaissent spontanément en plusieurs mois ou années, après une phase de croissance et une stabilisation. Ils ne nécessitent que rarement un traitement du fait d'une croissance en taille dramatique, d'une localisation vitale (bouche, nez, paupières) ou d'une ulcération douloureuse (siège).

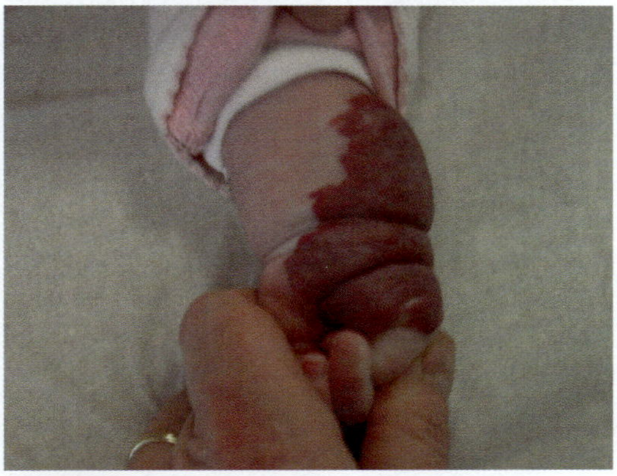

Fig. 21.11 Hémangiome du poignet.

Angiomes stellaires

Points rouge vif d'où partent « en étoile » de fines télangiectasies, ils apparaissent à tout âge et sont plus fréquents au cours des cirrhoses éthyliques et de la grossesse.

Électrocoagulation fine ou laser sont efficaces mais, parfois suivis de récidives.

Angiomes séniles

Petits nodules rouge vif, fermes, enchâssés dans la peau, ce sont **les taches rubis** fréquemment rencontrées chez les sujets âgés; ils sont sans signification pathologique et ne nécessitent pas de traitement.

Angiomes cutanéo-viscéraux

Angiome ostéo-hypertrophique de Klippel-Trenaunay

Association d'un angiome à une atteinte osseuse d'un membre.

Angiomes encéphalo-trigéminés

Angiome plan hémifacial avec atteinte de la branche ophtalmique du nerf trijumeau et atteinte encéphalique (épilepsie).

Angiomatose de Rendu-Osler

Affection héréditaire avec angiomes cutanés, muqueux et viscéraux.

Maladie de Kaposi

La maladie de Kaposi réalise une prolifération tumorale des structures vasculaires, qui n'a pas de caractère de malignité. La maladie de Kaposi n'est pas un cancer (le terme de sarcome de Kaposi longtemps utilisé est impropre).

LES CAUSES sont mal connues, on retient classiquement trois facteurs étiologiques possibles, peut être associés.

- **Un facteur infectieux,** hypothèse récemment démontrée par la mise en évidence de particules virales au sein des lésions cutanées (HHV-8 du groupe des herpès virus).
- **Un facteur génétique,** sujets originaires du pourtour du bassin méditerranéen et d'Afrique noire.
- **Un facteur immunologique,** en raison de la fréquence particulière chez des patients immunodéprimés (par exemple, au cours de traitements immunosuppresseurs chez les transplantés et au cours du Sida).

ASPECTS CLINIQUES

- **Maladie de Kaposi classique.** Elle touche le sujet de plus de 60 ans, de sexe masculin, d'origine méditerranéenne. Les signes cliniques prédominent aux membres inférieurs, il s'agit :

– de plaques violacées;
– de nodules parfois ulcérés.

L'atteinte des muqueuses et des viscères est rare; le diagnostic est histologique; l'évolution est lente sur plusieurs années.

- **Maladie de Kaposi africaine.** Les signes cliniques sont plus polymorphes, avec des formes nodulaires, végétantes, infiltrantes avec œdème loco-régional; les atteintes viscérales sont plus fréquentes; le diagnostic est histologique; l'évolution est plus ou moins rapide suivant les formes cliniques.
- **Maladie de Kaposi du syndrome immunodéficitaire acquis ou Sida.** C'est actuellement la forme la plus fréquente; elle est également observée dans d'autres cas d'immunodépression (transplantés rénaux, chimiothérapie, etc.); les signes cliniques peuvent siéger en n'importe quel endroit du tégument, il s'agit :

– de plaques rouges ou violacées, plus ou moins infiltrées;
– de nodules;
– d'un œdème, accompagnant volontiers les lésions des membres inférieurs; le diagnostic est histologique; la maladie de Kaposi est fréquente au cours de l'infection par le VIH, mais elle est rarement directement en cause dans la survenue du décès.

TRAITEMENT. Il peut faire appel à la cryothérapie, au laser, à la radiothérapie, aux chimiothérapies (mono- ou poly-), à l'interféron alpha. Les réponses aux traitements sont bonnes dans les deux premières formes, en revanche, aucun de ces traitements n'a fait la preuve d'une efficacité durable dans la maladie de Kaposi du Sida.

Lymphomes cutanés

Ce sont des proliférations cutanées malignes de lymphocytes.

Lymphomes cutanés T

Le plus fréquent est le mycosis fongoïde; **la prolifération maligne débute dans la peau, et évolue lentement, sur plusieurs années.**

ASPECTS CLINIQUES. La forme habituelle évolue en trois stades :

- **Le 1er stade,** très progressif, est constitué de *lésions érythémato-squameuses* bien limitées, récidivantes, tenaces, associées à un prurit. Un mycosis fongoïde peut débuter à partir d'un *parapsoriasis en plaques*.

- **Le 2e stade** est celui des plaques infiltrées, prurigineuses.
- **Le 3e stade** est caractérisé par l'apparition de tumeurs nodulaires, parfois ulcérées.

EXAMENS COMPLÉMENTAIRES

- **L'histologie cutanée est indispensable au diagnostic,** elle peut être mise en défaut au début de l'évolution.
- **Des immunomarquages** permettent de savoir de quel type de lymphocytes il s'agit.
- **La biologie moléculaire** permet de déterminer le caractère monoclonal de la prolifération lymphocytaire.

ÉVOLUTION. Elle est variable, de quelques années à plusieurs dizaines d'années, mais parfois rapidement mortelle au stade du mycosis fongoïde tumoral.

TRAITEMENT. Au stade précoce du mycosis fongoïde, on utilise la *Caryolysine* en solution aqueuse, ou la PUVAthérapie, voire la RePUVAthérapie.

Il existe d'autres lymphomes cutanés T, notamment le syndrome de Sézary : **c'est une *érythrodermie*, considérée comme la forme leucémique du mycosis fongoïde, dans laquelle des cellules de Sézary sont présentes en nombre important dans le sang.**

Lymphomes cutanés B

L'atteinte de la peau est rare et survient souvent tardivement dans l'évolution du lymphome ; toutefois, une atteinte primitivement cutanée est possible. La clinique n'est pas spécifique, il s'agit de papules, de nodules, survenant en peau saine. L'histologie et les immunomarquages sont nécessaires au diagnostic. Le traitement est fonction du type de lymphome : mono- ou polychimiothérapie, radiothérapie localisée.

Érythème fessier du nourrisson

22

Les dermites du siège sont très fréquentes, surtout à partir du second mois.

Causes et mécanismes

LES FACTEURS FAVORISANT l'érythème fessier sont :

- **Des facteurs mécaniques :** occlusion par une couche imperméable et macération.
- **Des facteurs infectieux.**
- **Des facteurs irritants** (diarrhée acide, lessive, certains antiseptiques).

UN FACTEUR AGGRAVANT FRÉQUENT est *la corticothérapie locale*.

Aspects cliniques

ON DISTINGUE

- **Les dermites primitives des plis dites en Y.** Elles sont provoquées par la macération entraînant une **prolifération microbienne** locale (staphylocoque, *Candida*), ou bien il peut s'agir d'une dermatite séborrhéique.
- **Les dermites des convexités dites en W.** Elles intéressent toutes les zones de frottement des couches, **ce sont des dermites d'irritation**.

Traitement et pronostic

LE TRAITEMENT comporte :

- **La désinfection locale :**

– savonnage avec un savon antiseptique type *Septivon* suivi de rinçage ;

– application d'une solution antiseptique non alcoolisée type éosine aqueuse à 2 %.

- **La suppression des culottes imperméables** et des couches en cellulose.
- **Laisser le siège le plus possible à l'air libre.**
- **Convaincre la mère d'abandonner l'utilisation de corps gras** lors des changes.
- **Éventuellement, traitement antifongique,** avec un lait à base d'imidazolé.

LE PRONOSTIC est bon mais on assiste souvent à des récidives ; le seul risque est la surinfection.

Hygiène en dermatologie 23

Problèmes esthétiques, vestimentaires, et alimentaires

Incidences dermatologiques des soins esthétiques

Les buts recherchés sont simples : supprimer les signes du vieillissement cutané, masquer une disgrâce naturelle, modifier les lignes du visage par le dessin ou l'épilation ou la coiffure, changer la couleur des cheveux.

Les produits utilisés ne sont pas toujours efficaces malgré les promesses de l'étiquette.

Protection solaire. Elle est plus efficace depuis ces dernières années. À ce titre rappelons qu'un filtre solaire pour être réellement efficace doit être anti-UVA, anti-UVB et anti-infrarouges, avec un indice de protection d'au moins 25, qu'il doit être appliqué sur toutes les zones exposées et renouvelé toutes les heures. Les autobronzants ne préviennent ni l'héliodermie (vieillissement de la peau dû aux rayonnements solaires), ni les cancers cutanés.

Moyens supprimant les rides et les cicatrices. Le dermatologue peut aplanir la peau par plusieurs moyens. L'application d'un produit exfoliant entraîne une desquamation et laisse en place une peau régulière. Cette opération est dénommée *peeling*. Les petites cicatrices peuvent être corrigées chirurgicalement, un visage grêlé peut être aplani par la dermabrasion. Le développement récent du *resurfacing* à l'aide d'un laser CO_2 discontinu semble donner des résultats très intéressants au prix de la persistance d'un érythème important pendant plusieurs semaines à plusieurs mois et pour lequel un recul suffisant est nécessaire pour en apprécier l'intérêt réel et les indications.

Hyperpilosités. Elles sont traitées par épilation électrique ; là encore, un nouveau laser est à l'étude ; un bilan endocrinien est souvent nécessaire.

Les incidents de ces thérapeutiques vont parfois à l'encontre du but recherché ; les produits d'hygiène et de beauté peuvent déclencher une allergie de contact à type d'eczéma ; le topique appliqué a parfois une action irritante ou même caustique ; ainsi le *peeling* est très irritant, et il peut laisser une photosensibilité résiduelle et même une pigmentation tenace si le patient s'expose trop précocement au soleil.

Incidences dermatologiques des vêtements

Un vêtement mal adapté réalise une agression cutanée mixte. Les langes occlusifs et imperméables du nourrisson réalisent à l'extrême ces inconvénients.

Troubles dus aux textiles

- **Allergie** aux fibres synthétiques.
- **Irritation mécanique par frottement** d'un textile plus solide que la couche cornée (nylon).
- **Macération** induite par un tissu imperméable.

Troubles dus aux teintures

- **Allergies aux colorants.**
- **Allergie aux produits facilitant la prise des teintures sur la fibre** (mordançage).

Troubles dus aux produits d'entretien du linge. Ces produits persistent sur les textiles, d'autant plus que le linge a été mal rincé ; les détachants, les lessives, les assouplissants peuvent déclencher une allergie de contact ou une réaction caustique.

Incidences dermatologiques des régimes

Carences

Elles entraînent des troubles généraux où l'expression cutanée est souvent présente.

DANS LES CARENCES PROTIDIQUES, la peau devient fine et fragile, elle présente une fine desquamation; elle peut être tendue par un œdème dû à l'hypoalbuminémie.

LES CARENCES EN VITAMINES agissent sur la peau et les annexes

- **La carence en vitamine A** entraîne une sécheresse de la peau pouvant prendre l'intensité d'une ichtyose.
- **La carence en vitamines du groupe B** provoque une chute des cheveux.
- **Le déficit en acide nicotinique** entraîne une photosensibilité avec diarrhée et démence, c'est la pellagre.
- **Les troubles hémorragiques cutanés** peuvent être secondaires à une carence vitaminique, l'avitaminose C donne des ecchymoses par fragilité capillaire (c'est le scorbut), la carence en vitamine K entraîne une baisse du taux de prothrombine (TP).

Ces troubles sont prévenus par un régime équilibré qualitativement et quantitativement. Une fois installés, ils sont corrigeables par un supplément vitaminique.

LA CARENCE EN ZINC provoque une chute des cheveux et des lésions inflammatoires suintantes des plis.

LA CARENCE EN FER se complique d'une anémie microcytaire hypochrome, sur les ongles elle peut donner une dépression concave assez caractéristique (koilonychie).

CERTAINS RÉGIMES ARTIFICIELS ont pu entraîner des troubles sévères : la carence en zinc donne des troubles des phanères, la carence en histidine déclenche une éruption eczématiforme.

Régime et sécrétion sébacée

Il est fréquent dans l'acné et dans l'hyperséborrhée, d'incriminer la responsabilité des glucides et des lipides de l'alimentation (le chocolat, la charcuterie, etc.), la responsabilité de tel ou tel aliment riche en lipides et en glucides n'a pas été prouvée et leur éviction dans le but de traiter l'acné ne saurait donc être recommandée.

Régime et maladies dermatologiques

Les régimes spécifiques sont rares en dermatologie; un régime d'exclusion est prescrit en cas d'allergie alimentaire de type 1 (urticaire, œdème de Quincke, choc anaphylactique) suspectée ou prouvée par des tests allergologiques, en effet la réintroduction de l'aliment responsable peut entraîner un choc anaphylactique mortel; l'éviction de certains allergènes alimentaires dans la dermatite atopique ne sera recommandée que lorsque la responsabilité de l'aliment apparaît très nette dans le déclenchement des poussées d'eczéma; un régime sans gluten sera prescrit dans la dermatite herpétiforme.

Aspects psychologiques de nombreuses affections dermatologiques 24

Schématisation des rapports psychodermatologiques

Les intrications psychosomatiques sont nombreuses en dermatologie, et peuvent se schématiser dans deux sens.

La dermatose est créée ou entretenue par un problème psychologique sous-jacent. Les tissus cutanés et nerveux ont la même origine embryologique, ils sont intimement liés et la peau est fréquemment l'expression « d'un mal être » passager ou chronique, un reflet de l'âme. Il en est ainsi de certains prurits idiopathiques, de lésions cutanées à types d'abcès ou d'ulcérations autodéclenchées et auto-entretenues par le patient, consciemment, appelées pathomimies, de tics d'arrachage des cils ou des cheveux correspondant à une trichotillomanie.

Le problème primitif est alors d'ordre psychologique, voire psychiatrique, et la psychologie de bon sens est alors dépassée, imposant le recours à un psychologue ou à un psychiatre habitué à la prise en charge de telles pathologies, en se gardant bien, notamment dans le cas des pathomimies, de se « débarrasser » du patient car ce dernier est entré initialement en contact avec un dermatologue par l'intermédiaire de son atteinte cutanée, et non pas avec un psychiatre.

La dermatose est primitivement purement somatique. La maladie, par sa chronicité, par son extension généralisée, par l'atteinte de certaines zones (mains, visage), par son caractère professionnel limitant telle ou telle activité, présente un caractère de gravité (par exemple un eczéma de contact des mains à un produit d'utilisation professionnelle courante chez une coiffeuse) ; cette dermatose oblige la patiente à changer de travail, elle la blesse dans son aspect extérieur, dans l'idée qu'elle se fait de son image ; si ce problème est transitoire, une psychologie de bon sens est suffisante, en revanche la persistance de cette dermatose va isoler la patiente des autres et peut aggraver une éventuelle tendance névrotique ou psychotique latente ; la cure de la dermatose à ce stade ne sera plus à elle seule suffisante et l'aide d'un psychiatre ou d'un psychologue est utile.

Les dermatoses primitivement organiques et ayant secondairement un retentissement sur le psychisme sont nombreuses :

- **Chez l'enfant,** une dermatose chronique va perturber l'acquisition du schéma corporel ; il en est ainsi des grands eczémas atopiques, des troubles congénitaux de la kératinisation (les ichtyoses), des maladies bulleuses congénitales ; l'identification aux autres sera difficile, pour l'enfant ce sera le début du rejet du groupe.
- **Chez l'adulte,** de nombreuses maladies dermatologiques contribuent à isoler affectivement et socialement le malade ; ces dermatoses chroniques et généralisées sont nombreuses : le psoriasis, l'eczéma atopique de l'adulte, les troubles de la kératinisation, les photosensibilisations chroniques, le vitiligo, etc

25 Principes des traitements locaux en dermatologie et petite chirurgie dermatologique

Principes des traitements locaux en dermatologie

Les traitements locaux spécifiques ont déjà été vus dans les différents chapitres précédents (dermocorticoïdes, *Caryolysine*, réducteurs, émollients, antiseptiques, antifongiques, traitements de l'acné, etc.). Nous exposerons ici les méthodes et indications des bains, les indications des solutions locales, les différences entre pommade, crème et pâte, et les différents pansements avec leurs indications préférentielles.

Bains

La baignoire est un accessoire indispensable à tout service de dermatologie. Un produit dilué dans **de l'eau tiède** est utilisé pour le nettoyage d'une région cutanée malade; cette méthode douce permet d'éviter le contact douloureux d'une compresse sur la lésion si cette dernière est hyperalgique.

Moyens

- **Solutions antiseptiques** : permanganate de potassium dilué le plus souvent au 1/10 000 c'est-à-dire 1 gramme pour 10 litres d'eau, *Septivon* dilué, 2 bouchons pour 10 litres d'eau.
- **Émollients** : amidon de blé.
- **Goudrons** : huile de cade.

Indications

- **Infections cutanées bactériennes** (impétigo diffus, folliculites et furoncles diffus, ecthyma, etc.), ulcérations, dermatoses bulleuses, dermatoses suintantes (eczéma suintant) : bain antiseptique.
- **Infections cutanées parasitaires** (gale, pédiculoses) : bain tiède avec un savon antiseptique type *Septivon*, préambule indispensable à l'application des lotions antiparasitaires (*Ascabiol*, *Prioderm*).
- **Psoriasis** : bain réducteur à l'huile de cade, bain émollient lors d'une cure avec la pommade de Brocq.
- **Dermatoses prurigineuses** (eczémas, pemphigoïde bulleuse, etc.) : bain émollient avec de l'amidon.

Les bains peuvent être localisés, par exemple bain de pied antiseptique (permanganate de potassium au 1/10 000 dans de l'eau tiède) en cas de dermo-épidermite, bain antiseptique de jambe (même composition) en cas d'ulcère, bain tiède à l'huile de cade pour les kératodermies palmaires et/ou plantaires fissurées du psoriasis.

Solutions

Il faut en connaître le solvant et le principe actif; une solution dont le solvant est alcoolique sera mal tolérée sur des lésions érosives, ulcérées, suintantes, et sur les muqueuses; un principe actif trop concentré peut avoir l'effet inverse de celui escompté (effet caustique du permanganate de potassium non dilué); certains principes actifs sont incompatibles entre eux (iode et mercure ne doivent jamais être associés, annulation des effets d'un antiseptique cationique et d'un antiseptique anionique).

- **Solution de Milian** : bleu foncé, de la famille des colorants, elle reste indiquée dans les intertrigos mycosiques très suintants à *Candida*, et sur le siège des bébés.

Cristal violet Vert de méthyle }	aa 0,25
Alcool à 60°	100 mL

- **Solution d'*Éosine*,** aqueuse ou alcoolisée : ses vertus antiseptiques sont quasiment nulles, en revanche c'est un colorant asséchant; une de ses dernières indications est le psoriasis pustuleux.

Solution de nitrate d'argent (0,5 à 2 % habituellement) : c'est un antiseptique asséchant, dont l'antidote est le sérum physiologique ; utilisé pur sous forme de crayon c'est un produit très caustique que l'on utilise lors des bourgeonnements exubérants de certains ulcères, dans les détatouages, dans le traitement des verrues.

Médicaments locaux de consistance molle : pommades, crèmes et pâtes

Moyens

Une pommade est un mélange d'un corps gras et d'un principe actif ; le caractère très gras d'une pommade permet, en formant une couche imperméable, une meilleure pénétration percutanée du principe actif ; l'inconvénient des pommades, outre leur caractère très gras, est leur imperméabilité à la transpiration et aux sérosités qui favorise la macération, rendant leur application impossible dans les plis par exemple ; une indication excellente des pommades est l'atteinte palmo-plantaire du psoriasis où l'on utilise un dermocorticoïde fort, de classe I, en pommade.

Une crème est un mélange d'un corps gras, d'une proportion variable d'eau et d'un principe actif ; les crèmes sont moins grasses que les pommades, et elles sont plus ou moins grasses en fonction de la proportion d'eau qu'elles contiennent. Quand la proportion d'eau s'élève encore, on parle alors de lait.

Une pâte est un mélange d'une poudre à un corps gras ou à de l'eau (pâte à l'eau).

Indications. Les crèmes, laits et pâtes sont indiqués dans les lésions inflammatoires et légèrement suintantes.

Les pommades sont indiquées dans les lésions sèches, squameuses ou kératosiques.

Pansements

Les pansements consistent à mettre sur une partie de peau à traiter un matériel de recouvrement adapté. Ils ont deux buts essentiels : protéger et soigner.

Pansements secs. La région à traiter est désinfectée avec un antiseptique, séchée puis recouverte par une compresse stérile sèche fixée par un adhésif (attention aux antécédents d'eczéma de contact, pas d'adhésif sur une peau anormale) ou par un bandage. Il existe des variantes à cette méthode, une crème ou une pommade peuvent être appliquées puis recouvertes du pansement. Ce type de pansement est appliqué sur des lésions détergées (perte de substance, lésions postbulleuses, plaies) qui risquent de se surinfecter ; le pansement est changé tous les jours. Ce type de pansement peut également être utilisé chez les patients ayant des ulcérations suspectes d'être autoprovoquées, on observe alors une cicatrisation rapide des lésions.

Pansements humides. On cherche, avec ce type de pansement, à ramollir des lésions croûteuses, kératosiques. On utilise le même matériel que pour les pansements secs, avec plus de compresses pour que l'humidification soit plus durable, voire une feuille de plastique (film alimentaire pour la conservation des aliments). L'humidification est réalisée de 2 manières : soit classiquement en

PROTOCOLE DE SOINS

TRAITEMENTS LOCAUX

- Respecter scrupuleusement les prescriptions.
- Ne pas improviser une application locale sans un avis autorisé ; un produit même apparemment anodin peut avoir des conséquences locales fâcheuses.
- Prévenir le médecin de tout changement de la peau (érythème, pustules, suintement, etc.).
- Les produits réducteurs ou décapants ne doivent être appliqués que sur les lésions à traiter en protégeant la peau saine environnante, par exemple avec un vernis à ongles incolore.
- Surveiller les dilutions des produits, vérifier le solvant (pas d'alcool sur les muqueuses ni sur les lésions érosives).
- Un bain doit être tiède ; s'il est chaud, il devient irritant (qu'il soit local ou général).
- Un patient dans une baignoire doit être surveillé, surtout lors de l'entrée dans le bain.
- En cas d'erreur d'utilisation d'un produit irritant ou caustique (nitrate d'argent, *Caryolysine*), il faut diluer immédiatement le produit sur la peau avec de l'eau et employer un neutralisant s'il en existe un (sérum physiologique pour le nitrate d'argent).
- Utiliser des gants à usage unique lors de la manipulation de ces produit pour éviter toute sensibilisation.
- Attention aux produits photosensibilisants comme l'*Éosine*.
- Pour les dermocorticoïdes il convient de n'utiliser que la stricte quantité minimum nécessaire en notant le nombre de tubes utilisés, et leur contenance en grammes.

appliquant une couche épaisse du produit traitant (pommade +++) recouverte par des compresses ou par le film plastique puis par un bandage, soit par irrigation toutes les heures du pansement avec la solution traitante qui peut être de l'eau stérile, un antiseptique, etc. Ce type de pansement est indiqué devant des lésions surinfectées et croûteuses (eczéma, impétigo, érosions postbulleuses surinfectées, ulcères de jambe); le pansement humide est d'indication limitée dans le temps.

PANSEMENTS OCCLUSIFS. La zone à traiter est recouverte par un film imperméable de plastique. L'occlusif est fixé par une bande ou par un adhésif; le but est de prolonger l'action du topique appliqué. Nous venons de voir que les pansements humides peuvent être occlusifs; une des principales indications de ce type de pansements sont les lésions hyperkératosiques du psoriasis, de certains lichens plans. Le film occlusif peut être posé directement sur la pommade ou sur la crème qui sont le plus souvent kératolytiques (vaseline salicylée, goudron) ou anti-inflammatoires (dermocorticoïdes). L'occlusion est déconseillée dans les lésions surinfectées et doit être surveillée et changée tous les jours.

LES PANSEMENTS doivent être surveillés et changés régulièrement; ils occupent une grande partie du temps de travail infirmier en salle de dermatologie.

Petite chirurgie dermatologique

C'est un temps important de l'activité de dermatologie; on a recours à la petite chirurgie pour faire une biopsie cutanée, pour faire l'exérèse de lésions cutanées ou sous-cutanées (nævus, kystes, lipomes, etc.); nous ne détaillerons que la méthode chirurgicale avec sutures (le dermatologue peut également utiliser le bistouri électrique ou le laser CO_2 pour traiter certaines lésions).

L'INFIRMIER(E) RESPONSABLE DE LA SALLE DE PETITE CHIRURGIE doit préparer le matériel nécessaire et veiller à son renouvellement.

Pour le lavage des mains :

- savon antiseptique type *Bétadine*;
- brosse à ongles imprégnée d'antiseptique;
- sérum physiologique;
- serviettes en papier ou compresses stériles pour les interventions délicates.

Pour l'intervention proprement dite :

- solution antiseptique incolore type chlorhexidine;
- solution dermique de *Bétadine*;
- anesthésiques : *Xylocaïne pure* et *adrénalinée* 1 à 2 %;
- aiguilles sous-cutanées et pompeuses;
- seringues de 2 mL;
- punchs de tailles différentes (3, 4 et 5 mm le plus souvent);
- bistouri et lames de 11, 15 et 23;
- flacons pour les examens anatomo-pathologiques avec du formol à 10 % ou du Bouin;
- cupules stériles;
- azote liquide, tubes Eppendorf pour les immunofluorescences directes et les immunomarquages;
- plateaux stériles de 2 types :

1. ***type biopsie*** avec une pince à griffes, une paire de ciseaux pointus, une pince Halstead et un porte-aiguille;
2. ***type intervention*** de chirurgie plastique (figure 25.1) avec une pince type Kocher, 4 pinces à hémostase, une pince à disséquer, 2 paires de ciseaux courbes, 2 écarteurs Wolkmann, 2 crochets de Gillis, un porte-aiguille, une cupule;

- compresses stériles;
- fils non résorbables de différents diamètres (2/0, 3/0, 4/0, 5/0, 6/0, 7/0), fils résorbables sous-cutanés;
- sparadrap, *Hypafix*, *Lumiderm*, bandes;
- bistouri électrique pour l'hémostase;
- gants non stériles à usage unique;
- gants stériles taille 7 le plus souvent;
- champs opératoires : champs de table stériles 80 par 100, champs de soins non tissés stériles troués, ronds de 6,5 cm de diamètre ou ovalaires de 6 par 9 cm;
- masques jetables, chapeaux jetables, voire casaques stériles à usage unique;

– trousse d'urgence comprenant un appareil à tension, de l'atropine et de l'adrénaline injectables, un masque et un ambu pour la ventilation, un laryngoscope en état de marche et le matériel d'intubation, le nécessaire pour perfuser le patient.

LA TABLE DE L'OPÉRATEUR est préparée par l'infirmier(e).

LES INTERVENTIONS les plus couramment pratiquées sont les biopsies sur tout le tégument, les exérèse de nævus, les exérèse de kystes épidermiques, de lipomes, de petits basocellulaires, de loupes du cuir chevelu. Rappelons que toute exérèse doit être suivie d'un examen anatomopathologique.

Glossaire

abcès. — Amas de pus collecté dans une cavité formée aux dépens des tissus adjacents nécrosés. Les abcès sont chauds lorsqu'ils sont inflammatoires; ils sont froids lorsqu'ils ne s'accompagnent pas des signes de l'inflammation. En dermatologie, les abcès réalisent des tuméfactions nodulaires inflammatoires qui vont évoluer vers le ramollissement et la nécrose. Les abcès chauds sont souvent staphylococciques et streptococciques; les abcès froids sont tuberculeux ou mycosiques.

acanthosis nigricans. — Dermatose rare se manifestant par des plaques kératosiques gris sale, localisées dans les grands plis. Possible association à un cancer le plus souvent intra-abdominal (estomac).

achromie. — Diminution ou suppression de la pigmentation cutanée normale.

acné. — Affection chronique du follicule pilosébacé, fréquente, particulière par sa localisation au visage et sa survenue pendant la puberté.

acrocyanose. — Cyanose des extrémités se voyant au cours du syndrome de Raynaud, de l'acrodynie, de l'érythromélalgie.

alopécie. — Raréfaction localisée ou diffuse de la chevelure ou de la pilosité; elle peut être cicatricielle (pas de repousse) ou non cicatricielle comme la pelade, les teignes et la trichotillomanie.

angiokératomes. — Petites dilatations vasculaires (angiomes) recouvertes par une couche cornée (kératose); ils sont isolés ou associés à une maladie de Fabry.

angiome. — Prolifération ou malformation des petits vaisseaux cutanés, voire cutanéo-viscéraux.

anthrax. — Coalescence de plusieurs furoncles en une plaque circonscrite.

aphte. — Petite ulcération le plus souvent muqueuse, buccale ou génitale, douloureuse, volontiers récidivante. Exceptionnellement, les aphtes s'intègrent dans une maladie de Behçet (aphtose bipolaire, c'est-à-dire buccale et génitale).

balanite. — Maladie inflammatoire du gland. Il existe des balanites microbiennes (staphylococciques), virales (herpès), levuriques, syphilitique. D'autre part, il existe des balanites non infectieuses : lésions prénéoplasiques, allergiques, caustiques…

Behçet (maladie de). — Association d'une aphtose buccale récidivante et d'autres signes cutanéo-muqueux (aphtes génitaux, érythème noueux, pseudo-folliculite, lésions papulo-pustuleuses, hypersensibilité aux points de piqûre) ou oculaires (uvéite, vascularite rétinienne).

biopsie cutanée. — Prélèvement d'un fragment de peau, au punch ou au bistouri mécanique, dans le but de réaliser différents examens : histologie et immunofluorescence directe le plus souvent.

bouton d'Orient. — Synonyme utilisé pour désigner une leishmaniose cutanée.

Bowen (maladie de). — Cancer cutané limité à l'épaisseur intra-épidermique, ne dépassant pas la membrane basale. Cet aspect cutané initial reste pendant très longtemps limité, puis, après une longue évolution, apparaît un cancer cutané invasif (spino-cellulaire).

bulle. — Lésion élémentaire réalisant une élevure circonscrite liquidienne de grande taille (pemphigoïdes, pemphigus, impétigo, « ampoules », etc.).

chancre. — Lésion initiale d'inoculation de certaines maladies infectieuses réalisant une érosion ou une ulcération. Le chancre syphilitique constitue la lésion érosive qui apparaît au niveau de l'inoculation; ainsi, les chancres génitaux au cours de la syphilis sont-ils les plus fréquents.

chéloïde. — Hypertrophie cutanée fibreuse cicatricielle, localisée, le plus souvent post-traumatique (cicatrice chirurgicale); +++ sujets à peau noire et zones à risques (épaule, région présternale, nuque, lobes des oreilles).

chloasma. — Pigmentation acquise du front et des joues survenant au cours de la grossesse ou au cours de la prise de contraceptifs et induite par le soleil, fréquente chez les femmes à peau pigmentée.

comédons. — Orifice dilaté d'une glande sébacée occupée par un point noir correspondant à de la kératine oxydée.

couperose. — Télangiectasies acquises des pommettes. Cette disgrâce cutanée peut être traitée par électrocoagulation.

cryoglobuline. — Globuline précipitant au froid. Ces globulines sont responsables d'une symptomatologie qui est déclenchée par l'exposition au froid. Purpura, nécrose, acrocyanose, syndrome de Raynaud. Les cryoglobulines peuvent être des paraprotéines ou des complexes comportant une globuline et son antiglobuline ; par exemple Ig G-anti-Ig G.

cytodiagnostic cutané. — Étude au microscope optique de frottis de cellules recueillies à partir de lésions vésiculeuses ou bulleuses (herpès, zona, varicelle, pemphigus).

dermatite herpétiforme. — Dermatose bulleuse auto-immune, chronique, prurigineuse, atteignant l'adulte jeune ; atteinte digestive associée, intolérance au gluten et dépôts dermiques d'Ig A caractérisent cette maladie.

dysidrose. — Maladie vésiculeuse proche de l'eczéma, atteignant les pieds et les mains.

echthyma. — Ulcère d'origine infectieuse survenant après un impétigo.

eczéma. — Maladie cutanée prurigineuse caractérisée par des lésions érythémateuses et vésiculeuses disposées en placards mal limités. L'eczéma peut traduire une allergie de contact. Chez l'enfant, il peut être l'expression cutanée dominante d'un terrain constitutionnel particulier dit atopique.

eczématides. — Lésions parakératosiques sèches comportant une spongiose à l'histologie.

épidermolyses bulleuses héréditaires. — Ensemble de maladies congénitales se traduisant par des éruptions bulleuses récidivantes.

érysipèle. — Infection cutanée dermo-hypodermique à streptocoque A bêta-hémolytique.

érythème. — Rougeur de la peau s'effaçant à la vitropression.

érythrasma. — Maladie cutanée caractérisée par un placard érythémateux et squameux bien limité, uniforme, occupant les creux axillaires, les plis inguinaux et due à une corynébactérie.

érythrodermie. — Atteinte généralisée de tout le tégument, rouge et squameuse. C'est une urgence dermatologique, quelle qu'en soit la cause (eczéma, psoriasis, médicaments et lymphomes cutanés T le plus souvent).

escarre. — Nécrose cutanée aboutissant à une croûte noirâtre tendant à s'éliminer pour former un ulcère. Les escarres sont dues à une ischémie locale par pression. Elles compliquent l'évolution chez tous les alités chroniques, d'autant plus qu'il existe une atteinte neurologique.

favus. — Teigne du cuir chevelu évoluant vers une alopécie cicatricielle donc définitive, observée surtout en Afrique du Nord.

furoncle. — Infection du follicule pilo-sébacé. Les furoncles sont dus aux staphylocoques dorés. La furonculose est réalisée par la succession à intervalles rapprochés dans des endroits différents de furoncles. La furonculose doit faire rechercher un diabète sucré.

gale. — Parasitose cutanée due à *Sarcoptes scabiei hominis*, marquée par un prurit intense à recrudescence vespérale.

gangrène. — Nécrose cutanée aboutissant à une mortification des tissus.

glossite. — Inflammation de la langue.

glossodynie. — Douleur linguale.

hématodermie. — Localisation cutanée d'une maladie hématologique proliférative maligne.

herpès. — Ensemble de signes dus au virus herpétique. On distingue les manifestations de la primo-infection, buccales ou génitales et les manifestations viscérales qui peuvent accompagner cette primo-infection. Ensuite, peuvent survenir des récurrences herpétiques.

herpétiforme. — Disposé comme les vésicules de l'herpès, c'est-à-dire en bouquet.

hidrosadénite. — Suppuration chronique des glandes sudoripares apocrines, en particulier axillaires. L'atteinte ano-génitale réalise l'aspect de la maladie de Verneuil.

hypodermite. — Inflammation de l'hypoderme, le plus souvent nodulaire (érythème noueux, hypodermites chroniques d'origines diverses) ou plus rarement en placard.

ichtyose. — Dermatose squameuse chronique habituellement congénitale (ichtyose vulgaire, ichtyose liée à l'X, ichtyose lamellaire), plus exceptionnellement acquise.

immunofluorescence cutanée. — Mise en évidence d'anticorps dirigés contre la peau (épiderme et jonction dermo-épidermique essentiellement), soit de manière directe à partir d'une biopsie cutanée congelée, soit de manière indirecte à partir du sang du patient.

impétigo. — Maladie infectieuse cutanée bulleuse due, dans 50 % des cas au streptocoque et au staphylocoque, dans 25 % au staphylocoque et dans 25 % au streptocoque seul.

intertrigo. — Inflammation d'un pli naturel. L'intertrigo peut être d'origine microbienne, levurique, dermatophytique. Il peut être le signe dominant d'une dermatose généralisée : eczéma atopique, maladie de Hailey-Hailey.

kératine. — Protéine fibrillaire fabriquée au niveau de la peau et des phanères. La kératine constitue les cheveux, les ongles et la partie superficielle de l'épiderme.

kératodermie palmo-plantaire. — Hyperkératose des paumes et des plantes systématisée (eczéma, psoriasis, lichen, syphilis secondaire), d'origine héréditaire.

lèpre. — Maladie infectieuse due à *Mycobacterium leprum*. Selon la réponse immunologique du malade, on distingue deux formes principales : la lèpre lépromateuse contagieuse et anergique, la lèpre tuberculoïde non contagieuse et hyperergique.

lichénification. — Réaction de la peau à une irritation locale et chronique.

livedo. — Coloration érythrocyanique des téguments dessinant des arborisations vasculaires. Le livedo peut être physiologique, accompagner une cryoglobulinémie, une périartérite noueuse, un lupus systémique, un syndrome des antiphospholipides.

loupe. — Kyste sébacé du cuir chevelu.

lucite. — Accident inflammatoire dû à la lumière.

lupus érythémateux. — Maladie érythémato-squameuse prédominant au niveau des régions découvertes. On distingue deux types de maladies, une forme disséminée s'accompagnant de manifestations polyviscérales (articulaires, hématologiques, rénales, etc.) et une maladie cutanée pure isolée réalisant le lupus érythémateux chronique.

lupus tuberculeux. — Tuberculose cutanée caractérisée par la présence de lupomes (grains jaunes à la vitropression). Cette tuberculose est en général cutanée pure et peu contagieuse.

Lyell (syndrome de). — Nécrolyse épidermique aiguë aboutissant à une exfoliation cutanée dont l'aspect réalisé est celui d'un grand brûlé.

lymphangiome. — Tumeur vasculaire comportant des capillaires sanguins et lymphatiques dilatés.

lymphœdème. — Œdème lymphatique.

macule. — Tache cutanée sans relief, c'est une simple modification de la couleur de la peau.

mélanome cutané. — Tumeur cutanée maligne, développée à partir des cellules pigmentaires cutanées. L'évolution est rapide et l'atteinte ganglionnaire souvent précoce. Le mélanome se développe en peau saine ou au niveau d'un nævus pigmentaire.

mycosis fongoïde. — Lymphome cutané T épidermotrope.

nævus nævo-cellulaire ou pigmentaire. — Prolifération tumorale bénigne de mélanocytes.

onychomycose. — Atteinte mycosique d'un ongle.

onychopathie. — Maladie des ongles.

onyxis. — Inflammation de l'ongle.

papule. — Élevure saillante, palpable, superficielle.

parapsoriasis. — Ensemble de dermatoses érythémato-squameuses disposées en gouttes, en médaillons ou en placards. Le parapsoriasis en gouttes de l'enfant est une affection éruptive récidivante mais bénigne. Certains parapsoriasis de l'adulte peuvent aboutir au mycosis fongoïde.

pathomimie. — Lésion cutanée créée par des actes volontairement traumatisants. Cette maladie est d'origine psychosomatique.

pemphigoïde bulleuse. — Dermatose bulleuse auto-immune atteignant le sujet âgé, le plus souvent de sexe féminin et caractérisée par la présence d'anticorps le long de la jonction dermo-épidermique à l'immunofluorescence directe.

pemphigus. — Groupe de maladies bulleuses auto-immunes caractérisées par une acantholyse à l'histologie et la présence d'anticorps anti-épiderme à l'immunofluorescence directe.

périonyxis. — Atteinte inflammatoire du pourtour de l'ongle.

phacomatoses. — Ensemble des maladies génétiquement transmises entraînant des malformations, des dysplasies pluritissulaires évolutives : sclérose tubéreuse de Bourneville et maladie de Von Recklinghausen.

pied d'athlète *(athlete's foot)*. — Atteinte mycosique (dermatophytes) des espaces inter-orteils.

pityriasis rosé de Gibert. — Dermatose éruptive érythémato-squameuse, bénigne, d'origine probablement virale, guérissant spontanément.

porphyries. — Affections le plus souvent héréditaires, traduisant un défaut dans la chaîne de synthèse de l'hème (constituant de l'hémoglobine) avec accumulation des porphyrines précurseurs responsables de troubles divers dont une photosensibilité.

prurit. — Sensation cutanée conduisant au désir de se gratter. Le prurit peut être dû à une maladie cutanée, à une maladie générale; il est parfois d'origine psychosomatique.

psoriasis. — Maladie érythémato-squameuse chronique évoluant par poussées. Son étiologie est inconnue, son pronostic bénin. Elle est due à une accélération du renouvellement des cellules épidermiques et à une inflammation du derme.

purpura. — Lésion érythémateuse ne s'effaçant pas à la vitropression, correspondant à une extravasation de sang dans le derme.

pustule. — Élevure circonscrite contenant un liquide puriforme.

PUVAthérapie. — Irradiation locale ou générale de la peau par les ultraviolets A après sensibilisation *per os* par un psoralène (8 MOP, *Méladinine*).

radiodermite. — Ensemble des manifestations cutanées déclenchées par les rayons X. Les radiodermites constituent une maladie professionnelle pour le personnel médical.

rétinoïdes. — Dérivés de synthèse de la vitamine A comportant l'acitrétine *(Soriatane)* et l'isotrétinoïne *(Roaccutane)*.

rhinophyma. — Tuméfaction du nez due à une composante inflammatoire et à une hypertrophie sébacée; il s'agit d'un signe tardif de la rosacée.

rosacée. — Dermatose chronique du visage caractérisée par l'association d'un érythème, d'une couperose et de lésions inflammatoires à type de papulo-pustules; à un stade tardif apparaît un rhinophyma.

Stevens-Johnson (syndrome de). — Forme aiguë, fébrile et diffuse de l'érythème polymorphe.

sycosis. — Folliculite de la barbe à staphylocoque doré ou dermatophytes.

teigne. — Maladie du cuir chevelu circonscrite due à des dermatophytes. Cette maladie est contagieuse chez les enfants.

tourniole. — Perionyxis staphylococcique réalisant une variété de panaris.

toxidermie. — On désigne sous le nom de toxidermie l'ensemble des manifestations cutanées dues aux médicaments.

trichotillomanie. — Tic d'arrachage des cheveux.

ulcère. — Perte de substance cutanée profonde détruisant le derme et pouvant aller jusqu'à l'hypoderme. Les ulcères siègent le plus fréquemment au niveau des membres inférieurs où ils compliquent les varices. Les ulcères peuvent être créés par les nécroses cutanées, par les gangrènes.

verrues. — Lésions cutanées papuleuses verruqueuses en surface induites par une prolifération virale intra-épidermique. Les verrues sont détruites par cryothérapie, par électrocoagulation.

vésicule. — Élevure circonscrite de petite taille remplie d'un liquide transparent.

vitiligo. — Achromie maculeuse acquise due à la disparition progressive des mélanocytes cutanés.

xanthélasma. — Xanthome plan palpébral.

xanthome. — Tuméfaction cutanée jaune caractérisée par l'accumulation intra-épidermique de cellules histiocytaires chargées de graisse. Les xanthomes peuvent être associés à l'augmentation des graisses dans le sang (hyperlipidémie) ou ne pas comporter d'augmentation des graisses plasmatiques (xanthomes normo-lipémiques).

xylocaïne. — Anesthésique utilisé en dermatologie pour les anesthésies locales, pour biopsie et traitement. On utilise en dermatologie des solutions à 1 et 2 %. Parfois, ces solutions sont adrénalinées. L'adrénaline est contre-indiquée aux extrémités.

zona. — Éruption vésiculeuse en bande disposée le long d'un trajet nerveux (dermatome). Le zona est dû à un virus ADN qui est le même que celui de la varicelle. Il s'agit d'une récidive cutanée d'une maladie acquise antérieurement. Par comparaison avec l'herpès, on peut considérer que la varicelle est l'accident de primo-infection et que le zona est une forme de récidive.

zoniforme. — Disposé en bande comme le zona.

Cahier d'entraînement

SUJETS CORRIGÉS

- Tests de connaissances
- Mini-cas concrets
- Cas concrets types

Table des matières du cahier d'entraînement

TESTS DE CONNAISSANCES

MINI-CAS CONCRETS

CAS CONCRETS TYPES

Anatomie-physiologie

1. Citer les trois couches composant la peau, de la superficie vers la profondeur.

2. Citer six fonctions essentielles de la peau.

3. Quelles sont les cellules composant l'épiderme? (cocher la ou les bonnes réponses)

a. Fibroblastes. ❑
b. Mélanocytes. ❑
c. Kératinocytes. ❑
d. Adipocytes. ❑
e. Cellules de Merkel. ❑
f. Cellules de Langerhans. ❑

4. Le bronzage (cocher la ou les bonnes réponses) :

a. Est une réaction de défense à une agression externe. ❑
b. Est dû aux mélanocytes. ❑
c. Est bon pour la peau. ❑
d. Est d'autant plus important que le phototype est clair. ❑

CORRIGÉS p. 158

Pathologie

1. Le psoriasis (cocher la ou les bonnes réponses) :

a. Est contagieux. ❑
b. Est chronique. ❑
c. Est érythémato-vésiculeux. ❑
d. Peut être aggravé par un médicament. ❑
e. Peut être aggravé par le stress. ❑

2. Quelles sont les quatre zones anatomiques les plus fréquemment atteintes au cours du psoriasis?

3. Citer trois formes sévères de psoriasis.

4. La sévérité du psoriasis est liée au pourcentage de surface cutanée atteinte :

Vrai ❑ Faux ❑

5. Le traitement de l'eczéma repose sur la corticothérapie locale :

Vrai ❑ Faux ❑

6. Citer les quatre principales manifestations cliniques du terrain atopique.

7. Les mesures suivantes sont utiles aux enfants ayant une dermatite atopique (cocher la ou les bonnes réponses) :

a. Toilette avec des savons détergents. ❑
b. Hydratation quotidienne de la peau. ❑
c. Éviction des chats et des chiens. ❑
d. Cure thermale. ❑
e. Régime alimentaire. ❑
f. Port de vêtements en laine. ❑
g. Éviction des adoucissants pour le linge. ❑

8. Citer quatre signes de gravité devant un œdème de Quincke (en dehors de signes de choc).

9. L'impétigo (cocher la ou les bonnes réponses) :

a. Est contagieux. ❑
b. Peut atteindre le cuir chevelu. ❑
c. Se traite par corticothérapie locale. ❑
d. Peut révéler une gale. ❑
e. Peut être bulleux. ❑

10. Un panaris peut être dû à un herpès :

Vrai ❑ Faux ❑

11. Les dermatoses suivantes sont virales (cocher la ou les bonnes réponses) :

a. Urticaire. ❑
b. Syndrome mains-pieds-bouche. ❑
c. Érysipèle. ❑
d. Gale. ❑
e. Zona. ❑
f. Maladie de Kaposi. ❑
g. *Molluscum contagiosum.* ❑

12. La pemphigoïde bulleuse est une maladie qui (cocher la ou les bonnes réponses) :

a. Est auto-immune. ❑
b. Touche le sujet jeune. ❑
c. Est plus fréquente chez l'homme. ❑
d. Est bénigne. ❑
e. Peut être due à un médicament. ❑

13. Citer les trois phases de la cicatrisation d'une plaie.

14. Quels sont les deux facteurs favorisant l'angiodermite nécrosante?

15. Citer, en dehors de l'insuffisance veineuse, de l'artérite et du diabète, cinq causes d'ulcère de jambe.

16. Définir ce qu'est un érythème noueux, et en citer les quatre principales causes.

17. En dehors du traitement étiologique, quelle est la principale mesure thérapeutique dans la prise en charge d'un érythème noueux?

Sujets

18. Un intertrigo des plis inguinaux est toujours mycosique :

Vrai ❑ Faux ❑

19. La présence de pustulettes en périphérie d'un intertrigo signe son origine candidosique :

Vrai ❑ Faux ❑

20. Citer les cinq principales causes d'intertrigo.

21. Un prurit peut-il révéler une pathologie psychiatrique sous-jacente ?

22. Les tumeurs suivantes sont-elles pigmentées et/ou malignes ?

a. Adénome sébacé.

b. Verrue séborrhéique.

c. Nævus nævo-cellulaire.

d. Basocellulaire.

e. Kérato-acanthome.

f. Mélanome nodulaire.

23. Quel est le facteur pronostic fondamental au cours du mélanome cutané ?

24. Citer cinq facteurs de risque de mélanome cutané.

25. Marc P., 15 ans, est accompagné par sa maman pour un avis sur les possibilités de traitement de son acné. Il s'agit d'une acné polymorphe importante atteignant le visage, les épaules et le dos, avec présence de volumineux kystes inflammatoires.

a. Définir l'acné.

b. Comment évaluez-vous la motivation de Marc à se traiter ?

c. Quelles explications donnez-vous à Marc sur son acné ?

CORRIGÉS p. 158-160

Examens complémentaires

1. Pour quels examens les prélèvements cutanés doivent-ils être congelés ? (cocher la ou les bonnes réponses) :

a. Cytodiagnostic. ❑

b. Immunofluorescence directe. ❑

c. Examen histologique standard. ❑

d. Immunomarquage des sous-populations lymphocytaires. ❑

2. À quoi sert une immunofluorescence cutanée directe ? (décrire le principe de cet examen)

3. Citer trois grandes indications de l'immunofluorescence cutanée directe.

4. Un prélèvement bactériologique peut attendre une heure sur la paillasse avant d'être acheminé au laboratoire :

Vrai ❑ Faux ❑

CORRIGÉS p. 160

Pharmacologie

1. Les traitements suivants sont indiqués dans le psoriasis (cocher la ou les bonnes réponses) :

a. Dermocorticoïde. ❑

b. Vitamine D. ❑

c. Antihistaminique. ❑

d. Rétinoïdes. ❑

e. Antibiotiques. ❑

f. Goudrons. ❑

g. Méthotrexate. ❑

h. Photothérapies. ❑

2. Quelles sont les précautions à prendre avant une PUVAthérapie ?

3. Décrire le principe de la PUVAthérapie.

4. Les topiques suivants sont des dermocorticoïdes (cocher la ou les bonnes réponses) :

a. *Fucidine* pommade (acide fucidique). ❑

b. *Diprolène* pommade (bétaméthasone dipropinate). ❑

c. *Locoïd* émulsion fluide (hydrocortisone butyrate). ❑

d. *Zorac* (tazarotène). ❑

e. *Betneval* crème (bétamé valérate). ❑

f. *Diprosone* crème (bétaméthasone dipropinate). ❑

g. *Efficort* lipophile (hydrocortisone acéponate). ❑

h. *Locapred* crème (désonide). ❑

i. *Locacid* crème (trétinoïne). ❑

j. *Tridesonit* crème (désonide). ❑

5. Pour les dermocorticoïdes de la question précédente, indiquer leur classe (I à IV).

6. Les maladies suivantes sont des indications de traitement par dermocorticoïdes (cocher la ou les bonnes réponses) :

a. Eczéma atopique. ❑

b. Impétigo. ❑

c. Herpès labial. ❑

d. Psoriasis des plis. ❑

e. Intertrigo irritatif. ❑

f. Pemphigoïde bulleuse. ❑

g. Gale eczématisée. ❑

7. Indiquer si les pansements suivants sont des hydrocolloïdes, des hydrocellulaires, ou des alginates :

a. *Algostéril.*

b. *Comfeel plus.*

c. *Tielle.*

d. *Askina transorbent.*

e. *Duoderm.*

f. *Askina biofilm.*

g. *Algoplaque.*

h. *Allevyn.*

i. *Sorbsan.*

j. *Coalgan.*

8. Les alginates (cocher la ou les bonnes réponses) :

a. Sont des absorbants. ❑

b. Doivent être recouverts par un pansement secondaire. ❑

c. Sont indiqués sur des plaies sèches. ❑

d. Sont indiqués en phase de détersion. ❑

e. Sont indiqués en phase de bourgeonnement. ❑

f. Sont indiqués en phase d'épidermisation. ❑

g. Sont hémostatiques. ❑

9. Les hydrocolloïdes (cocher la ou les bonnes réponses) :

a. Sont indiqués à tous les stades de la cicatrisation. ❑

b. Se délitent au contact de la plaie. ❑

c. Sont indiqués en cas de plaie très exsudative. ❑

d. Sont indiqués en cas de plaie infectée. ❑

e. Sont totalement occlusifs. ❑

10. Les hydrocellulaires (cocher la ou les bonnes réponses) :

a. Sont indiqués à tous les stades de la cicatrisation. ❑

b. Se délitent au contact de la plaie. ❑

c. Sont tous adhésifs à la peau périulcéreuse. ❑

d. Sont très absorbants. ❑

e. Sont hémostatiques. ❑

CORRIGÉS p. 160-161

Soins infirmiers

1. Quel matériel faut-il préparer en vue d'une exérèse de lésion cutanée (exemple : carcinome basocellulaire du visage) ?

2. Monsieur G. est hospitalisé pour un érysipèle de jambe. Sur quels points faire porter la surveillance ?

3. Mme R. est hospitalisée pour le traitement d'une pemphigoïde bulleuse. Comment allez-vous la prendre en charge lors de son entrée dans le service ?

4. Monsieur R., 60 ans, artéritique connu, est hospitalisé pour la prise en charge en urgence d'une nécrose ischémique du gros orteil droit associée à une ostéite de la dernière phalange. Monsieur R. est diabétique insulinodépendant mal équilibré, hypertendu et tabagique.

Des soins médicaux sont immédiatement mis en place, une exploration vasculaire par écho-Doppler et artériographie est demandée et un avis de chirurgie vasculaire est sollicité. Un geste de revascularisation est envisagé dans un premier temps, suivi dans un second temps opératoire d'une amputation de l'orteil nécrosé.

a. Quelles explications donnez-vous au patient sur sa maladie à son arrivée dans le service ? (explication du diagnostic, facteurs favorisant et conséquences thérapeutiques)

b. Quels types de soins sont mis en place ?

c. Le patient n'a pas bien compris quels sont les deux examens vasculaires demandés par les médecins et vous demande de les lui expliquer.

d. Quelle surveillance mettez-vous en place ?

5. Le jeune Antoine, 19 ans, consulte au dispensaire pour l'apparition de lésions verruqueuses du gland et du fourreau de la verge dans les suites d'un rapport sexuel avec une amie 3 semaines auparavant. L'examen clinique met en évidence une dizaine de condylomes. Le reste de l'examen est normal, en particulier il n'y a pas d'écoulement urétral ni de brûlures mictionnelles.

Quels explications et conseils de prévention donnez-vous au patient afin de l'éduquer ?

CORRIGÉS p. 161-163

Tests de connaissances

Corrigés

Anatomie-physiologie

1. Citer les trois couches composant la peau, de la superficie vers la profondeur.

– Épiderme.

– Derme.

– Hypoderme.

2. Citer six fonctions essentielles de la peau.

– Rôle de barrière s'opposant à la pénétration de corps étrangers (germes, allergènes).

– Rôle de protection mécanique.

– Rôle de protection immunitaire.

– Rôle de protection contre le rayonnement solaire.

– Rôle de protection thermique.

– Rôle sensoriel.

3. Quelles sont les cellules composant l'épiderme ?

Réponses : b, c, e, f.

NB : composition de l'épiderme :

1. Les mélanocytes.
2. Les kératinocytes (80 %).
3. Les cellules de Merkel.
4. Les cellules de Langerhans.

Les fibroblastes sont des cellules du derme et les adipocytes des cellules de l'hypoderme.

4. Le bronzage.

Réponses : a, b.

a. La peau se pigmente pour se défendre de l'agression UV.

b. Ce sont également les mélanocytes qui constituent les nævi ou grains de beauté.

c. Il n'est là que pour diminuer la pénétration du rayonnement ultraviolet.

d. Au contraire, plus le phototype est clair, plus le sujet aura de coups de soleil et de difficultés à bronzer, et plus la protection solaire devra être importante (port de vêtements, écrans solaires).

Pathologie

1. Le psoriasis.

Réponses : b, d, e.

b. C'est une dermatose inflammatoire chronique, émaillée de rémissions et de rechutes.

c. Non, car érythémato-squameux, voire même pustuleux dans les formes sévères.

d. Les bêtabloquants, les anti-inflammatoires non stéroïdiens, dont l'aspirine, l'iode, les antipaludéens de synthèse, le lithium et la corticothérapie générale peuvent aggraver un psoriasis.

e. C'est une dermatose très sensible à l'environnement et aux agressions de toutes natures (physiques, climatiques et surtout psychiques).

2. Quelles sont les quatre zones anatomiques les plus fréquemment atteintes au cours du psoriasis ?

Réponse : les coudes, les genoux, le cuir chevelu et la région lombaire.

3. Citer trois formes sévères de psoriasis.

– Le rhumatisme psoriasique.

– Le psoriasis pustuleux.

– L'érythrodermie psoriasique.

4. La sévérité du psoriasis est-elle liée au pourcentage de surface cutanée atteinte ?

Réponse : faux.

NB : la sévérité du psoriasis, en dehors des formes citées à la question 3, se mesure au retentissement sur la vie sociale, affective et professionnelle du patient. Un psoriasis limité aux mains chez une jeune femme ayant une profession de relations publiques pourra être extrêmement mal vécu, alors qu'un psoriasis étendu du corps chez un patient âgé, pourra ne nécessiter aucun traitement en l'absence d'une demande thérapeutique de la part du patient.

5. Le traitement de l'eczéma repose sur la corticothérapie locale.

Réponse : vrai.

NB : c'est la base du traitement de tout eczéma, associé à l'éviction de l'allergène en cause (lorsqu'il est mis en évidence) dans l'eczéma de contact.

6. Citer les quatre principales manifestations cliniques du terrain atopique.

– Eczéma.

– Asthme.

– Rhinite.

– Conjonctivite.

7. Les mesures suivantes sont-elles utiles aux enfants ayant une dermatite atopique ?

Réponses : b, c, d, g.

a. C'est le contraire.

Corrigés

b. Fondamentale.

e. Non systématique, discuté; sauf en cas d'exacerbation évidente de l'eczéma après ingestion d'un aliment bien précis ± confirmé par les tests allergologiques.

f. À proscrire. Ne porter que du coton au contact de la peau.

8. Citer quatre signes de gravité devant un œdème de Quincke (en dehors de signes de choc).

- Œdème de la langue.
- Dysphagie ou stagnation de la salive dans la bouche.
- Dyspnée.
- Grande angoisse.

9. L'impétigo.

Réponses : a, b, d, e.

a. Surtout en collectivité d'enfants.

b. Il doit alors faire rechercher une pédiculose.

c. Non, pas de corticothérapie.

d. Oui, l'impétigo est souvent secondaire à une dermatose préexistante (gale, pédiculose, eczéma).

e. Oui, la bulle est la lésion élémentaire de l'impétigo.

10. Un panaris peut être dû à un herpès.

Réponse : vrai.

NB : l'herpès est contagieux. Le soignant doit obligatoirement porter des gants lors des soins d'un patient suspect d'herpès pour éviter le portage manuel intermalades.

11. Les dermatoses suivantes sont virales.

Réponses : b, e, f, g.

12. La pemphigoïde bulleuse est une maladie qui :

Réponses : a, e.

b-c. Non, c'est typiquement la femme de plus de 70 ans qui est atteinte.

d. Non, en raison du risque septique et des risques de la corticothérapie locale et/ou générale.

e. Diurétiques et neuroleptiques.

13. Citer les trois phases de la cicatrisation d'une plaie.

- Détersion.
- Bourgeonnement.
- Épidermisation.

14. Quels sont les deux facteurs favorisant l'angiodermite nécrosante ?

Réponse : l'hypertension artérielle et le diabète.

15. Citer, en dehors de l'insuffisance veineuse, de l'artérite et du diabète, cinq causes d'ulcère de jambe.

- Dépranocytose.
- Vascularite.
- Tumeurs (carcinome spinocellulaire).
- *Pyoderma gangrenosum.*
- Pathomimie.
- Autres : leishmaniose, déficits enzymatiques, syndrome de Klinefelter, ecthyma.

16. Définir ce qu'est un érythème noueux, et en citer les quatre principales causes.

Définition : hypodermite nodulaire aiguë.

Principales causes :

- Sarcoïdose.
- Infection streptococcique.
- Primo-infection tuberculeuse.
- Yersinioses.

NB : en se rappelant qu'environ la moitié des érythèmes noueux sont idiopathiques, sans cause identifiable.

17. En dehors du traitement étiologique, quelle est la principale mesure thérapeutique dans la prise en charge d'un érythème noueux ?

Réponse : le repos en décubitus et le port d'une contention dès le lever.

18. Un intertrigo des plis inguinaux est toujours mycosique.

Réponse : faux. Les antifongiques ne doivent en aucun cas être systématiques lors d'une atteinte des plis.

19. La présence de pustulettes en périphérie d'un intertrigo signe-t-elle son origine candidosique ?

Réponse : vrai.

20. Citer les cinq principales causes d'intertrigo.

- Irritation.
- Mycose.
- Prolifération bactérienne.
- Eczéma.
- Psoriasis.

21. Un prurit peut-il révéler une pathologie psychiatrique sous-jacente ?

Réponse : vrai.

Corrigés

NB : un prurit sans cause dermatologique, sans anomalie organique sous-jacente, est dit psychogène et peut révéler par exemple une névrose obsessionnelle, une acarophobie ou entrer dans le cadre des pathomimies.

22. Les tumeurs suivantes sont-elles pigmentées et/ou malignes ?

Tumeurs ni pigmentées, ni malignes : a.

Tumeurs pigmentées : b, c, d, f.

Tumeurs malignes : d, f.

Tumeurs pigmentées et malignes : d, f.

23. Quel est le facteur pronostic fondamental au cours du mélanome cutané ?

Réponse : son épaisseur à l'histologie, mesurée par l'indice de Breslow.

24. Citer cinq facteurs de risque de mélanome cutané.

- Antécédent familial de mélanome.
- Nombreux nævi.
- Coups de soleil dans l'enfance.
- Nævi atypiques et/ou congénitaux.
- Phototype clair.

25. Marc P., 15 ans, est accompagné par sa maman pour un avis sur les possibilités de traitement de son acné. Il s'agit d'une acné polymorphe importante atteignant le visage, les épaules et le dos, avec présence de volumineux kystes inflammatoires.

a. Définir l'acné.

Il s'agit d'une maladie des glandes sébacées qui, sous l'influence des androgènes, sécrètent le sébum, s'obstruent (formation de kystes) et deviennent inflammatoires (formation des papules, pustules et nodules).

b. Comment évaluez-vous la motivation de Marc à se traiter ?

Les traitements de l'acné sont longs et nécessitent une bonne observance de la part du patient. Ce doit être lui le plus motivé à se traiter et non pas sa mère ; dans le cas contraire, le traitement risque de ne pas être bien suivi. Marc doit bien montrer sa volonté à améliorer son état cutané.

c. Quelles explications donnez-vous à Marc sur son acné ?

L'acné est le résultat d'une plus grande sensibilité des glandes sébacées aux androgènes. Il ne s'agit pas d'un problème alimentaire (le chocolat, la charcuterie et les hamburgers ne donnent pas d'acné). L'acné n'est pas la conséquence expiatoire d'une conduite particulière (par exemple elle n'est pas due à la masturbation ni à un défaut d'hygiène). Le traitement est long et doit être quotidien, avec souvent un risque d'exacerbation ou d'irritation initial, passager. Le traitement est efficace, prévient l'apparition de nouvelles lésions et limite le risque cicatriciel. Le soleil doit être évité. Les kystes ne doivent pas être manipulés mais extraits par le dermatologue au cours d'un nettoyage de peau.

Examens complémentaires

1. Pour quels examens les prélèvements cutanés doivent-ils être congelés ?

Réponses : b, d.

2. À quoi sert une immunofluorescence cutanée directe (décrire le principe de cet examen) ?

Cet examen permet une mise en évidence d'autoanticorps au sein de la peau du malade (sur des coupes histologiques congelées) à l'aide d'anticorps (IgG, IgA, IgM, C3) fluorescents dirigés contre ces autoanticorps.

3. Citer trois grandes indications de l'immunofluorescence cutanée directe.

- Pemphigus.
- Pemphigoïdes.
- Lupus érythémateux.

4. Un prélèvement bactériologique peut attendre une heure sur la paillasse avant d'être acheminé au laboratoire.

Réponse : faux.

NB : l'acheminement doit être immédiat.

Pharmacologie

1. Les traitements suivants sont indiqués dans le psoriasis.

Réponses : a, b, d, f, g, h.

a. Surtout en lotions sur le cuir chevelu et dans les plis.

b. *Daivonex* (calcipotriol).

c. Non.

d. *Per os* : *Soriatane* (acitretine) – Local : *Zorac* (tazarotène).

e. Non.

f. Sauf les goudrons de houille interdits par les instances européennes, surtout l'huile de cade.

g. Dans les psoriasis sévères, sous surveillance de la numération sanguine et du bilan hépatique.

Corrigés

h. PUVAthérapie, photothérapie UVB, photothérapie UVA et UVB.

2. Quelles sont les précautions à prendre avant une PUVAthérapie ?

– Éliminer les contre-indications.

– Examen ophtalmologique.

– Connaître avant chaque séance les médicaments pris par le patient.

– Aucune application sur la peau (sauf cas particulier) avant la séance.

– Port de lunettes, à partir de la prise du psoralène jusqu'à la nuit.

– Port de lunettes spéciales pendant la séance et protection des organes génitaux chez l'homme (particulièrement du scrotum).

– Dose (en joules/cm^2) réglée par le dermatologue à chaque séance.

– Bilan sanguin préthérapeutique (bilan hépatique et rénal).

3. Décrire le principe de la PUVAthérapie.

Réponse : prise orale, deux heures avant l'irradiation en cabine par des UVA, d'un psoralène (classiquement *Méladinine* 0,6 mg/kg). Le psoralène s'intercale entre les bases de l'ADN et sous l'action des ultraviolets A, entraîne des liaisons entre les deux brins d'ADN, bloquant ainsi la division cellulaire.

4. Les topiques suivants sont des dermocorticoïdes.

Réponses : b, c, e, f, g, h, j.

5. Pour les dermocorticoïdes de la question précédente, indiquer leur classe (I à IV).

b. Classe I.

c. Classe II.

e. Classe II.

f. Classe II.

g. Classe II.

h. Classe III.

j. Classe III.

6. Les maladies suivantes sont des indications de traitement par dermocorticoïdes.

Réponses : a, d, e, f, g.

NB : b et c : contre-indications.

g : avant le traitement par *Ascabiol.*

7. Indiquer si les pansements suivants sont des hydrocolloïdes, des hydrocellulaires, ou des alginates.

– Hydrocolloïdes : b, e, f, g.

– Hydrocellulaires : c, d, h.

– Alginates : a, i, j.

8. Les alginates.

Réponses : a, b, d, e, g.

a. Oui, sont très indiqués sur des plaies exsudatives.

b. Obligatoirement. Ce ne sont que des pansements primaires.

c. Non, contre-indication.

d. Oui, c'est la phase la plus indiquée des alginates dans les ulcères. Les deux autres grandes indications sont les escarres et les sites donneurs de greffe.

e. Oui, peuvent être utiles s'il existe encore un exsudat important, une détersion à poursuivre.

f. Non.

g. Oui, le classique *Coalgan* est un alginate.

9. Les hydrocolloïdes.

Réponses : a, b, e.

b. Prévenir le patient et la famille que cela est normal, et que la substance formée par le délitement ressemble à du pus et peut être nauséabonde.

10. Les hydrocellulaires.

Réponse : d.

a. Pas en phase de détersion.

b. Non, contrairement aux hydrocolloïdes.

c. Non, certains ne le sont pas et nécessitent alors un pansement secondaire (compresses).

Soins infirmiers

1. Quel matériel faut-il préparer en vue d'une exérèse de lésion cutanée (exemple : carcinome basocellulaire du visage) ?

Réponse : il s'agit d'une intervention chirurgicale, donc préparer :

– Table + champ stérile.

– Plateau de chirurgie comportant :

- pince Adson avec griffes ;
- bistouri avec lame n° 15 ;
- pince type Kocher ;

Corrigés

- deux pinces à hémostase Halsted;
- paire de ciseaux courbes à bout mousse;
- paire de ciseaux droits pour couper les fils;
- porte-aiguille;
- crochets de Gillies.

– Crayon dermatologique stérile.

– Compresses stériles.

– Cupule pour l'antiseptique.

– Cupule pour l'anesthésique local + seringue 10 ou 20 mL et aiguille sous-cutanée orange.

– Au choix de l'opérateur :

- type de champ opératoire;
- anesthésique local;
- antiseptique;
- taille des gants;
- fils.

– Demande d'examen anatomopathologique et récipient avec fixateur pour la pièce opératoire.

2. Monsieur G. est hospitalisé pour un érysipèle de jambe. Sur quels points faire porter la surveillance?

L'érysipèle est une infection cutanée bactérienne potentiellement grave. La surveillance portera sur :

– Température, pouls, tension artérielle 2 fois par 24 heures.

– Douleur (c'est un signe de gravité).

– État cutané local :

- extension de l'érythème (par rapport à la marque faite par le médecin);
- nécrose;
- pâleur;
- insensibilité cutanée.

NB : ces quatre signes constituent des signes de gravité qui doivent immédiatement alerter.

3. Mme R. est hospitalisée pour le traitement d'une pemphigoïde bulleuse. Comment allez-vous la prendre en charge lors de son entrée dans le service?

– Expliquer à la malade l'origine de la maladie et ses symptômes, et la rassurer quant à leur gravité.

– Lui expliquer les soins et la base du traitement, qui est la corticothérapie locale.

– Prendre pouls, tension et température.

– Compter, percer et nitrater toutes les bulles (nitrate d'argent aqueux 1 %).

– Noter le nombre de bulles sur la feuille de surveillance.

– Évaluer la douleur.

– Connaître si possible :

- le mode de vie de la patiente (entourage, isolement);
- les traitements habituels.

4. Monsieur R. 60 ans, artéritique connu, est hospitalisé pour la prise en charge en urgence d'une nécrose ischémique du gros orteil droit associée à une ostéite de la dernière phalange. Monsieur R. est diabétique insulinodépendant mal équilibré, hypertendu et tabagique.

Des soins médicaux sont immédiatement mis en place, une exploration vasculaire — par écho-Doppler et artériographie — est demandée, et un avis de chirurgie vasculaire est donné. Un geste de revascularisation est envisagé dans un premier temps suivi dans un second temps opératoire d'une amputation de l'orteil nécrosé.

a. Quelles explications donnez-vous au patient sur sa maladie à son arrivée dans le service? (explication du diagnostic, facteurs favorisants et conséquences thérapeutiques)

Il s'agit d'une artérite des membres inférieurs stade IV. Le gros orteil n'est plus vascularisé par obstruction des vaisseaux distaux. L'artérite est favorisée principalement par le diabète, mais également par le tabac et l'hypertension artérielle. Un équilibre parfait de ces trois facteurs est fondamental pour limiter la progression de l'artérite, ainsi que la recherche d'autres facteurs de risques vasculaires (dyslipidémie, surpoids, sédentarité). L'infection osseuse est favorisée par l'hyperglycémie. Le retard à la prise en charge provient d'une négligence du patient, et de la probable existence d'une neuropathie diabétique rendant le pied insensible à la douleur.

b. Quels types de soins sont mis en place?

Les soins mis en place visent à :

– Lutter contre l'infection osseuse par antibiothérapie générale.

– Équilibrer le diabète par insuline à la pompe dans cette situation de stress important.

– Administrer un vasodilatateur puissant par voie intraveineuse (type *Fonzylane* 400 mg intraveineux sur une heure pendant 10 jours).

– Équilibrer la tension artérielle.

– Adapter le traitement antalgique si besoin.

– Effectuer des soins locaux de propreté (exemple *Tulle Bétadiné* et pansement).

Corrigés

c. Le patient n'a pas bien compris quels sont les deux examens vasculaires demandés par les médecins et vous demande de les lui expliquer.

Les explorations vasculaires vont mettre en évidence l'artérite et consistent en un écho-Doppler artériel des membres inférieurs, examen atraumatique consistant à déplacer une sonde sur le trajet des vaisseaux, puis en une artériographie des membres inférieurs, examen radiographique sanglant consistant à faire des radiographies des membres inférieurs après avoir injecté un produit de contraste par voie fémorale.

d. Quelle surveillance mettez-vous en place ?

– Surveillance du pouls, de la tension artérielle et de la température 2 fois par jour.

– Surveillance de l'état cutané (pâleur, douleur, extension de l'érythème, de la nécrose).

– Surveillance de la glycémie capillaire avant et après chaque repas (6 par jour).

5. Le jeune Antoine, 19 ans, consulte au dispensaire pour l'apparition de lésions verruqueuses du gland et du fourreau de la verge dans les suites d'un rapport sexuel avec une amie 3 semaines auparavant. L'examen clinique met en évidence une dizaine de condylomes. Le reste de l'examen est normal, en particulier il n'y a pas d'écoulement urétral ni de brûlures mictionnelles.

Quels explications et conseils de prévention donnez-vous au patient afin de l'éduquer ?

– Les condylomes génitaux sont des lésions virales très contagieuses dues à des papilloma virus (HPV).

– Il s'agit d'une maladie sexuellement transmissible (IST) ; à noter qu'il existe des contaminations manuportées à HPV à partir de verrues des mains par exemple.

– Certains papilloma virus peuvent provoquer des cancers, tout particulièrement des cancers du col de l'utérus où ils passent inaperçus ; les partenaires sexuelles d'Antoine doivent avoir impérativement un examen gynécologique avec frottis cervical et doivent être suivies régulièrement.

– Il faut rechercher les autres maladies ayant pu être transmises sexuellement et que le jeune Antoine a pu contracter : la syphilis, l'hépatite B, les germes des urétrites (gonocoque, *Chlamydia* et mycoplasmes) et le virus du Sida.

– Expliquer que les condylomes ne sont pas graves pour lui, mais peuvent l'être pour ses partenaires féminines et qu'il a pu contracter une maladie beaucoup plus grave, en ne prenant pas de mesures de prévention.

– L'utilisation du préservatif est impérative tant que la guérison n'a pas été attestée par le dermatologue, et à l'avenir fortement recommandée.

– Les partenaires sexuelles doivent être prévenues par le patient ; elles doivent être examinées par un gynécologue à la recherche de lésions du col de l'utérus induites par les HPV et à la recherche des autres IST.

Cas concrets

Sujets

Mini-cas concret 1

Mme D., 80 ans, est adressée dans le service de dermatologie par le médecin de la maison de retraite « Les Bleuets » pour la prise en charge d'une gale eczématisée, impétiginisée, résistante au traitement par benzoate de benzyle (*Ascabiol*) en badigeons réalisé par l'équipe infirmière des Bleuets. À l'examen, Mme D. est couverte de lésions eczématiformes, croûteuses, jaunâtres, suintantes par endroits, avec des sillons et des vésicules perlées caractéristiques d'une gale, par ailleurs authentifiée par un prélèvement local. Elle se gratte furieusement tout au long de l'examen et dit ne plus dormir, tout comme sa voisine de chambre, à la maison de retraite. Un traitement général par ivermectine (*Mectizan* ou *Stromectol* 200 µg/kg) en une prise orale est décidé, associé à des bains émollients d'amidon de maïs et à l'application d'un Cold Cream sur le corps entier le matin, et d'un dermocorticoïde de classe 2 (exemple : *Locoïd* crème) le soir sur les zones eczématisées. Un traitement antibiotique général par josamycine (*Josacine* 2 g/j.) est prescrit, associé à l'application d'acide fusidique en pommade (*Fucidine* pommade) sur les croûtes jaunâtres.

Questions

1. Quels sont les trois problèmes dermatologiques posés par la patiente ?

2. Donner la définition de l'impétigo.

3. La gale est une infection due à :

a. Staphylocoque doré.

b. *Pediculus hominis capitis.*

c. *Sarcoptes scabiei.*

d. Un parasite.

e. *Strongiloïdes stercolaris.*

4. Quelles hypothèses de diagnostics infirmiers posez-vous ?

5. Décrire le protocole de soins par badigeons d'*Ascabiol.*

6. Quelles mesures d'hygiène prenez-vous vis-à-vis de la patiente et de la maison de retraite ?

7. À quoi sert l'antibiotique prescrit ?

8. À quoi sert le dermocorticoïde prescrit ?

9. Pourquoi la patiente est-elle traitée par voie générale par *Ivermectine* pour sa scabiose ?

CORRIGÉS p. 166

Mini-cas concret 2

Mme G., 75 ans, est adressée du long séjour où elle est actuellement prise en charge du fait d'une altération des fonctions supérieures, pour une atteinte des plis inguinaux, interfessiers et sous-mammaires, fissuraire, suintante et douloureuse. Des applications de chlorhexidine (*Biseptine*) et d'éconazole (*Pevaryl*) en lait sont régulièrement effectuées sans résultat. Des antibiotiques locaux (*Fucidine*) ont été appliqués sans amélioration. Son traitement général comprend des neuroleptiques (*Haldol* gouttes) le soir en cas d'agitation et un somnifère (*Stilnox*).

L'examen clinique met en évidence une atteinte exclusive des plis, sans autre lésion cutanée. Les plis sont érythémateux, suintants, macérés, avec une bordure émiettée. Il existe des lésions de grattage témoignant du caractère prurigineux des lésions.

Le dermatologue du service pose le diagnostic d'intertrigo des grands plis, eczématisé. Les topiques antérieurement appliqués sont tous arrêtés et des soins locaux comprenant une toilette douce, un assèchement minutieux des lésions avec du nitrate d'argent aqueux 1 % et l'application d'un dermocorticoïde de classe II en lotion (*Locoïd*), sont prescrits. L'amélioration est spectaculaire, en quelques jours, permettant le retour de Mme G. dans son établissement d'origine avec des consignes précises de soins locaux et un rendez-vous de tests épicutanés à la recherche d'un eczéma de contact aux différents topiques utilisés.

Questions

1. Donner la définition d'un intertrigo.

2. Quelles en sont les principales causes ?

3. Quel élément clinique oriente vers l'origine candidosique d'un intertrigo ?

4. Comment faire la preuve formelle de l'origine mycosique d'un intertrigo ?

5. Quels sont les facteurs favorisant un intertrigo mycosique ?

6. Expliquer l'intérêt de la prescription d'un dermocorticoïde dans ce cas.

7. Expliquer l'intérêt de la préparation galénique choisie (lotion, plutôt que crème ou pommade).

8. Décrire le protocole de soins infirmiers mis en place à partir des prescriptions médicales.

CORRIGÉS p. 166-167

Mini-cas concret 3

Mme G., jeune femme de 32 ans, est adressée pour la prise en charge d'une lésion pigmentée hétérogène du dos. Il s'agit d'une tache marron et noire de deux centimètres dans son plus grand axe. C'est lors d'un examen systématique par le médecin du travail que Mme G. a découvert l'existence de cette tache à laquelle elle n'avait pas antérieurement prêté attention. La lésion est enlevée chirurgicalement sous anesthésie locale et l'examen anatomopathologique confirme la suspicion clinique de mélanome cutané. Il s'agit d'un mélanome épais d'indice de Breslow 2,5 mm, de niveau Clark IV. Une reprise chirurgicale est effectuée avec des marges d'exérèse de 3 cm.

Le reste de l'examen clinique est normal, en particulier il n'existe pas d'autre lésion cutanée ou muqueuse suspecte et les aires ganglionnaires sont libres.

Le scanner cérébral et thoraco-abdominal ne montre pas de localisation secondaire. La détection par méthode isotopique et chirurgicale du « ganglion sentinelle » ne révèle pas d'atteinte du premier relais ganglionnaire.

Une hospitalisation d'une semaine est décidée pour débuter la première injection d'interféron alpha en adjuvant à raison de 3 millions d'unités en sous-cutané et relayée à domicile à raison de 3 injections par semaine pendant 18 mois.

Questions

1. Quel est le facteur pronostic essentiel au cours du mélanome cutané ?

2. Citer quatre facteurs de risque de mélanome cutané.

3. Mme G. vous demande pourquoi on réalise ce traitement par injections alors que le médecin lui a largement retiré toute la tumeur. Que lui dites-vous ?

CORRIGÉS p. 167

Mini-cas concret 4

Mme L., 67 ans, est hospitalisée pour la prise en charge d'ulcères veineux des deux jambes, évoluant depuis plusieurs mois, actuellement douloureux, nécessitant des soins quotidiens longs par son infirmier à domicile. Mme L. a des antécédents de thromboses veineuses profondes des membres inférieurs survenues au décours de ses trois accouchements. Son traitement actuel comporte un veinotonique (*Daflon 500* 2/j), un antalgique (*Di-Antalvic* 2 à 5 gélules/j) pris en cas de douleurs et une benzodiazépine au coucher (*Temesta,* 1 mg). À l'examen il existe des ulcères des faces internes et externes des deux jambes, de grande taille, fibrineux par endroits, propres, peu creusants, suintants. La peau péri-ulcéreuse est eczématisée, érythémateuse et prurigineuse. Par ailleurs on note une dermite ocre, des zones d'atrophie blanche, de nombreuses varicosités et de discrets œdèmes des deux jambes.

Mme L. est prise en charge dans le cadre de l'hospitalisation de semaine jusqu'à ce que l'état local soit satisfaisant et permette d'envisager une greffe cutanée.

Questions

1. Décrire les caractères cliniques d'un ulcère veineux. Quel signe attire ici votre attention ?

2. Les soins locaux prescrits sont : un nettoyage de la plaie au sérum physiologique, un décapage manuel sous anesthésie locale, l'application de *Jelonet* et le port de bandes de contention de force moyenne (*Biflex* n° 17).
Décrire le protocole de soins et son objectif.

3. Quelle vaccination doit être à jour chez Mme L. ?

4. Mme L. dit ne pas supporter sa contention veineuse et ne veut plus la porter. Que lui dites-vous sur l'utilité de cette contention ?

5. Quels sont les deux grands types de greffes cutanées réalisables dans ce cas ?

6. Mme L. a très peur de la greffe; elle souhaite que vous lui expliquiez son déroulement, et vous demande s'il ne serait pas possible de cicatriser sans cette greffe. Que lui dites-vous ?

CORRIGÉS p. 167-168

Mini-cas concrets

Corrigés

Mini-cas concret 1

1. Quels sont les trois problèmes dermatologiques posés par la patiente ?

Mme D. a trois pathologies dermatologiques : une gale, un eczéma favorisé par les badigeons déjà effectués et peut-être trop répétés, un impétigo par surinfection à staphylocoque doré et/ou à streptocoque A, de la peau lésée.

2. Donner la définition de l'impétigo.

L'impétigo est une dermatose bactérienne due au staphylocoque doré et/ou au streptocoque A, caractérisée initialement par une bulle qui se rompt rapidement pour laisser place à des croûtes jaunâtres, mélicériques, reposant sur une base érythémateuse, inflammatoire. Il est très contagieux et survient surtout par petites épidémies dans les collectivités d'enfants. Il complique le plus souvent une dermatose préexistante, comme ici l'eczéma et la gale, qui en altérant la couche cornée protectrice favorisent les infections cutanées.

3. La gale est une infection due à :

Réponses : c et d.

4. Quelles hypothèses de diagnostics infirmiers posez-vous ?

– Risque d'infections : risque élevé d'infections par altération de la fonction barrière de la peau.

– Perturbation des habitudes de sommeil : due au prurit, se manifestant par l'insomnie qui en découle.

– Perturbation des relations sociales : altération de la relation à l'autre du fait de l'existence d'une dermatose invalidante et contagieuse.

5. Décrire le protocole de soins par badigeons d'*Ascabiol.*

Bain tiède préalable, antiseptique (voir *Protocole infirmier* : Traitement de la gale, page 75) avec savonnage et rinçage. À la sortie du bain, sur la peau à peine séchée, application de la tête aux pieds d'un premier badigeon d'*Ascabiol,* sans oublier les organes génitaux externes, les fesses, la plante des pieds, les mains et en remontant haut sur la nuque et le cuir chevelu, mais en respectant la face. Second badigeon 10 à 20 minutes plus tard. Vêtements propres pour la nuit. Nouveau bain le lendemain soir et troisième et dernier badigeon à rincer 24 heures plus tard. Relayer par un émollient type Cold Cream.

6. Quelles mesures d'hygiène prenez-vous vis-à-vis de la patiente et de la maison de retraite ?

– Isolement en chambre seule.

– Mesures de prévention élémentaires telles que le port de gants afin d'éviter la contamination du personnel (surtout vrai en cas de gale norvégienne).

– Vêtements de la patiente mis dans un sac poubelle avec une poudre de lindane type *Aphtiria* pendant 48 heures.

– Prévenir la maison de retraite pour le traitement systématique de la voisine partageant la même chambre et de tous les sujets contacts symptomatiques.

7. À quoi sert l'antibiotique prescrit ?

Il sert à traiter l'impétigo. La josamycine (*Josacine)*, antibiotique de la famille des macrolides, agit essentiellement sur le streptocoque, et l'acide fusidique *(Fucidine)* sur le staphylocoque doré.

8. À quoi sert le dermocorticoïde prescrit ?

Il sert à traiter l'eczématisation. Il peut aggraver la parasitose, mais il est ici associé à un traitement par voie générale de la gale.

9. Pourquoi la patiente est-elle traitée par voie générale par ivermectine pour sa scabiose ?

Parce que plusieurs badigeons d'*Ascabiol* ont déjà été effectués sans succès, et la récidive de la gale s'est compliquée d'une eczématisation. Les badigeons n'ont peut-être pas été bien appliqués, notamment sur le cuir chevelu. L'ivermectine, par ailleurs bien tolérée, permet de traiter ces échecs. Ce n'est pas un traitement de première intention dans la gale, sauf en cas de gale très profuse, en particulier de gale norvégienne.

Mini-cas concret 2

1. Donner la définition d'un intertrigo.

Un intertrigo est une atteinte cutanée des plis (grands plis = plis inguinaux, axillaires, interfessiers et sous-mammaires. Petits plis = interdigitaux, rétro-auriculaires).

NB : il s'agit d'un problème fréquemment rencontré en pratique. L'atteinte eczématiforme, irritée, des plis de cette patiente est le résultat des applications anarchiques et non justifiées effectuées. Un intertrigo n'est pas toujours mycosique et ne justifie pas toujours l'application d'antifongiques (ici l'éconazole, associée à la chlorhexidine), irritants à plus ou moins long terme.

2. Quelles en sont les principales causes ?

Cette atteinte peut avoir des causes multiples. C'est l'examen clinique attentif des plis et du reste du tégument, ainsi que l'analyse du contexte clinique qui permet

Corrigés

d'orienter le diagnostic étiologique. Les principales causes sont :

– Une simple irritation.

– Une mycose (candidose, dermatophytie).

– Un eczéma.

– Un psoriasis.

– Une infection bactérienne (primitive : l'érythrasma, ou secondaire par colonisation d'un eczéma, par exemple par staphylocoques ou streptocoques, plus rarement par des bacilles Gram négatifs).

3. Quel élément clinique oriente vers l'origine candidosique d'un intertrigo ?

C'est la présence de pustules en périphérie de l'intertrigo qui oriente vers l'origine candidosique.

4. Comment faire la preuve formelle de l'origine mycosique d'un intertrigo ?

Seul un prélèvement cutané à l'écouvillon avec ensemencement rapide permet de prouver l'origine mycosique d'un intertrigo. En effet les dermatophytes et *Candida albicans* ne sont pas normalement présents sur la peau.

5. Quels sont les facteurs favorisant un intertrigo mycosique ?

Un intertrigo à *Candida* est favorisé par la prise d'un antibiotique oral, un diabète, une immunodépression (chimiothérapie, corticothérapie générale). L'obésité, la macération, l'irritation, l'humidité sont des facteurs favorisant l'atteinte mycosique des plis cutanés.

6. Expliquer l'intérêt de la prescription d'un dermocorticoïde dans ce cas.

Dans cette observation, le diagnostic posé est celui d'eczéma, le plus probablement de contact à l'un des topiques utilisés. Le traitement est donc une corticothérapie locale, de niveau II, idéalement appliquée deux fois par jour en raison du caractère suintant des lésions.

7. Expliquer l'intérêt de la galénique choisie (lotion, plutôt que crème ou pommade).

Le traitement d'un intertrigo doit faire appel à des lotions ou à des émulsions fluides, et non pas à des pommades ou à des crèmes, trop occlusives et favorisant la macération.

8. Décrire le protocole de soins infirmiers mis en place à partir des prescriptions médicales.

Les soins sont effectués avec des gants non stériles.

Toilette douce, sans frotter, au savon, rinçage soigneux des plis, séchage minutieux, idéalement au sèche-cheveux en faisant très attention de ne pas brûler la peau (air froid), une fois par jour.

Deux fois par jour : application de nitrate d'argent aqueux 1 % à l'aide de compresses non stériles sur toutes les zones suintantes, macérées, puis de *Locoïd* lotion sur tous les plis atteints.

Les soins réalisés sont notés, et l'état cutané est évalué à chaque soin.

Mini-cas concret 3

1. Quel est le facteur pronostic essentiel au cours du mélanome cutané ?

L'élément pronostic essentiel est l'épaisseur de la tumeur mesurée à l'histologie ; c'est l'indice de Breslow. On considère qu'un Breslow inférieur à 0,75 mm est plutôt de bon pronostic avec une survie à 5 ans de 99 % après reprise chirurgicale à 1 cm. Cependant ceci est à nuancer, et plus le Breslow est élevé, plus le pronostic est défavorable.

NB : le mélanome cutané est le plus redoutable des cancers de la peau.

2. Citer quatre facteurs de risque de mélanome cutané.

– Le soleil, principalement les expositions dans l'enfance et les coups de soleil.

– Le nombre élevé de grains de beauté (nævi) de grande taille.

– L'hérédité ; en effet un antécédent familial de mélanome augmente le risque de développer un mélanome.

– Une peau claire (phototype clair) avec des yeux bleus ou verts et des cheveux roux ou blonds.

3. Mme G. vous demande pourquoi on réalise ce traitement par injections alors que le médecin lui a largement retiré toute la tumeur. Que lui dites-vous ?

Il faut se garder d'une réponse directe. Il faut demander à Mme G. ce qu'elle sait et ce que le médecin lui a expliqué. Le traitement par interféron a pour but de diminuer le risque de récidive du mélanome et d'améliorer la survie. Il est associé à une stricte surveillance régulière afin de dépister un second mélanome cutané et des localisations secondaires principalement ganglionnaires, pulmonaires, hépatiques et cérébrales.

Mini-cas concret 4

1. Décrire les caractères cliniques d'un ulcère veineux. Quel signe attire ici votre attention ?

Cette patiente a des ulcères d'origine veineuse développés sur une insuffisance veineuse des membres inférieurs

Corrigés

secondaire à l'obstruction des troncs veineux profonds par des phlébites anciennes.

Ce sont des ulcères de jambe de grande taille, bien limités, plutôt situés bas, typiquement en regard des malléoles, peu creusants, à fond propre, indolores. Le caractère douloureux est inhabituel et doit faire rechercher une participation artérielle.

2. Les soins locaux prescrits sont : un nettoyage de la plaie au sérum physiologique, un décapage manuel sous anesthésie locale, l'application de *Jelonet* et le port de bandes de contention de force moyenne (*Biflex* n° 17).

Décrire le protocole de soins et son objectif.

L'objectif est d'obtenir un état local satisfaisant, c'est-à-dire un fond d'ulcère bourgeonnant, pour envisager une greffe. Le but est d'aboutir à une cicatrisation complète et de permettre un retour à domicile de la patiente.

Les soins sont réalisés avec des gants non stériles.

Le pansement est ouvert délicatement en humidifiant avec du sérum physiologique. Les plaies sont nettoyées avec du sérum physiologique stérile. L'anesthésie est réalisée avec un gel de lidocaïne (*Xylocaïne* visqueuse) appliqué en couche épaisse directement sur les plaies et recouvert de compresses stériles laissées en place 1/2 heure. La détersion est réalisée à l'aide d'une curette en insistant sur toutes les zones fibrineuses et en respectant les bourgeons et l'épiderme néoformé. Les plaies sont à nouveau rincées avec le sérum, séchées à l'aide des compresses stériles puis recouvertes d'un tulle gras neutre (*Jelonet*), de compresses stériles, de bandes *Nylex* ou *Velpeau*, puis enfin de bandes de contention. Les soins sont notés. À ce stade ils sont effectués tous les jours. La douleur est évaluée à chaque pansement.

3. Quelle vaccination doit être à jour chez Mme L. ?

La vaccination antitétanique.

4. Mme L. dit ne pas supporter sa contention veineuse et ne veut plus la porter. Que lui dites-vous sur l'utilité de cette contention ?

La contention veineuse est indispensable sur ce terrain. La cicatrisation ne pourra pas se faire sans contention efficace. Un écho-Doppler veineux superficiel et profond des membres inférieurs sera réalisé pour étudier notamment les possibilités d'un éveinage, peu probable ici compte tenu des antécédents de thrombose profonde. Cette contention doit se faire par bandes posées dès le matin avant le lever et portées jusqu'au coucher. Lorsque la cicatrisation sera obtenue, la contention devra être maintenue à vie, alors par bas et non plus par bandes.

Il est à noter que la participation artérielle sera également évaluée par un Doppler artériel des membres inférieurs. En cas d'atteinte artérielle la contention n'est pas contre-indiquée, mais doit se faire avec une force moindre.

5. Quels sont les deux grands types de greffes cutanées réalisables dans ce cas ?

Une greffe en filets (lorsque les ulcères sont de grande taille), ou une greffe en pastilles (lorsque les ulcères sont de petite taille). Ce sont dans les deux cas des greffes de peau mince.

6. Mme L. a très peur de la greffe ; elle souhaite que vous lui expliquiez son déroulement, et vous demande s'il ne serait pas possible de cicatriser sans cette greffe. Que lui dites-vous ?

Une telle greffe se déroule très simplement. Elle se fait actuellement soit au lit du patient pour les greffes en pastilles, soit dans un petit bloc pour les greffes en filets. Les dermatologues pratiquent actuellement les greffes en filets sous anesthésie locale par crème *Emla*, sans la moindre injection complémentaire. La peau est prélevée à l'aide d'un rabot sur la cuisse homolatérale (zone donneuse), puis « étendue » par passage dans un petit appareil afin d'obtenir un « filet » permettant de recouvrir une plus grande surface. La peau est alors déposée sur les plaies puis un pansement gras est mis en place pour une durée variable, classiquement cinq jours, pendant laquelle la patiente ne doit absolument pas se mobiliser (une anticoagulation par héparine de bas poids moléculaire et des laxatifs sont systématiquement prescrits). La zone donneuse est le siège de légères douleurs les premiers jours et cicatrise toujours.

Une greffe permet d'accélérer la cicatrisation. Elle ne « prend » pas toujours, mais est toujours un bénéfice lorsque l'indication est bien posée. De plus une greffe a un effet antalgique quasi immédiat. Chez Mme L., sans greffe la cicatrisation ne sera pas obtenue avant des mois, si elle est obtenue.

Cas concret 1

Mme D., 80 ans, est hospitalisée à la demande de sa famille et de son médecin traitant pour la prise en charge d'une escarre sacrée creusante et de lésions bulleuses apparues récemment sur la peau.

Antécédents et histoire de la maladie

Mme D. est hypertendue; elle a fait un accident vasculaire cérébral ischémique il y a cinq ans et a perdu depuis l'usage d'un hémicorps. Ses fonctions supérieures sont peu altérées. Malgré la kinésithérapie mobilisatrice, les changements de position réguliers, une escarre sacrée s'est formée. Depuis une semaine, des lésions initialement eczématiformes puis secondairement bulleuses se sont constituées. Il existe un prurit important, insomniant, et Mme D. est devenue algique. Son traitement actuel comprend, outre des soins infirmiers quotidiens, une kinésithérapie de mobilisation et des aides à la toilette et aux repas, un diurétique épargneur de potassium (*Aldactazine*) 2 comprimés le matin, un antihypertenseur, du rilménidine (*Hyperium*) 1 comprimé le matin, du potassium (*Diffu K*) 2 gélules le midi, de l'aspirine (*Aspégic*) 100 mg le midi au déjeuner, un vasodilatateur, du trimétazidine (*Vastarel*) 1 comprimé matin et soir, un antalgique, du dextropropoxyphène + paracétamol (*Di-Antalvic*) 2 à 6 gélules en fonction des douleurs.

Mode de vie

Mme D. était ingénieur dans la métallurgie, mariée. Elle est veuve : son mari est décédé six ans auparavant d'un cancer de la prostate. Elle a trois enfants et tous travaillent dans le département. Elle est très entourée et vit chez l'un de ses fils. Les soins étant devenus trop lourds à gérer à domicile, le médecin décide une hospitalisation en dermatologie.

Examen à l'entrée

L'état général est médiocre. Mme D. est apyrétique, normotendue. Elle est fatiguée, pâle, souffre beaucoup et dit ne plus dormir. Son visage est crispé. L'examen neurologique retrouve une hémiplégie gauche. L'examen cutané met en évidence de grosses bulles tendues sur les faces internes des cuisses et des érosions postbulleuses, douloureuses, sur l'abdomen et sur les épaules.

Ces lésions surviennent en peau saine et en peau eczématisée. Il existe un prurit important, invalidant. Le pansement d'escarre sacrée est refait, laissant apparaître une perte de substance creusante, à fond propre, atone. Mme D. ne contrôle pas bien ses mictions et se souille parfois. Elle geint lors des transferts.

Examens complémentaires

– NFS : GB 9 000/mm^3 (Nl : 4 000 à 10 000/mm^3 dont 1 500 éosinophiles (Nl < 500/mm^3), GR 4.10^6/mm^3 (Nl : $4,5.10^6$ à $5,5.10^6$/mm^3), Hb : 9,1 g/dl (Nl : 11 à 16 g/dL), VGM = 77 µ^3 (Nl : 85 à 95 µ^3), Ht : 40 % (Nl : 40 à 54 %), plaquettes : 400 000/mm^3 (Nl : 150 000 à 400 000/mm^3).

– VS 30 mm à la première heure (Nl : 3 à 5 mm), CRP : 50 mg/L (Nl < 12 mg/L), fibrine : 6 g/L (Nl : 2 à 4 g/L).

– Ionogramme sanguin, créatininémie, urémie, bilan hépatique, coagulation : normaux. Électrophorèse des protéines plasmatiques : albuminémie : 30 g/L (Nl : 38 à 50 g/L).

– L'histologie d'une bulle et l'immunofluorescence cutanée directe en peau péribulleuse réalisées sont en faveur du diagnostic de pemphigoïde bulleuse.

Des soins locaux sont prescrits :

– Pour l'escarre : nettoyage de la plaie au sérum physiologique stérile, curetage manuel à l'aide d'une curette, pansement avec un hydrogel (*Hydrogel Duoderm*) recouvert par un hydrocolloïde adapté à la région sacrée (*Duoderm* E Bordé). Ces soins sont réalisés tous les trois jours. Des changements de position sont régulièrement effectués pour mettre en décharge la région sacrée. Après avis de la diététicienne, des compléments nutritionnels protidiques sont proposés. Un matelas antiescarres type *Alova* est installé.

– Pour la pemphigoïde bulleuse : les bulles sont comptées, percées et nitratées tous les jours. Un bain antiseptique est effectué quotidiennement avec du permanganate de potassium dilué au 1/10 000, puis une corticothérapie locale est commencée à raison d'un tube de *Dermoval* crème matin et soir, corps entier sauf le visage. Une alèse de métaline est posée sur les draps.

Une supplémentation en fer est prescrite et le traitement antalgique est réadapté. Une kinésithérapie de mobilisation est prescrite.

Questions

1. En vous appuyant sur vos connaissances et sur les éléments de l'observation, dégager les problèmes réels et/ou potentiels de Mme D.

Consignes : l'argumentation est attendue sous la forme : signes, facteurs favorisants, conséquences éventuelles. Deux hypothèses de diagnostic infirmier sont attendues.

2. Expliquer brièvement le mécanisme de constitution de l'escarre.

3. Expliquer le mécanisme de survenue des bulles dans la pemphigoïde bulleuse.

Sujets

4. La fille de Mme D. vous demande le motif d'hospitalisation de sa mère et demande à consulter le dossier médical. Quelles informations pouvez-vous lui donner ?

CORRIGÉS p. 171-172

Cas concret 2

Monsieur C., 36 ans, est hospitalisé pour la prise en charge d'un psoriasis étendu, érythrodermique, avec atteinte articulaire périphérique. Il a un psoriasis depuis l'âge de 15 ans. C'est la première fois qu'il fait une poussée aussi sévère. Il a déjà reçu de nombreux traitements locaux et généraux dont plusieurs cures de PUVAthérapie (dose cumulée 800 Joules/cm ^{2}), de l'acitrétine (*Soriatane*), interrompu pour intolérance biologique à la dose de 30 mg/jour, et l'association des deux traitements précédents, la réPUVAthérapie.

Sa poussée actuelle est apparue au décours d'un traitement par anti-inflammatoires non stéroïdiens de la famille des oxicams (*Feldène*) prescrits pour douleurs articulaires des mains et des doigts.

À l'examen clinique il existe une atteinte de l'ensemble du tégument, sans intervalle de peau saine. La peau est érythémateuse, kératosique par endroits, notamment aux paumes et aux plantes, et sur le cuir chevelu. Les plis sont tous atteints, érythémateux, cuisants, sans squames. Il existe quelques éléments pustuleux sur les pieds et sur les orteils. Les articulations des doigts sont douloureuses, inflammatoires et déformées en flexion difficilement réductible.

Monsieur C. frissonne et a de la fièvre à 39 °C.

Des soins locaux sont prescrits comprenant :

–Un bain tiède antiseptique le matin par permanganate de potassium dilué au 1/10 000, suivi de l'application corps entier d'un émollient type Cold Cream et d'un kératolytique sur les zones kératosiques type pommade à l'urée 30 %.

–L'application le soir d'un dermocorticoïde de classe II en lotion dans les plis (*Diprosone* lotion) et en pommade sur les zones les plus inflammatoires du corps, et l'application d'un dermocorticoïde de classe I sous occlusion la nuit sur les paumes et les plantes (*Diprolène* pommade). Un casque de vaseline salicylée à 20 % est mis en place sur le cuir chevelu sous occlusion par bonnet pour la nuit.

Un bilan biologique complet est prélevé, des hémocultures, un Examen cytobactériologique des urines (ECBU) et une radiographie thoracique sont systématiquement réalisés. La température, la tension artérielle, le pouls et l'état cutané sont évalués toutes les 12 heures.

Questions

1. **Donner la définition du psoriasis.**
2. **Citer les trois formes graves de psoriasis.**
3. **Monsieur C. a effectué par le passé de nombreux traitements locaux : citer les grandes classes de traitements locaux utilisables dans le psoriasis ainsi que leurs buts.**
4. **Quel est le principal effet secondaire au long cours de la PUVAthérapie ?**
5. **Quels sont les deux principaux effets secondaires biologiques du *Soriatane* ? Quel est son principal effet secondaire clinique ?**
6. **Qu'est-ce que la réPUVAthérapie ? Quel est son but ?**
7. **Citer les facteurs déclenchant un psoriasis.**
8. **Monsieur C. vous demande des explications sur sa maladie, que lui dites-vous ?**
9. **Le médecin décide un traitement par *Méthotrexate* par voie orale. Quelles explications donnez-vous au patient sur les modalités de prise orale de ce médicament, sur son efficacité, sur la surveillance biologique à effectuer et sur les médicaments contre-indiqués en association avec ce traitement ?**

CORRIGÉS p. 172-173

Cas concret 1

1. En vous appuyant sur vos connaissances et sur les éléments de l'observation, dégager les problèmes réels et/ou potentiels de Mme D.

Problèmes réels et potentiels

Escarre sacrée

SIGNES :

– Perte de substance, creusante, atone.

– Localisation sur une zone d'appui, le sacrum.

FACTEURS FAVORISANTS :

– Perte de la mobilité due à l'hémiplégie.

– Perte de sensibilité cutanée à la douleur.

CONSÉQUENCES ÉVENTUELLES EN L'ABSENCE DE TRAITEMENT :

– Extension de la perte de substance.

– Évolution vers une nécrose nécessitant un parage chirurgical.

– Surinfection, le plus souvent à bacilles Gram négatifs (pyocyanique +++).

– Porte d'entrée septique : risque d'infection locorégionale et de septicémie.

Pemphigoïde bulleuse

SIGNES :

– Prurit.

– Bulles tendues.

– Femme âgée de plus de 70 ans.

– Localisation sur la face interne des cuisses.

– Histologie cutanée et immunofluorescence cutanée directe positive.

FACTEURS FAVORISANTS :

– Âge supérieur à 70 ans et le sexe féminin.

– Le diurétique peut-être (devra être remplacé par un autre antihypertenseur).

CONSÉQUENCES ÉVENTUELLES EN L'ABSENCE DE TRAITEMENT :

– Extension des lésions bulleuses.

– Douleurs.

– Perte des fonctions barrières de la peau, risque d'infections locales, régionales et de septicémie, risque de pertes hydriques et protidiques (déshydratation et dénutrition).

Anémie microcytaire

SIGNES :

– Cliniques : pâleur, asthénie.

– Biologiques : Hb : 9,1 g/dL (Nl : 11 à 16 g/dL), VGM = 77 μ^3 (Nl : 85 à 95 μ^3). Cette anémie peut être ferriprive par perte en fer lors de saignements occultes (+++ à partir de l'escarre sacrée) et/ou inflammatoire.

FACTEURS FAVORISANTS :

– Escarre sacrée responsable de saignements occultes.

– Prise d'aspirine, antiagrégant plaquettaire.

CONSÉQUENCES ÉVENTUELLES EN L'ABSENCE DE TRAITEMENT :

– Dyspnée, angor.

– Retard à la cicatrisation par défaut d'oxygénation des tissus.

Problème potentiel : dépendance de plus en plus importante et soins quotidiens de plus en plus lourds.

CAUSES :

– L'hémiplégie.

– L'escarre.

– La pemphigoïde bulleuse et les applications quotidiennes de dermocorticoïdes.

– L'anémie.

CONSÉQUENCES ÉVENTUELLES :

– Maintien difficile au domicile du fils.

– Nécessité probablement d'un moyen puis d'un long séjour.

– Risque de dépression chez Mme D. en raison de cette aggravation de son état de dépendance et des douleurs ressenties lors des soins cutanés.

Hypothèses de diagnostic infirmier

Douleur

– Liée à l'escarre, aux érosions postbulleuses et au prurit.

– Se manifeste par :

– Visage crispé.

– Dit ne plus dormir.

– Geint lors des transferts.

– Prise d'antalgiques au domicile à la demande du patient.

Atteinte à l'intégrité de la peau

– Liée à l'atteinte bulleuse et érosive postbulleuse et à l'escarre.

Se manifeste par :

– des saignements occultes responsables d'une anémie,

– une dénutrition (hypoalbuminémie),

– des douleurs,

– une altération du bien-être.

– Entraîne un important risque de déshydratation et d'infection.

Corrigés

– Entraîne un risque de perturbation du concept de soi lié aux changements dans l'apparence et aux réactions d'autrui.

2. Expliquer brièvement le mécanisme de constitution de l'escarre.

La compression des tissus entre deux plans durs (os et lit) entraîne une ischémie, d'où une absence de nutrition des tissus, entraînant une nécrose.

3. Expliquer le mécanisme de survenue des bulles dans la pemphigoïde bulleuse.

Mme D., pour une raison encore mal comprise, fabrique des autoanticorps contre les propres structures de sa peau, dans ce cas précis contre des antigènes de la jonction dermo-épidermique. Ces anticorps entraînent une perte de la cohésion de l'épiderme sur le derme, et donc la formation de bulles, puis secondairement d'érosions.

4. La fille de Mme D. vous demande le motif d'hospitalisation de sa mère et demande à consulter le dossier médical. Quelles informations pouvez-vous lui donner ?

On ne peut donner que des renseignements très généraux sur l'état de santé de Mme D., sans précision sur l'affection dont elle souffre. On peut proposer à la fille de Mme D. de prendre contact avec le médecin référent qui la prend en charge. Le dossier médical ne peut être communiqué à la fille de Mme D., mais il peut être communiqué à la patiente par l'intermédiaire du médecin.

Cas concret 2

1. Donner la définition du psoriasis.

Le psoriasis est une dermatose érythémato-squameuse d'évolution chronique. Il survient sur un terrain génétiquement prédisposé (30 % de cas familiaux), favorisé par des facteurs environnementaux tels que le stress, certaines infections et certains médicaments.

NB : chez ce patient, il s'agit d'une forme sévère de psoriasis puisqu'elle associe une forme érythrodermique, une forme pustuleuse sur les pieds et une atteinte articulaire appelée rhumatisme psoriasique.

2. Citer les trois formes graves de psoriasis.

Le psoriasis pustuleux, le psoriasis érythrodermique (ou érythrodermie psoriasique) et le rhumatisme psoriasique.

3. Monsieur C. a effectué par le passé de nombreux traitements locaux : citer les grandes classes de traitements locaux utilisables dans le psoriasis ainsi que leurs buts.

– Les émollients, dont le but est l'hydratation cutanée, sont fondamentaux et doivent toujours être associés aux traitements spécifiques.

– Les kératolytiques (vaseline salicylée, pommade à l'urée), dont le but est de décaper les psoriasis très squameux, sont utilisés sur les psoriasis très épais et sur certaines localisations (paumes et plantes, cuir chevelu, coudes et genoux).

– Les réducteurs (goudrons), dont le but est de réduire les états squameux (ils sont surtout utilisés sous forme de shampooings et ponctuellement sur des plaques très infiltrées).

– Les dermocorticoïdes, dont le but est de réduire la composante inflammatoire du psoriasis.

– La vitamine D (calcipotriol, *Daivonex*), dont le but est de réduire la composante proliférative de l'épiderme ; elle est utilisée sur des psoriasis < 40 % de surface corporelle, sauf sur le visage et dans les plis.

– Les rétinoïdes locaux (tazarotène, *Zorac*) utilisables essentiellement en association avec les dermocorticoïdes sur les psoriasis en plaques < 10 % de surface corporelle, dans le but également de réduire la composante proliférative de l'épiderme.

– Enfin la méchloréthamine (*Caryolysine*), dont l'utilisation est tombée en désuétude dans le psoriasis, était utilisée dans un but également antiprolifératif.

4. Quel est le principal effet secondaire au long cours de la PUVAthérapie ?

Le principal effet secondaire est l'apparition de cancers de la peau, essentiellement des carcinomes épidermoïdes et basocellulaires, mais également des mélanomes, plus rares mais beaucoup plus graves. Il convient de respecter les contre-indications et d'effectuer une surveillance annuelle à vie de tous les patients ayant eu une PUVAthérapie. Il convient de ne pas dépasser un total de 1 000 à 1 500 joules/cm^2 au total.

5. Quels sont les deux principaux effets secondaires biologiques du *Soriatane* ? Quel est son principal effet secondaire clinique ?

Les principaux effets secondaires biologiques sont une élévation des graisses (cholestérol total et surtout triglycérides) et une atteinte hépatique.

Le principal effet secondaire clinique est une chéilite dose dépendante et témoignant de l'imprégnation de la peau en acitrétine.

6. Qu'est-ce que la réPUVAthérapie ? Quel est son but ?

C'est l'association d'une PUVAthérapie et d'un rétinoïde (« ré »), en pratique l'acitrétine (*Soriatane*). Cette association permet de réduire les doses de *Soriatane*, et donc les

Corrigés

effets secondaires, et de poursuivre ce traitement en entretien au-delà de l'arrêt des UVA. Il permet également d'agir plus vite, car ces deux traitements sont synergiques, et donc de réduire la quantité d'UVA nécessaire au blanchiment des lésions.

7. Citer les facteurs déclenchant un psoriasis.

– Certains médicaments anti-inflammatoires non stéroïdiens (AINS) comme dans notre observation, les corticoïdes par voie générale, les bêtabloquants, l'iode, le lithium, et les antipaludéens de synthèse.
– Un stress important dans la vie professionnelle, affective ou familiale, une intervention chirurgicale.
– Une infection (c'est tout particulièrement le cas dans le psoriasis en gouttes de l'enfant après une infection de la sphère ORL).
– Les traumatismes locaux (c'est le phénomène de Kœbner).

8. Monsieur C. vous demande des explications sur sa maladie, que lui dites-vous ?

Le psoriasis est une maladie chronique qui évolue sur de nombreuses années. Il existe des rémissions, spontanées ou sous traitement, et des rechutes favorisées par des facteurs déclenchants (voir question 7). Il existe un terrain familial, génétique, dans un tiers des cas. C'est une dermatose non contagieuse, qui ne témoigne d'aucune maladie interne sous-jacente. Les traitements disponibles permettent de blanchir le psoriasis et donc d'obtenir une rémission, mais ne permettent pas de faire disparaître définitivement la maladie — qui pourra toujours rechuter à plus ou moins long terme.

9. Le médecin décide un traitement par *Méthotrexate* par voie orale. Quelles explications donnez-vous au patient sur les modalités de prise orale de ce médicament, sur son efficacité, sur la surveillance biologique à effectuer et sur les médicaments contre-indiqués en association avec ce traitement ?

Le *Méthotrexate* est un traitement puissant du psoriasis cutané et articulaire (mais aussi des tumeurs cancéreuses), réservé aux formes graves. Il s'agit d'un antimétabolite des acides nucléiques. La prise orale se fera en trois temps qui devront être scrupuleusement respectés. Ainsi pour 20 mg/semaine, la prise se fera à raison de 3 comprimés à 2,5 mg le vendredi matin à 8 heures, 3 comprimés à 2,5 mg le vendredi soir à 20 heures, et 2 comprimés à 2,5 mg le samedi matin à 8 heures. La surveillance sera une numération de la formule sanguine hebdomadaire et un bilan hépatique mensuel pendant les deux premiers mois du traitement. Le *Méthotrexate* peut essentiellement entraîner une agranulocytose, une anémie par carence en folates et une atteinte hépatique. Un traitement par acide folique (*Spéciafoldine*, un comprimé/jour) est systématiquement associé et ne doit pas être pris les vendredi et samedi, jours de la prise de *Méthotrexate*. Les anti-inflammatoires non stéroïdiens, en particulier l'aspirine, et le *Bactrim* ne doivent pas être associés.

Index

Elsevier Masson S.A.S - 62, rue Camille-Desmoulins, 92442 Issy-les-Moulineaux Cedex - Dépôt légal : Septembre 2007
Photocomposition : Nord Compo, 59650 Villeneuve d'Ascq
Imprimé en France par Pollina, 85400 Luçon, n° L44088